医院行政管理

◎ 莫　求　　王永莲　主编

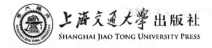

上海交通大学出版社
SHANGHAI JIAO TONG UNIVERSITY PRESS

内容提要

随着我国医疗卫生体制改革的深入，医院行政管理面临着复杂的环境与创新的要求，这就需要医院的管理者顺应医疗卫生体制改革的发展趋势，按照医院运行的客观规律不断探索，将医院行政管理上升至新的高度，达到新的水平，满足人民群众的医疗需求。基于此，本书引用了最新的医院行政管理理论，介绍了医院组织管理、领导行为、办公室工作、信息管理、劳动人事、经营管理、设备管理、后勤管理以及各部门的工作职责和工作制度，吸纳了优秀医院的行政管理经验，具有一定的创新性和前沿性。

图书在版编目（CIP）数据

医院行政管理 / 莫求，王永莲主编 . -- 上海：上海交通大学出版社, 2018

ISBN 978-7-313-20293-2

Ⅰ.①医… Ⅱ.①莫… ②王… Ⅲ.①医院 – 行政管理 Ⅳ.① R197.322

中国版本图书馆 CIP 数据核字 (2018) 第 237285 号

医院行政管理

主　　编：莫　求　王永莲

出版发行：上海交通大学出版社　　　地　　址：上海市番禺路 951 号

邮政编码：200030　　　　　　　　　电　　话：021-64071208

出版人：谈　毅

印　　制：定州启航印刷有限公司　　　经　　销：全国新华书店

开　　本：787×1092mm 1/16　　　　印　　张：19.75

字　　数：445 千字

版　　次：2018 年 12 月第 1 版　　　印　　次：2018 年 12 月第 1 次印刷

书　　号：ISBN 978-7-313-20293-2/R

定　　价：69.00 元

说　明

　　"医院行政管理"是研究医院行政管理工作的理论和方法，以及研究从事医院行政管理工作基本技能的一门学科。

　　笔者多年来在医院从事行政管理工作，这本书就是根据笔者历年在工作实践中的体会和学习心得，并吸收近年来有关医院行政管理的实际工作经验和科学研究的新成果编写而成的。书中作为附件的第十编是根据国家卫生部和各省（区）、市卫生行政部门和各省（区）三级甲等医院制定的医院行政职能、临床医技、教学、护理部门工作职责和行政职能、临床医技、教学、护理工作制度编写的。可供读者参考。

　　本书力求做到传统管理与现代技术相结合，可供广大医院行政管理工作者学习参考。

　　由于水平所限，书中出现的错误和不当之处，欢迎读者批评指正。

目 录

第一篇 概 述

第二篇 组织管理

第三篇 领导行为

第四篇　办公室工作

🍀 第五篇　信息管理 🍀

🦋 第六篇　劳动人事 🍀

🦋 第七篇　经营管理 🍀

🦋 第八篇 设备管理 🍀

🦋 第九篇 后勤管理 🍀

🦋 第十篇 行政职能、临床医技、教学、护理部门工作职责（附件） 🍀

第一篇　概　述

第一章　医院概述

一、医院

医院是对群众或特定的人群进行防病治病的场所，备有一定数量的病床设施，依靠相应的医务人员和必要的设备实施科学的和正确的以诊疗、护理为目的的医疗事业机构。

构成医院的基本条件：

（1）医院以实施住院诊疗为主。一般设有相应的门诊部。

（2）应有能力对住院病人提供合格的护理和基本的生活服务。

（3）应有基本医疗设备，至少设有药剂、检验、放射及手术，消毒供应等医技诊疗部门。

（4）有相应的、系统的人员编配。包括医务人员和行政、后勤人员。应配备主治医师以上的责任医师、护理师、药师及其他合格的医护、药、技人员。

（5）应有基本的工作制度。如查房、病历书写、医嘱、消毒隔离等医疗护理制度。能保证医疗质量和病人的安全。

二、医院的类型

表 1-1　医院的类型

划分角度	类型			
收治范围	综合性医院	专科医院	康复医院	儿童医院
	中医医院	职业病医院		
地区	城市医院	乡村医院		
特定任务	企业医院	军队医院	医学附属医院	
所有制	全民所有制医院	集体所有制医院	个体所有制医院	
等级	一级医院	二级医院	三级医院	

三、医院的性质

我国卫生事业是政府实行一定福利政策的社会公益事业。医院工作是我国卫生事业的重要组成部分，医院除具有卫生事业的一般性质外，还具有科学技术性强、服务质量要求高、分工精细、协作程度高等特点。

四、医院的功能

医院的功能也就是医院的任务。《全国医院工作条例》指出医院的任务是"以医疗工作为中心，在提高医疗质量的基础上保证教学和科研任务的完成，并不断提高教学质量和科研水平。同时做好扩大预防，指导基层和计划生育的技术工作。"国外有的将医院功能分为照料病员，培养医师及其他人员，增进大众健康，推进医学的研究四点。

医院的基本功能具有以下几点。

（1）医疗：这是医院的主要功能。医院的医疗工作以诊疗与护理两大业务为主体，医疗与辅助业务密切配合，形成一个医疗整体。医院医疗一般分为门诊医疗、住院医疗、康复医疗和急救医疗。门诊、急诊诊疗是第一线，住院病人诊疗是中心。

（2）教育培训医务人员及其他人员：医学教育有个显著特点，就是学校教育只是医学教育的一部分，必须经过毕业后的医学教育才能培养成为一名合格的医生。因此，医院自然也就承担起了医护人员继续教育的重任。

（3）开展科学研究：医院是集中进行医疗实践的场所。医院开展科学研究是提高业务水平的需要，医院又是发展医学的重要阵地。

（4）预防和社会医疗服务：医院不仅单纯为了治疗病人，还必须进行预防保健工作，开展社会医疗服务，成为人民群众健康服务活动的中心。

以上四项功能不是各自孤立的，而是相互联系、相辅相成的。四项功能也不是并列的，而是以医疗为中心，医疗与其他三项功能相结合，围绕医疗工作统筹安排，才能全面完成医院的各项任务。

五、医院工作特点

医院工作的特点是：以病人为主要工作对象，组织医务人员以医学技术诊治疾病，照护病人，为病人服务。这是医院系统区别于其他系统的本质特点。离开对病人的医学服务，就没有医院存在的必要。

由于以上的基本特点，在管理中必须注意以下几点：

（1）医院工作必须以病人为中心，紧紧围绕医疗工作来进行。

（2）医院必须重视科技进步、设施装备和人才培养。

（3）医院工作由多种专业技术人员参加，是医护、医技分工协作的诊疗工作。医疗与后勤工作也要求密切配合。要注意加强整体协作。

（4）医院要对病人提供多方面的医学服务。

（5）医院医疗工作有其显著的随机性与规范性。

（6）医院工作时间性强。对诊断、治疗抢救既要求及时性，又要求不间断地进行观察治疗。工作具有连续性，长年日夜不断。

（7）医院工作具有社会性和群众性。

（8）医院医疗工作是脑力劳动，它主要是运用医学知识和技巧来诊治疾病，是一种复杂的创造性劳动。

（9）医院工作首要的是强调医疗效果，对病人要发扬救死扶伤的人道主义精神，不断提高医疗质量，按医疗规律办事。

（10）医院工作是涉及千家万户和社会各行各业工作的大事，必须保持与国民经济和社会的协调发展，共同进步。

六、医院的工作方针

（1）坚持四项基本原则和改革开放的方针，加强社会主义精神文明建设，树立良好的职业道德，全心全意为人民服务。最大限度地满足社会医疗需求，保障人民健康。

（2）为社会主义现代化建设服务，为人民健康服务。

（3）以医疗工作为中心，不断提高医疗技术水平及医疗质量和医院管理水平，实现医院的现代化。

（4）团结和依靠广大职工，充分发挥卫生技术人员的主导作用，积极培养人才。

（5）扩大预防，指导基层，城乡协作。

（6）坚持中西医并重，全面推动科技兴院步伐。

（7）加强医院经营管理，在坚持以社会效益为最高原则的前提下，努力提高经济效益。

七、医院系统的基本要素

医院系统包括以下基本要素：

（1）人员
业务知识
医疗技术　人
思想作风

（2）设备
建筑设备
医疗设备
后勤设备

（3）物资
药品材料　物
消耗品
能源

（4）经费
工资　　　财
奖金
办公费

（5）信息
医疗信息　信
管理信息　息

八、一级医院

一级医院系国家卫生部关于《医院分级管理标准》中按功能划分的一类医院，它是三级医院中直接为社会提供治疗、预防、康复、保健综合服务的最基层的医院，是初级卫生保健组织，床位不少于 20 张。服务半径内人口一般为 2 万～6 万人。它的主要功能和任务是：对直接服务人群提供一级预防服务，完成社区内常见病、多发病的诊治，协助高层次医院级的中间和院后服务，合理分流病人。

九、二级医院

二级医院系国家卫生部关于《医院分级管理标准》中的中间层次医院，跨几个社区（服务人口一般在 10 万以上）的医疗、预防、保健中心，一般床位在 100 张以上，它的功能和任务是：为跨社区居民提供全面的医疗、预防、康复、保健等综合医疗服务，参与指导对高危人群的监测。接收一级转诊，对一级医院进行技术指导，承担一定程度的教学科研工作。

十、三级医院

三级医院系国家卫生部关于《医院分级管理标准》中的高层次医疗卫生服务机构，是跨地区和省、自治区、直辖市并向全国范围提供医疗卫生服务的一类医院。它具有全面医疗、教学、科研能力的医疗预防技术中心，某些专科体现国际和现代医学的发展水平。它的功能和任务是：提供专科（包括特殊专科）医疗服务，解决重疑难病症，接收二级转诊，对下级医院进行业务技术指导和培训人才，完成培养各种高级医务专业人才的教学和承担省以上科研项目工作任务，开展国内、国际领先水平的重点课题的研究，保证重点专科医疗业务水平达到国内外先进水平，完成灾害性事故的组织抢救工作。

十一、医院素质

医院素质是医院诸要素综合能力的质的水平。其概念有三层意思：①医院的要素。从系统工程角度归纳为人、财、物、技术、信息；如从马克思主义政治经济学的角度，把医院视为第三产业，医务劳动与其他生产劳动同样也具有劳动者（医务人员），劳动手段（诊疗工具等），劳动对象（患者）这三大要素。因此医院素质可分解为劳动者素质（员工素质），劳动手段素质（或称设备素质）和管理者素质。②综合能力或治力。即医院素质不是三大要素之和，各要素能力的发挥依靠相互作用，不能简单相加。③"质"的水平，不是量的概念。如劳动者素质中有思想素质、文化技术素质、身体素质。一个医院劳动者的素质，不在于该院拥有多少员工，而在于这些员工质的水平。

十二、医院约束机制

医院约束机制是医院目标管理活动过程中，有机结合的各个组成部分和环节，利用检查、监督、调节等手段，进行互相作用、制约、限制的具体模式。医院约束机制的基本前提：①以管理目标为依据；②以管理组织系统为保障，避免责权不分明，约束难以实施的可能性。医院约束机制的实质是限制管理过程中可能出现的偏差，以利于对管理过程中的某些事物施加影响，使管理向着稳定的目标发展。

十三、医院运行机制

医院运行机制是指医院以怎样的组织结构模式启动其经营活动，研究如何控制、协调其运行，以收到最优技术经济效益。医院运行有两个基本状态，即惯性运行和调度运行。惯性运行又称常规运行状态，是指在一定时间内按计划和常规有条不紊地稳态运行，如正常的医疗活动、支持活动和扩展活动。惯性运行的稳定状态主要依靠明确的职责分工，严密的规章制度，熟练的基本技能和良好的工作作风来保持。调度运行指短期内变化很大的运行。它又可分为两种：一是随机调度，系指医院工作出现突发情况时的调度活动；二是计划调度，系指预先安排好的计划调度活动。惯性运行是基本运行状态。惯性运行失常，管理就处于被动应付状态。计划调度是加强和改进医院工作，发展科学技术，提高工作质量和效率的方法。以上两种状态相比较而存在，二者相互渗透、相互作用，在一定条件下可互相转化。

第二章 医院行政管理概述

第一节 医院管理

一、医院管理

医院管理就是按照医院工作的客观规律，运用有关理论和方法，对医院工作进行计划、组织和控制的活动，以提高工作效率和效果，发挥其应有的功能。

二、医院管理系统

医院管理系统总体来说可分为行政管理和业务管理两个系统。

行政管理包括组织管理、领导行为、办公室工作、信息管理、劳动人事管理、经营管理、设备管理、后勤管理等内容。

业务管理包括医疗管理，护理管理、技术管理、质量管理等内容。

三、医院分级管理

医院分级管理是运用现代卫生管理和医院管理的理论，在总结我国三级医疗保健网建设和创建"文明医院"活动经验的基础上，吸收国际"区域卫生发展规划"的思想以及借鉴国际医院评审的经验，所实行的具有我国特点的宏观管理体制。

医院分级管理工作开始酝酿于 1986 年年底至 1987 年年初。1987 年 11 月，在宁波召开的"全国文明医院研讨会"上，召集有关省市医政处长进一步讨论医院分级管理的可能性，肯定了进行医院分级管理的设想。1988 年 3 月，卫生部医政司完成了"中国医院分级管理研究"的课题设计，1988 年 4 月在大连召开课题讨论会，成立了《医院分级管理标准》起草小组，1990 年开始试点，1993 年在全国普遍开展医院分级管理评审工作。医院分级管理的实施，将会起到以下几个方面的作用：

（1）有利于实施初级卫生保健和实现"2000 年人人享有卫生保健"的目标。

（2）有利用充分利用有限的卫生资源。

（3）有利于三级医疗网的巩固和发展。

（4）有利于医院总体水平的提高。

（5）有利用调动各方面的积极性，共同发展和支持医疗事业。

总之，医院分级管理对医疗事业的长远发展，对加强医院和医疗卫生服务的宏观管理都是重要的。同时，医院分级管理在准则中强调医院基础质量，强调医德医风建设，强调医疗教学和科研全面发展，强调避免短期行为，这是与治理、整顿医疗秩序、深化改革要求一致的，因此，实施医院分级管理又是加强宏观调控，促进和改善微观机制，深化卫生改革的重要举措之一。

医院分级管理标准分为基本标准和分等标准。基本标准规定一级医院必须设床 20 张以上，二级医院设床 100 张以上，三级医院设床 500 张以上。分等标准采取千分制评定。甲等医院应得分 900 分以上，审批权限为：①三级特等医院由国家卫生部审批；②二、三级甲、乙等医院由省、直辖市、自治区卫生厅（局）批准；③一级甲、乙等医院由地市（县）卫生局审批。

四、标准化管理

标准化管理是一种管理职能，也可以说是一种管理手段或方法。所谓标准化管理是指以标准化原理为指导，把标准化贯穿于管理全过程，以增进系统整体效能为宗旨，以提高工作质量和工作效率为根本目的的一种科学管理方法。

五、卫生资源

通常所说的卫生资源包括人员、财务、物资、技术和信息五大类。

六、卫生服务

卫生服务是指卫生部门为了一定的目的，使用卫生资源（包括卫生人力、卫生资金、卫生设备、卫生技术和卫生信息），向居民提供卫生服务（包括医疗服务、预防服务、康复服务、促进健康行动）的过程。

七、卫生服务研究

卫生服务研究是从居民健康状况及人群医疗需要量出发，研究合理分配卫生资源的原则和方法，使有限资源发挥充分作用，研究卫生服务的利用程度，探讨医疗供需之间的矛盾与平衡，充分发挥科学技术及卫生资源的作用，努力提高卫生事业的社会效益。

八、医疗服务需要

医疗服务需要包括人群的健康要求、医疗需要和医疗要求。

九、医疗需要

医疗需要是指人群对卫生服务的客观需求，常用的指标有两周患病率、慢性病患病率、残病率、出生率、死亡率等，主要通过家庭健康询问调查得到这部分资料。

十、医疗需求

从经济和价值的观点出发，研究卫生部门采取什么方式、花费多少代价和提供什么样的卫生服务，来满足人群的医疗需要，其中包括门诊、住院、康复和预防等服务。

十一、医疗智力结构

医院智力结构系统指具有不同特点和水平的医学科学知识结构类的医院集合体。它是一个多序号、多层次、多要素的综合体。现代医院要求高度的集体智力活动，要使医院的智力发挥最优效应，就要研究分析医院的智力结构，并从这一观点出发，对医院的各种智力活动进行组织、安排、协调，是指各就其所、各献其能，达到医院系统最优化的目的。医院智力结构由以下5方面组成。

（1）专业结构：医院内多种不同专业构成各种智力要素，各种智力要素按专业和职能之不同，以一个合理的比例构成，这就是医院的专业结构，如临床诊疗、医技诊疗、护理、工程技术、后勤保障和行政管理各个专业共同构成医院的专业结构。

（2）知识结构：一个医院不可能也不需要所有成员都具有同等的知识水平，如只有这样才能构成知识的平面结构，合理的知识结构必须由初级、中级、高级各种水平的人员，按一定的比例构成一个完善的结构，并随着医学科学的发展而不断地调整，具有不同知识水平的人各尽所能，互相配合，构成一个动态平衡的有机体。

（3）年龄结构：医院人员合理的年龄结构应该由具有经验丰富的老专家、年富力强的中年技术骨干以及朝气蓬勃的青年组成。即老中青按合理比例所组成的医疗综合体，并处在不断发展的动态平衡之中。

（4）智力结构：是指人们运用知识的能力，即认识力、想象力、理解力、判断力和创造力。智能结构是由具有不同特点和水平的见识与才能的人配合而组成的集体。

（5）素质结构：系指医院人员在天资、气质和智力的综合结构，如善于实干的、善于思维的、善于创新的、善于组织指挥的、善于表达的、善于交际的等有机组合。

十二、医政管理

医政管理是对医疗组织、医疗活动及医疗市场所实施的行政管理。主要职能有以下几点。

（1）管理职能：各级医疗行政机构通过制订规划确定所辖区域内医疗事业发展目标及实现目标的方法步骤，并通过对规划的实施达到预期目标。

（2）组织职能：建立必需的医疗组织机构，配备合格的工作人员，创造所需工作条件，规划管理体制等。

（3）规范职能：通过卫生立法，加强法律法规建设，规范各级医疗机构的医疗活动。

（4）指挥职能：通过检查、监督、惩处违法行为，保证医疗活动正常运行。

十三、医疗管理

医疗管理是对医院医疗系统活动全过程所进行的组织、计划、协调和控制，使之经常处于应急状态，并对变化的客观环境有较强的适应性，达到最佳医疗效率和医疗效果的目的，广义的医疗管理包括技术管理和质量管理。医疗管理的基本目标是通过对医疗系统内在结构及其内在关系的研究，选择最佳结构形式，充分发挥其功能，在组织管理医疗活动中，运用科学管理的思想和方法，合理地组织人力、物力充分发挥医院现有技术、设备的效能，以求取得最佳的医疗效果。医疗工作量完成的多少，医疗质量的优劣，医疗技术水平的高低，医疗经济效益和社会效益的大小，是一个医院医疗管理水平的综合反映。

在医院管理总体中，医疗管理是影响整个医院管理水平的中心环节，没有医疗管理，医院管理也就不复存在了。医院如果医疗管理不善、计划不同、活动不协调、目标不明确甚至脱离正常轨道，违背固有规律，其他各项管理也就无所适从，就将意味着整个医院管理工作无秩序、无效率、无质量。如果医疗管理得好，无疑将会带动其他各项管理工作，使整个医院处于最佳功能状态。

在医疗管理过程中应掌握以下原则：一是病人第一原则，一切从病人需要出发，做到病人满意；二是安全有效原则，把医疗质量放在首位；三是首诊负责制原则，对首诊病人做到及时、认真、负责；四是突出重点原则，对重点病人，如急症、危重病、疑难症病人，做到重点保护，加强医院管理。

十四、护理管理

护理管理是以提高护理质量、培养护理人才、提高护理工作的效率和服务质量为主要目的的工作过程。它包括护理行政管理、护理业务管理、护理人员管理、护理教育管理和护理科研管理等方面。护理行政管理又包括组织管理规章制度、技术操作和质量标准管理；护理人员管理包括各级护士学校护理教育及在职护士教育管理；护理科研管理则包括护理科研组织实施和成果推广的管理等。

第二节　行政管理

一、行政管理

行政管理，就是指国家通过行政手段对国家政治、经济、文化以及社会事务等各个方面的管理。行政管理学是研究行政管理活动规律的科学，它的中心任务是研究如何提高行政管理的效能。

二、行政管理学的主要内容

行政管理学的研究对象主要包括以下范围。

（1）行政原理：主要研究行政管理的一般原则与规律。

（2）行政组织：研究设置行政机构的科学原则，组织机构的类型和功能，组织的合理结构，组织的合理层次，官职的合理配置，机构之间的关系等。

（3）行政领导：研究行政领导人的必要条件，领导类型，领导方法，领导人的应有修养，研究怎样把领导经验，领导艺术上升为领导科学。

（4）行政决策：研究行政决策怎样才能科学化，避免决策失误，做到正确有效，研究进行科学决策的应有机构、程序、方法、决策者应有的素质。

（5）行政咨询：咨询机构是进行科学决策所必须有的机构。这个机构是由专家学者组成的。

（6）行政信息：建立高效能的信息系统，掌握最新、最全、最准确的信息，是各级行政决策正确，避免失误的重要条件。

（7）行政方法：研究政府各部门应当采取哪些方法来管理经济、科学、教育、文化、社会事务等，才能产生最佳效果。行政方法包括：各种经济方法（税收、信贷、价格、工资、奖金等），法律手段（各种行政法规），行政手段（各种行政命令、文件等）。研究这些不同方法怎样配合使用才能更好地发挥作用。

（8）人事行政：研究政府各部门怎样最合理地选用和管理各类工作人员，做到人尽其才，才尽其用。人事行政包括：录用、考核、培训、晋升、调配、奖惩、工资、福利、退休等各项人事管理的理论的方法。

（9）财务行政：研究政府各单位的经费如何管理，奖金如何合理使用，以便做到财尽其用，最大限度发挥资金的效果。财务行政包括预算、会计、决算、审计四大部分。

（10）行政事务：研究政府各部门的行政秘书、文书档案、行政会议等。

（11）机关管理：研究行政机关工作秩序的科学化，办公设备的现代化，物品、车辆、宿舍管理怎样更好地为行政工作的顺利进行服务。

（12）行政责任：主要研究怎样做到各种机构中人员之间职责分明、有责有职、有职有权、人人尽职、人人尽责，实行分级负责制和分事负责制，充分发挥每一层、每一种机构和人员的主动性、积极性、创造性，最大限度地提高工作效率。

（13）行政法规：要实现"依法行政"，必须健全行政法规，做到行政法规有法可依、有章可循，使政府工作法制化。

（14）行政监督：研究怎样监督各级机构最有效地工作，遵纪执法，严格履行自己的职责，维护国家的法律和人民的权利。行政监督包括：行政监督机构，行政监督方法，违法行政的制止，责任者的审处等。

三、行政奖励

行政奖励，即国家行政机关为了表扬先进、鼓励后进，激发人们的积极性和创造性而对严格遵纪守法，认真执行国家计划和任务，在一定领域内为国家和人民做出了重要贡献的先进单位和个人所给予的精神和物质奖励。行政奖励只能由国家行政机关授予，其对象可以是单位、组织或个人。

奖励的形式可分为三种：一是物质奖励，即发给一定数额的奖金和奖品；二是荣誉奖励，即给予精神上的鼓励，如颁荣誉证书，奖章；三是职级奖励，即晋级或晋升职务。

四、行政奖励的形式

根据我国有关法律的规定，行政奖励的形式主要有以下几种：①表扬。在一定范围内对受奖者以一定形式予以公开赞扬。②记功、记大功。功有不同级别，如特等功、一等功、二等功、三等功等。③通令嘉奖。④授予荣誉称号。主要有：先进生产者、先进工作者、革新能手、先进集体、节约标兵、劳动模范、战斗英雄等。大多数荣誉有不同的等级。如劳动模范分国家级劳动模范、省级劳动模范、地区级劳动模范等。战斗英雄分特级战斗英雄、一级战斗英雄、二级战斗英雄等。⑤晋级。即提高工资级制。分逐级晋级和越级晋级。⑥晋职。即提高职务。分依级晋职和越级晋职。⑦发奖金、奖品。以上所列各种奖励形式，大多数可以单独运用，如记功、记大功以及发给奖金等；有的既可单独运用，也可并用，如记功同时晋职、职级，记大功同时通令嘉奖等。此外，在对受奖者给予所有这些形式的奖励时，均可同时发给某种荣誉证书和奖章。

五、行政奖励的原则

主要有：①精神鼓励和物质鼓励相结合，以精神鼓励为主，这是我国行政奖励的基本原则。坚持这一原则，可以避免两种倾向：一是片面强调精神鼓励的重要性而忽视物质奖励的作用；一是倾向物质奖励不讲精神鼓励。②实事求是。这一原则贯穿于奖励程序的任何阶段，任何人都必须遵守。有关奖励的法规大多对这个原则做了明确的规定，并规定了违反这一原则的行为后果将按其情节轻重予以批评、撤销奖励、退回奖金，甚至给予行政处分。③奖当其行。即奖励的形式要和受奖者的行为相当。成绩突出、贡献特殊的实行重奖；成绩一般，贡献不大的实行轻奖。这个原则在有关法律规范的体现中一是规定不同的奖励等级，二是规定集体奖金要合理分配。④公正平等。即在法定的奖励条件下，人人都有平等的受奖权利，没有例外或特权。坚持这一原则，就不能凭个人好恶、亲疏关系来授奖。

六、行政处分

国家机关、企事业单位、社会团体对其所属的违反行政管理法规的公民的处罚。根据其执行主体和运用对象的不同，可分为以下几种：①对国家工作人员的处分。国家工作人员是经法定程序产生，在国家行政机关或企业单位中依法执行国家委托的行政管理事务的公民，其中包括国家行政机关工作人员、人民警察、企事业单位干部等。行政处分与行政处罚并不相互排斥，即对违法者适用行政处罚后，违法者所在单位可以或必须对违法者同时给予行政处分。②对企业职工的处分。这里泛指一切厂矿企业对所属职工适用的纪律处分，由被处分人所在的企业决定并执行，特殊情况下也可由有关的行政主管机关决定。对职工的纪律处分原则上应按《企业职工奖惩条例》执行，具体实施上，各企业对处分的适用范围，可制定具体的标准，也可规定一些辅助性措施。③对在校的教职员工及学生的行政处分。也称校纪处分，是教育部门对所属教职工、学生适用的纪律处分，学校对教职工的处分一般采用政纪处分的有关规定，对违反校纪的学生的处分包括警告、记过、记大过、开除留校察看、勒令退学、开除学籍 6 种。

第三节 医院行政管理

一、医院行政管理

医院行政管理是医院管理系统的一部分，它是相对于业务管理而言的，医院作为医疗业务部门，在管理上应以业务管理为核心和重点，但行政管理也十分重要，不可偏废。一般而言，行政管理包括医院的组织管理、领导方法、办公室的综合协调、信息管理、劳动人事管理、经营管理、设备管理、后勤管理等。当然，行政管理在不同的部门可能有不同的划分或者内涵，但作为医院，这样划分有利于医院的管理，可提高管理质量和工作效率。目前我国的绝大部分医院在院长之下设置行政副院长和业务副院长，也正是从这个角度出发和考虑的。

二、职能科室

医院职能科室是为加强对医院业务活动及各项专业技术建设而设置的办事机构。它是院长领导下的参谋机构，直接参与医院的组织管理工作。职能科室在医院组织的结构系统中处于中介地位。从横向来看，属于职能综合的中介，是各子系统信息融合、集散的重要枢纽；从纵向来看，属于决策执行转换中介，既是决策层与执行层的接合部，又是决策层与子系统之间的纽带。综合职能部门有院办公室、信息科；行政职能部门有人事科、设备科、总务科、财务科；医疗职能部门有医务科、科教科、护理部、门诊部、预防保健科。

职能科室的工作特点主要有以下几点。

（1）政策性：职能科室的重要任务是传递信息，办理公务，答复问题。这些都是政策性很强的工作，因此，处理每个问题，必须有政策依据，谨慎行事，否则就有可能造成一个部门乃至全局的被动局面。

（2）服务性：服务性是职能科室的工作本质。充分发挥职能科室的服务作用是职能科室的根本宗旨。在服务对象上，不仅要为领导服务，为临床第一线服务，还要为病人服务，为社会服务。

（3）协调性：职能科室处于中介地位，工作头绪多，时间限制紧，来往人员复杂，加之过去管理主要靠"人治"，不搞"法治"，很多事情职责不清，分工不明，考核困难，互相扯皮的问题多，所以要求职能科室必须坚持整体观念的原则，扩大知识面，增强适应能力，只有这样，才能及时协调部门之间、人员之间的矛盾。

（4）被动性：职能科室的从属地位决定了它的工作的被动性。针对被动性，要加强计划性与预见性，在每次工作中发挥主动精神，处理好被动与主动关系，变被动为主动。

医院职能科室的基本职能应为医院的总体目标服务，综合处理行政、医疗事务，促进医院管理，提高医院的整体效益。具体来说，随着医院管理的发展，职能科室的基本职能应更多地体现在参谋咨询、辅佐决策、沟通协调、管理事务、检查督办等方面。

（1）参谋咨询：①预测性参谋，是职能科室根据各方面的信息资料，把握事物发展的客观规律，对组织发展的未来状况加以描述，并针对未来发展的状况，提供相应的策略供领导人参考。②跟踪性参谋咨询，是职能科室随着计划实行的过程分析问题，进行参谋咨询。③进谏性参谋咨询，指职能科室人员就组织管理中存在的某些问题，向医院领导提出规劝或建议，或者提出问题，引起领导人重视后，再提供咨询。④提供资料性参谋咨询，当医院领导由于信息资料不足，出现处理问题失误，或虽有正确的办法，但没有充足的依据难下决断时，有关职能科室可采取提供资料性参谋建议。但要注意资料的准确性、全面性、有效性和动态发展性。

（2）辅佐决策：职能科室的辅佐决策职能，主要体现在调查研究、处理来信来访、收集处理信息、参与讨论工作计划等实务中。辅佐决策的方式有：①决策前服务式辅佐，在领导决策前，职能科室要为领导决策做准备，提供各方面的服务。包括：收集有关方针、政策、规章制度，做好法规性准备；收集组织内外各相关方面的信息资料、做好信息依据准备；收集组织内外各相关方面的参谋建议和要求，做好多元群体智能准备。②决策形成中的辅佐，主要表现在：要参与对各种方案的分析，比较论证和评价，提出修正的意见和建议，还要配合实验和验证。③决策执行中的协调式辅佐，主要是全面贯彻医院领导意图，使全院上下保持协调统一。④决策效果评价辅佐，职能科室既参与拟订决策计划，又参与决策实施的过程，还要参与决策效果的评估。通过决策效果评估，可以总结成绩，找出不足，以进一步补充和完善。

（3）沟通协调：沟通协调是保持组织机能整体性的重要手段，是医院职能科室和人员的重要职责。沟通协调的主要方法有：①沟通化解矛盾；②变通淡化矛盾；③融合缓解矛盾。

（4）管理事务：医院领导的工作效率直接影响组织整体运转的效率，而职能科室的行政、医疗事务管理与医院领导的工作效率有着密切的关系，快节奏、高效率地管理事务，对整个医院运转将产生积极的影响。

（5）检查督办：按照控制论的观点，检查督办是作为可控系统的上级以自己的决策目标来影响作为受控系统的下级的管理行为，是检查和督促所属子系统对上级的决策指令执行情况的重要管理手段。

三、医院行政职能科室的主要任务

（一）办公室

医院办公室又称院长办公室，是医院综合办事机构。办公室在院长和各职能部门之间，各科室之间起着承上启下和协调综合的作用。其主要任务是调查研究、综合协调、检查督办、文书档案和内外联系工作。具体工作有以下几方面。

（1）医院管理信息的收集、整理、保存、传输及反馈。包括：上情下达，下情上传，及时收集反馈信息，沟通情况，协调关系，使各项工作运行有序。

（2）组织安排好各种行政会议，并做好会议记录。必要时写成纪要上报或下达，协助院长做好计划总结，以指导推动工作。

（3）承办行政性事务工作。包括：文件起草，公文收发、传阅立卷、归档、印鉴、打字、通信联络，接待来信来访和参观等。

（4）做好协调工作。一是政策性协调，在起草院内文件时要注意政策的连续性和各种政策之间的协调性，防止造成管理上、思想上的混乱。二是事务性协调，要妥善处理好各部门因处理问题的角度不同而出现的矛盾。

（5）做好医院各种车辆的调配、维护和保养工作，保证领导工作用车和医疗用车。

（二）信息科

信息科是医院的信息收集、整理、加工的综合性职能部门。主要任务如下。

（1）编设上级规定的报表和提供本院医疗、教学、科研、人事、财务等需要的统计资料。

（2）做好原始信息的登记、收集、整理及统计分类、分析和评价工作。

（3）指导各科室做好各类信息的收集及数据统计工作。

（4）做好病案的回收、整理、装订、归档、检查和管理工作。

（5）做好病案资料的索引、编目，提供教学、科研、临床所需的病案。

（6）订购和收集各类业务图书和其他情报资料，做好资料的登记、分类、编目、借阅和保管工作。

（7）广泛收集国内外医学进展的情况，为全院各部门积极提供最新专业情报资料。

（8）根据医院信息管理的需要，编制计算机软件，研究医院信息开发和管理。

（9）保障计算机的安全使用和做好维护保养工作。

（10）协调科室的信息管理工作等。

（三）人事科

人事科是医院的人事管理部门。主要任务如下。

（1）根据医院编制原则，结合医院的业务特点，合理地调配和使用各方面的人员，并承办人事调配的各项手续。

（2）做好职工、干部的培养、考核、晋升工作，要知人善用，通过各种方式了解人才，发现人才，向院长提供参考意见。

（3）办理职工的劳动考勤、工资和劳保福利等。

（4）管理人事、技术档案和全院的人事统计工作。

（5）按照国家规定做好工作人员的退职、退休和离职休养工作。

（6）经常了解和掌握职工生活中碰到的问题，解决职工生活方面的实际困难。

（四）财务科

财务科是医院财务管理的职能部门，其主要工作任务如下。

（1）正确编制和认真执行医院的年度预算和季度财务计划，按规定和期限报送季度会计报表和年度决算。

（2）合理组织收入，严格控制支出，认真检查医疗收费的标准、制度执行情况。

（3）研究、掌握医疗机构业务支出活动的规律，以提高预算管理和会计核算的水平。

（4）妥善保管会计凭证、账簿、报表等资料，并按规定和期限移交档案室统一管理。

（5）配合有关部门对医院的房产、设备、家具、药品、器械等国家资产进行监督，提出改进意见。

（五）设备科

设备科是负责医疗仪器、设备的供应和管理的职能部门，又是医疗仪器设备维修的业务部门。其主要任务如下。

（1）拟订仪器设备购置计划，报批后组织选购。

（2）建立仪器设备档案。督促检查各科设备使用情况，对各种设备的技术性能和维护保养提供技术指导。

（3）编制仪器设备更新计划、组织设备的安装调试，负责仪器设备的维修保养和人员的技术培训等。

（六）总务科

总务科既是一个行政管理部门，又是一个服务性的业务部门，主要任务如下。

（1）负责医院房产的维修，分配使用，新建、扩建工程的组织工作。

（2）医院水、电、气、制冷、供暖、氧气、高低压电力系统，电信设备的维修和管理等。

（3）组织管理医院绿化、美化、卫生清扫、污水污物处理，被服洗涤和太平间管理等。

（4）负责病人和职工的伙食供应及厨房管理。

第二篇　组织管理

第三章 医院的组织和机构

第一节 医院组织机构的基本概念

一、组织

组织是由许多功能相关的群体所组成的，具有统一组织目标和组织行为的有机体。其是领导者为实现一定目标面对下属进行影响和控制，将人、财、物、信息在一定时空内合理配置的行为过程。组织是构成社会生产的第四要素，它不同于生产物质要素的特点在于：组织要素不能以生产物质要素取代，而劳动手段和劳动力等物质要素具有可换性，组织要素是能使生产物质要素合理配置并使其效益增值的要素。在现代化生产中，组织要素在提高效益方面的作用愈益显著。

二、组织功能

组织功能是组织体在实现组织目标的活动及其与社会环境的相互作用的过程中展现出来的社会特质。它包含以下相互制约的四个功能：

（1）建立合理结构的功能；

（2）有效地指挥组织体内各单位有序活动和运转的功能，以实现组织目标；

（3）消除组织内矛盾和功能损耗，协调各单位间关系的功能；

（4）在组织体内实现其目标活动中，使输入的信息和产生的观念、意见、反应在组织体内有效地传递、沟通和统一的功能。

三、组织结构的类型

（一）线性结构

这是组织发展初期的一种结构类型。它是一种垂直的、逐级的领导结构。第一级的领导人管第二级，第二级的管第三级，以此类推。这里上下级和同级之间的关系明确，各级组织的数目由下而上逐渐减少，级别和职权从下而上逐渐增高，是一种线性的结构。这种线性结构的优点是机构简单、责权分明、指令统一、决策迅速，可以把整个系统统筹起来。但这种结构亦将面临许多问题：①系统的环境复杂，外界因素变化多端，领导者需要掌握多种学科知识和实际经验。系统的内部联系也十分复杂，所需知识面广。因此，大集中（集权）较为困难。②系统的业务规模大，管理层次多，做出正确判断和决策很不容易。③这种集权制会使高级管理人员忙于日常事务，以致没有时间研究带有全局性的问题。

（二）线性参谋结构（线性职能结构）

这是线性结构的一种改型结构，即在线性结构的基础上加上一个参谋机构，或者若干职能部门。这些部门向领导提供情况（信息），帮助进行决策，根据领导意图直接向下属科室布置任务和反馈信息。这样就得以在保持统一领导的前提下，由职能部门（参谋机构）分担主管者的部分工作。目前我国医院中的办公室、信息科、人事科、财务科、医务科、护理部等就是这样一些职能机构。

（三）矩阵结构

矩阵结构也称纵横交叉结构，它是在线性参谋结构及线性结构的基础上，又增加一个横向的领导系统。这样就包括了上下向的按"指挥—职能"的领导关系，以及横向的科室之间按"协作—目标"相互联系的两个方面。这个结构的优点是便于各部门的联系。矩阵结构一般是两维的，即纵横交叉，在一个平面上，但也可以由多个单位（如医院的分院、公司的分公司、科研机构的分支）联系起来，即成为多个平面"二维"的联合，组成三维的矩阵结构，以上对三种组织结构的情况分别做了说明，而在实际工作中常是几种结构结合使用的。目前大多数医院都是线性职能结构与矩阵结构并用。

四、组织的原则

（1）专业化分工的原则。

（2）统一指挥的原则。

（3）层次的原则。

（4）职责与权限一致的原则。

（5）例外的原则。

（6）能级原则和新陈代谢的原则。

（7）有效管理范围的原则。

五、医院组织成效

医院组织成效是指组织、目标达到的程度，它包括了个人、集体和组织的工作成效。影响组织成效的主要因素有：①管理工作成效；②直接的影响因素，如技术、人事、信息和材料；③环境的影响因素，如经济、社会、政治和法律，组织的外界环境是许多压力的来源。这些压力都可能会大大影响管理工作，而管理环境还充满着不稳定的因素，这就要求管理人员必须做到两个适应，在计划、组织和控制时，一方面要适应不稳定的因素；另一方面还要适应组织所处的环境。因此，管理人员要提高对外界环境的洞察力，辨别清楚组织周围环境的特征和特性。

六、医院组织机构的特征

医院组织机构具有静态特征、动态特征、心态特征和生态特征四大特征。

七、医院组织机构的功能

医院组织机构对医疗卫生事业发展的促进是通过它所完成的功能来实现的。医院组织机构的功能包括指导功能、管理功能、服务功能、协调功能、监督功能和保卫功能六大功能。

第二节 医院组织机构的设置

一、医院主要构成部门

医院主要构成部门，一般可分为诊疗部门、医技部门、护理部门、管理部门和党群部门等。

诊疗部门包括内、外、妇、儿、中医、五官等医疗科和急诊科，预防保健科。由这些部门进行住院、门诊、急诊和预防保健等工作。诊疗部门是医院主要的业务部门。

医技部门包括药剂科、营养科、放射、检验、病理、麻醉、手术、理疗、体疗、消毒器材供应，功能检查及窥镜室等。医技部门以专门技术和设备辅助诊疗工作的进行，为诊疗工作服务。

护理部门包括临床护理（又分为病房护理、门诊护理）、保健护理和医技部门护理。在护理部统一领导下的护理工作体系。

管理部门包括行政管理部门和业务管理部门两个方面。行政管理部门包括人、财、物的管理，业务管理部门主要是指医疗、护理等管理部门。

党群部门主要包括党委、工会、共青团等党群组织。

二、医院管理辅助组织

在职能科室之外，可根据需要设立各种管理委员会，作为管理辅助组织。它们的主要功能是：①部门之间横向协调；②参谋咨询；③民主管理、集思广益。它们对于组织和推动医院某一方面的管理起着重要作用。往往是职能部门所不能代替的。委员会（或"小组"）有长期存在的，也有临时设立的。

医院的各种必备委员会有以下几个类别。

（1）学术委员会：在院长的领导下，对医院技术建设、教育培训、科学研究、新业务开展、技术标准的规定、业绩考评等业务进行管理，并进行技术咨询工作。

（2）医疗事故鉴定委员会（医疗安全委员会）：鉴定医疗事故，讨论防止医疗不安全因素。

（3）药事管理委员会：审定本院用药品种，开展临床药学研究，管理药品的质量。

（4）病案管理委员会：拟定病案书写及管理标准，统一疾病及手术名称，审核医疗表格，检查分析病案质量。

（5）预防感染委员会：讨论拟定医院卫生学管理制度、标准，进行检查和监督。

（6）医疗监督委员会：由所在地区有关部门的代表和基层合同单位的人员组成，对医院的医疗护理质量、服务态度、医德医风、收费管理进行监督。医院对委员们提出的批评和建议应认真落实，并及时给予答复。

第三节　医院的病床编设

一、病床编设

我国医院管理的实践证明，医院病床的编设，城市综合性医院以不超过 500 ~ 600 张为宜。病床少了不利于专科发展，在经济上也不合算。有专科特色和重点发展需要的省市医疗中心及医、教、研、防业务需要，专科设置应该齐全，病床可适当多一些，但从管理优化考虑，一般不宜超过 1000 张病床。

综合医院，分科病床编设，各科床位多少，大体上有个比例关系。根据我国的经验，各科床位占总床位的百分比如表 3-1 所示。

表 3-1　综合医院各科床位占总床位的百分比

科别	内科	外科	妇产科	儿科	中医科	传染科	五官科	皮肤科	合计
床位比 /%	30	25	15	10	5	6	7	2	100

表 3-1 不包括产科的婴儿床和急诊科的观察床，各科在具体操作中可根据本地区和本院特点适当调整。

二、医院门诊量与病床的比例

卫生部规定的《综合医院组织编制原则（试行草案）》（1978 年）规定医院病床数与门诊人次（日）比例以 1：3 作为正常比例界限，是符合我国实际情况的，比较恰当。国外有的文献认为，病床与门诊人次达不到 1：2 的比例，则病床就会收不满病人。当然医院开设门诊的目的，不只是为了病床收满病人，而是为了满足广大病人医疗需要。目前我国的实际情况是，在城市的较大医院里病床与门诊比常常超过 1：3 甚至达 1：4 以上，致使医院工作忙乱，难以应付，不利于提高医疗质量，应研究杜绝上述现象。门诊主要是一般疾病较多，故应发挥基层医疗单位的作用，并加强医院与基层的联系，实行分级医疗。

第四章　医院的人员编设

第一节　医院人员编设的原则

一、医院人员编制的特点

（1）系统性：我国卫生事业单位按照所承担的任务、性质不同，分为医疗机构、预防机构、科研机构和教学机构系统。各系统都有各自的编制法规和方法，核定编制员额。

（2）法规性：医院人员编制属于准法规的范畴，具有法律的效力。这就是说，一方面凡正式下达的编制，除编制主管部门外，任何单位或个人都不得擅自变更或突破。另一方面是指人员编制自身具有法的形式，这主要是指医院人员编制必须经过有权制定编制法规的机关批准，并以正式文件下达，任何一级业务行政部门不得擅自更改或修正其编制标准。

（3）递增性：我国医院的人员编制标准，根据我国社会经济发展和科学技术进步的速度以及人民对医疗保健要求不断提高的程度，有逐步递增的趋势。比如，目前医院人员编制的扩大，以临床医疗，设备维修，医学生物工程方面的技术人员增加较为明显。因此，医院人员编制不是固定不变的，它将随着客观条件的变化而有所增减。

二、医院人员编设的原则

（一）任务需要原则

医院人员编设主要是依据医院所承担的任务。医院担负着医疗、保健、预防、康复等各项业务工作，以及教学、科研等业务，而当前的医疗业务工作又都离不开物理、化学、电子、计算机等专业工程技术，必须有医生、护士以及具有医务技术、生物医学，工程技术及后勤支持等各方面的人员。此外，由于影响人体健康的还涉及心理社会环境等多方面的因素，医院还需有心理学家参加工作。凡有工作需要的地方都需设置相应的职位和工作人员，而且不能人浮于事，因人设事。

（二）能级原则

这是指人员的能力要与职位相适应。医院的各级职位都应聘任具有相应能力的人员。能力和职级要相当，不能滥竽充数。以医师为例，现在一般分为主任医师、主治医师和住院医师三级，各级医师在业务技术上都要符合其职位所规定的要求。不能以住院医师来顶替主治医师或主任医师，也不应让主治医师去做住院医师的工作。

（三）合理结构原则

这指的是人员数量（队伍人数）和工作任务的比例结构要合理。医院应按编制配齐人员，对不足的人员要研究解决办法。合理结构还包括在职务、职称的比例上，全院高、中、初三级人员的比例也应合理。

（四）效益原则

在人员设置方面，除了要遵守上述各项原则外，还需考虑效益原则。这主要从以下两个方面加以管理。一是要按任务需要编设人员，不要人浮于事。二是按能级相应的原则编设人员，不要聘用高于该职位能级的人员。如财务科（或其他部门），处长要主持全面工作，一般应是高级人员，使与其职位相称。

（五）动态原则

现代科学技术和医学都是不断发展的，当前高科技突飞猛进，医院的科技面貌日新月异，如自动化的信息处理、电子病历、信息高速传输即是一例，为了适应变化的条件，人员的编设也必然随之增减，新设专科需新聘人员。在日常工作过程中，人员也是不断流动变化的，如续聘、增聘、辞退、晋升、调动职位等也是经常发生的。

三、医院人员的职类和职种

根据我国医院组织机构、体制、任务、职能分工以及医院现代化的要求，我国医院的职类大体可分为四类，即卫生技术人员、工程技术人员、工勤人员、党政管理人员。

（一）卫生技术人员

卫生技术人员是医院的主体，是完成医疗任务的基本力量。卫生部1963年颁发了《卫生技术人员职务名称及晋级暂行条例》，1979年又重新颁发了《卫生技术人员职务名称及晋级暂行条例（试行）》，规定我国卫生技术人员根据业务性质分为四类：即医疗防疫人员、药剂人员，护理人员，其他技术人员。

医疗防疫人员（包括中医、西医、卫生防疫、寄生虫病防治、地方病防治、工业卫生、妇幼保健等）的技术职称为：主任医师、副主任医师、主治（主管）医师、医师（住院医师）、医士（助产士）、卫生防疫员（妇幼保健员）。

药剂人员（包括中药、西药）技术职称为：主任药师、副主任药师、主管药师、药师、药士。

康复人员职称为：康复主任医师、康复副主任医师、康复主治医师、康复医师及作业治疗师（士）、理疗医师（士）、言语治疗师（士）。

其他技术人员（包括检验、理疗、病理、口腔、同位素、放射、营养、生物制品生产等）的技术职称为：主任技师、副主任技师、主管技师、技师、见习员。

护理人员的技术职称为：主任护师、副主任护师、主管护师、护师、护士、护理员。

行政职务有科主任、护理部主任、护士长。

教学医院的卫生技术人员，除授予医疗技术职称外，还授予教授、副教授、讲师、助教等教学职称。

（二）工程技术人员

医院工程技术人员，是随着医院逐步现代化而增设的。他们的主要任务是：对医院建筑装备、设施进行规划、选择、维护、监视和研制，以保证医院各种现代化装备与设施的正常运行。医院所需要的工程技术专业大体上有：生物医学工程，医疗设备工程、建筑工程、机械工程、康复工程、电子、供电和电器设备、水暖、制冷和空调、净化处理、电子计算机、医疗器械、核子设备、激光、计量等专业。其技术职称定为：高级工程师、工程师、助理工程师、技术员。

（三）工勤人员

工勤人员（包括炊事人员）种类繁多，可根据实际需要设置。

炊事人员的技术职称是：一级厨师、二级厨师、三级厨师、炊事员。

（四）党政管理人员

党政管理人员包括行政业务管理人员及党群工作人员。行政业务管理人员是医院工作的指挥和管理人员。设院长、副院长及行政业务科室的主任、副主任、科长、副科长、秘书、干事、管理员、文书、收发员、打字员、档案员、挂号员等。

医院管理是一门科学技术，其技术职称与医疗技术人员职称相同。

信息资料管理部门：统计人员职称有高级统计师、统计师、助理统计师和统计员。

财务人员专业职称为高级会计师、会计师、助理会计师、会计员。

党群工作人员专业职称为高级政工师、政工师、助理政工师、政工员。

四、住院医师

住院医师是医疗防疫人员的初级技术职务，是指担负住院伤病员诊疗的临床科医师。其主要职责是：在本科主任领导和上级医师的指导下，具体负责伤病员的诊断、治疗和抢救工作，完成检诊、查房、抢救、治疗、手术、病历书写和病人出院准备，以及参加值班、门诊、会诊和出诊工作，参加临床教学，指导进修，实习生工作，参加科研，开展新业务、新技术和中西医结合工作，总结经验撰写学术论文。

五、主治医师

主治医师是医疗防疫人员的中级技术职务。通常是由医师晋升的。在医院门诊、急诊、临床、麻醉、医技等各科室的主治医师，因工作性质不同，其职责也不尽相同。但共同的主要职责是：在本科主任领导和主任（副主任）医师指导下，分担本专业的诊疗、预防、教学和科研工作。参加查房、门诊、会诊、出诊、手术和值班，解决复杂疑难病症的诊疗技术问题，参加重危病员的抢救，担任教学，指导和培养住院医师及进修、实习医师学习、运用国内外先进诊疗技术，开展新业务、新技术、科研和中西医结合工作，总结经验，撰写学术文章等。

六、正、副主任医师

正、副主任医师是医疗防疫人员的高级技术职务。通常是由主治医师晋升的。在医院门诊、急诊、临床、麻醉、医技等各科室的主任（副主任）医师，因工作性质不同其职责也不尽相同，但共同的主要职责是：在本科主任领导下，负责指导并参与全科医疗、预防、教学和科研工作，指导重危、疑难病例的抢救和治疗，解决本科复杂、疑难技术问题，指导下级医师的业务技术工作，帮助下级医师提高专业理论和技术操作水平，培养主治医师解决复杂疑难技术问题的能力，指导进修、实习医师的技术培训，学习运用国内外先进的医学科学理论和诊疗技术，掌握本专业技术发展动态；参与并指导下级医师开展新业务、新技术科研和中西医结合工作，总结经验，撰写学术文章。

七、正、副主任护师

正、副主任护师为护理人员高级技术职务，其与正、副主任医师及正、副主任药师等技术职务相平行。为医院护理专业的学科带头人，其职责是在护理部的领导下、进行护理理论研究，技术指导和教学及科研工作。负有提高护理质量、发展护理学科的任务。应具有丰富的临床护理实践经验和护理理论知识以及科研成果。能对主管护师、护师、护理进修人员进行业务指导和教学工作，解决专科护理疑难问题，开展新业务、新技术。善于总结护理经验，撰写论文，协助护理部加强对全科或全院护理工作的领导。

八、主管护师

主管护师是护理人员的中级技术职务。通常是由护师晋升的。在医院门诊、急诊、临床、麻醉、医技等各科室的主管护师因工作性质不同其职责也不尽相同。共同的主要职责是：在本科主任、护士长领导和主任（副主任）护师的指导下，进行护理、护理教学和科研工作，承担难度较大的护理技术操作，协助护士长进行护理管理；参加重危伤病员的抢救和专科特别护理，制定重危、疑难、大手术伤病员的护理计划，指导护师（士）实施身心护理；参加护理查房，解决较复杂，疑难护理问题，担任护理教学，指导进修、实习护士的培训，运用国内外护理先进技术，开展新业务、新技术和护理科研，总结经验，撰写学术论文，按照分工，做好病区物品、卫生材料的管理。

九、护师

护师是护理人员的初级技术职务。通常是由护校（中专）毕业后，临床工作以后晋升的，或医学院校护理专业（大专）毕业后任命的，主要从事临床护理、临床带教和护理管理工作。其主要职责是：协助医师进行各种诊疗工作，负责采集各种送检样本。在上级护师指导下，制订护理计划，书写护理病历。参加护理教学，承担进修，实习护士的临床带教工作。开展新业务、新技术，参加护理科研。按分工负责药品、卫生材料、被服、办公用品的领用、保管和统计等工作。

十、护士

护士受过中等护理专业教育获得毕业文凭者,熟练掌握护理专业所需的医学知识,基础护理和一般专科护理知识的技能,并且有一定的卫生预防工作能力的初级卫生技术人员。主要在医院和其他医疗预防机构内担任各科护理工作。护士之称系为1914年第一次中华护士会通过,并沿用至今。护士职责是在护士长领导下和护师指导下,认真执行各项护理制度和技术操作规程,做好基础护理和专科护理工作,配合危重病人的抢救护理工作,协助医师进行各种诊疗工作,负责卫生知识宣教,或负责地段内的一般医疗处理和卫生防疫工作。

第二节　医院人员编设的方法

一、确定劳动量的基本方法

(1)工时测定:是指对完成某项工作任务全过程的每一环节必须进行的程序和动作所耗费时间的测定。工时测定是确定劳动量的最基本的方法。

(2)工时单位:是指完成某项工作任务所耗的平均工时,通常以分钟为单位计算,称工时单位。

(3)工时单位值:每人每小时完成的工时单位称工时单位值,用工时单位/人·以小时表示。工时单位值是分析人员劳动效率的单位值、理想的工时单位值为每小时45个小工时单位,亦可认为每个人在每小时内有45分钟的有效劳动即为较理想的劳动效率。

(4)工时的测定方法:工时直接测定可按以下步骤进行。

①首先确定被测定者能正确地、熟练地掌握测定项目的操作技术和方法。

②列出所测项目的全部必需的操作步骤。

③用秒表测定每一步所需时间(最好精确度达1%),每步骤所耗工时之和称为总工时。

④根据个人经验或不同时间反复测定,找出所测项目的误差的百分比加减。

⑤凡易造成误差的测定过程,可取其平均值。

(5)利用已测定平均工时表(或工时单位表)间接推算。

二、医院各部门人员编制方法

(一)门诊各临床科医师编制方法

计算公式:

$$某医疗科应编医师数 = \frac{科日均就诊人次}{每名医师规定日均诊人次} + 机动数$$

（二）病房各临床科医师编制方法

计算公式：

$$该科病房应编医师数 = \frac{编制床位数 \times 床位使用率}{规定每名医师承担床位数} + 机动数$$

（三）护理人员编制方法

计算公式：

$$该科护理人员应编数 = \frac{编制床位数 \times 床位使用率}{每名护理人员担当病床数（日）} + 机动数$$

$$+ \frac{编制床位数 \times 床位使用率}{每名护理人员担当病床数（小夜班）}$$

$$+ \frac{编制床位数 \times 床位使用率}{每名工勤人员承担床位数} 机动$$

（四）医技门诊医师编制方法

计算公式：

某医技科室编制人数

$$= \frac{平均日门诊人次数 \times 每人次门诊平均检查件数 \times 每件所需时间（分）}{某医技科每人每日工作时间（分）} + 机动数$$

（五）医技住院医师编制方法

计算公式：

某医技科住院应编制数 =

$$\frac{全院编制床位数 \times 床位使用率 \times 每名病人每日平均检查件数 \times 每件所需时间（分）}{某医技科每人每日工作时间（分）}$$

（六）工勤人员编制方法

计算公式：

$$工勤人员应编数 = \frac{编制床位数 \times 床位使用率}{每名工勤人员承担床位数} + 机动数$$

三、人员编制比例

综合医院病床与工作人员之比，根据各医院规模和担负的任务分为三类。

（1）300床位以下的，按 1 : 1.30 ~ 1.40 计算。

（2）300 ~ 500床的，按 1 : 1.40 ~ 1.50 计算。

（3）500床以上的，按 1 : 1.50 ~ 1.60 计算。

人员编制比例如表4-1所示。

表4-1　各类人员的比例

卫生技术人员	医师	护理人员	药剂人员	检验人员	放射人员	其他医技	行政管理人员	工勤人员
70 ~ 72%	25%	50%	8%	4.6%	4.4%	8%	8% ~ 10%	10% ~ 22%

四、工作量及人员配备

（一）每名门诊医师每小时门诊工作量（见表4-2）

表4-2　每名门诊医师每小时门诊工作量

科别	各科平均	外科	皮肤科	五官科	传染科	内科	妇产科	儿科	中医科
门诊人次	5	7	7	6	6	6	6	5	5

（二）每名住院医师和护理人员担当病床工作量（见表4-3）

表4-3　每名住院医师和护理人员担当病床工作量

科别	每名住院医师承担病床数	每名护理人员担当病床数		
		大夜班	日班	小夜班
内、外科	15 ~ 20	12 ~ 14	18 ~ 22	34 ~ 36
妇产科				
结核科				
传染科	10 ~ 15			
五官科	15 ~ 20	14 ~ 16	24 ~ 26	38 ~ 42
皮肤科				
中医科				
儿科	10 ~ 15	8 ~ 10	14 ~ 16	24 ~ 26

五、护理人员和助产士的配备

护理人员包括护士和助产士。护士和护理员之比以 3 ：1 为宜。

病房护理人员担当工作量不包括发药及治疗工作在内，发药及治疗工作每 40 ~ 50 床增加 3 ~ 4 人。

门诊护理人员与门诊医师之比为 1 ：2。

住院处护理人员与病床之比为 1 ~ 1.2 ：100。

急诊室护理人员与病床之比为 1 ~ 1.5 : 100。

婴儿室护理人员与病床之比为 1 : 3 ~ 6。

注射室护理人员与病床之比为 1.2 ~ 1.4 : 100。

供应室护理人员与病床之比为 2 ~ 2.5 : 100。

观察床护理人员与观察床之比为 1 : 2 ~ 3。

手术室护理人员与手术台之比为 2 ~ 3 : 1。

助产士与妇产科病床之比为 1 : 8 ~ 10。

以上部门每 6 名护理人员另增加替班 1 名。

六、医技人员的配备

检验人员：检验师与病床之比为 1 : 100 ~ 120，其他检验人员与病床之比为 1 : 30 ~ 40，血库工作员与病床之比为 1 : 120 ~ 150。

药剂人员：药剂师与病床之比为 1 : 80 ~ 100，其他药剂人员与病床之比为 1 : 15 ~ 18，中药炮制、制剂人员与病床之比为 1 : 60 ~ 80。

放射人员：放射医师与病床之比为 1 : 50 ~ 60，技术人员与器械台数之比为 1 : 50 ~ 100。

营养人员：营养人员与病床之比为 1 : 100 ~ 130。

病理人员：病理人员与病床之比为 1 : 100 ~ 130。

麻醉人员：麻醉人员与手术台之比为 1 ~ 1.5 : 1。

口腔科技人员，根据需要在编制总数内编配。

七、行政管理人员和工勤人员的配备

书记、院长：100 ~ 200 床的医院，设 2 ~ 3 人。

300 ~ 500 床的医院，设 3 ~ 5 人。

500 床以上的医院，设 5 ~ 7 人。

其他行政管理人员的配备，可根据医院科室设置和实际需要确定。

病员厨工：按每人担当 25 ~ 30 张床计算。

配餐员：按每人担当 40 ~ 50 床计算。

病房卫生员：按每人担当 20 ~ 25 床计算。

洗衣工：按每人担当 25 ~ 40 床计算。

其他工勤人员，可根据实际需要，在工勤人员编制内调配。

第三篇　领导行为

第五章　领导组织

第一节　领导体制

一、领导体制

领导体制是领导体系纵向和横向权力划分的制度化，即指实现领导职能的组织形式和组织制度。

组织形式包括领导方式与领导结构。领导方式是指根据社会生产的发展和领导活动的客观需要所采取的形式。领导结构是领导体制内部的机构设置和具体的结构关系。组织制度包括与领导方式和领导结构相配套的各种行政立法、规章制度等。

领导体制对领导活动的正常进行起着重要作用。任何成功的领导，除了领导者要具备良好的素质、领导班子结构要合理外，还必须有一个科学的领导体制，领导者个体和群体作用的发挥，受制于领导体制。

二、领导体制的类型

（一）集权制和分权制

集权制是指一切重大问题的决定权集中在上级领导机关，下级机关必须依据上级决定和指示办事。分权制是指下级领导机关在自己管辖范围内有权独立自主地决定问题，上级机关不得干预。

（二）首长制和委员会制

首长制是决策权集中于一位主要负责人的体制。委员会制是决策权授予三人以上的领导集团并按少数服从多数原则决定问题的体制。

（三）完整制和分离制

完整制又称集约制、一体制，是指同一个领导层次的各个部门，受上级一位行政首长或单一的领导机关的指挥，监督的体制。分离制又称多元制，是指同一个领导层次的各个部门，受上级两个以上行政首长或领导机关指挥、监督的体制。

（四）层级制与职能制

层级制又称分级制、系统制，是指将一个组织系统从纵向分为若干层次，由上至下呈金字塔形的体制。每一个上级层次均有数个或数十个下级层次的被管辖单位，各层次管辖的业务内容基本相同，而管辖的范围随层次的降低而缩小。职能制又称分职制、机能制，是指在一个组织系统内横向平行地设置若干部门，每个职能部门分工不同，但均以整个组织系统为服务对象。

第二节 领导班子结构的科学化

一、领导班子

领导班子又称领导集团。现代社会的领导，都不是通过一个领导者而是通过两个以上领导者组成的领导群体或集团实现的。这个领导群体或集团，人们形象地比喻为领导班子。领导班子是一个组织或团体的核心、首脑，是指挥部。它管着大政方针，对一个组织或团体的整体力量的发挥起着决定性的作用。现代领导班子，不仅要求每个成员具备良好的个体素质，而且还要求整个领导班子具备优化的群体结构。

二、领导班子的特点

（1）责权统一性。凡是领导班子都是拥有一定的权力和负有一定责任的群体或集团。没有一定权力和责任的群体，只是一个组织而不是一个领导班子。

（2）集合性。凡是领导班子都是由两个以上领导成员组成的集体。

（3）目的性。所有领导班子都是为了适应某种工作需要而建立起来的，具有明确的目的和相应的功能。

（4）相关性。所有领导班子，其成员之间和各成员的素质因素之间相互联系相互作用，互为补充，组成一个有机体。

（5）整体性。领导班子中各成员之间以及其他因素之间的关系，要服从整体目标和功能的需要，互相配合，协调一致。

（6）环境适应性。领导班子都是处于一定的环境中，在正确路线指引下，能够适应客观环境的变化。

三、领导班子的结构

所谓结构，是指系统内部诸要素的组合方式，是系统的性质和功能的集中表现。领导班子结构，是指领导班子中各成员在一定时间内和一定条件下的配置和组合方式。领导班子的结构状况决定着领导班子功能的发挥，领导班子结构是一个多序列、多层次、多要素的动态平衡体，它由多种结构组成。主要包括：专业结构、智能结构、年龄结构、性格气质结构和工作结构等。

领导班子结构科学化的原则：①适应形势的原则；②职能相称原则；③智能互补、性格包容原则；④最多最少原则；⑤领导成员必须有清晰的职责范围和明确的职权界限。

四、领导班子成员之间的关系

领导班子成员之间的关系包括：①思想上的共同关系；②组织上的结合关系；③工作上的协同关系；④感情上的交流关系。

五、领导班子结构科学化的基本内容

领导班子结构科学化的基本内容包括：①梯形的年龄结构；②合理的专业知识结构；③良好的智能结构；④协调的气质结构；⑤精干配套的工作结构。

第六章　领导的基本职能

第一节　调查研究

一、调查研究

所谓调查研究，就是采用一定的方式和手段，观察了解客观对象，详细占有与之有关的一切材料，并在此基础上进行加工整理、分析综合，以获得对客观对象的本质和规律的认识，从而正确地指导改造客观对象的活动。

调查研究有感知认识功能、指导实践功能和改造提高功能三项功能。

二、调查研究的特点

（一）调查研究的社会化

所谓调查研究的社会化是对于调查研究的范围、对象、参加者及调查过程而言的。在商品经济发达的社会化生产条件下，社会活动日益复杂多变，客观事物更加丰富多彩，事物之间的联系、影响、渗透、制约更为明显。因此，首先不仅要有典型个别调查，更要有范围广阔的面上调查。其次，不仅要有领导者亲自参加调查，而且要有专门的调查研究部门，要有一批专兼职的调查研究人员。最后，根据社会分工和专业要求，建立健全统计、信息、预测等机构，组织各行业职能部门参加，形成上下相通，纵横相连，多层次功能的调查研究网络，使调查研究从封闭走向开放，逐步覆盖社会生活各领域和各部门。

（二）调查研究的科学化

科学化是就调查研究的方法和手段而言的。调查研究的科学化首先是把调查研究的对象作为一个系统，用系统论的方法对其进行调查研究。即在调查研究中，既把着眼点放在事物的系统整体上，从全面做出判断，又重视事物的结构性特征，注意分析要素间的质、量比例和结构，同时还注意处理好事物不同层次间的关系，抓住事物的关键层次，并把事物置于开放性联系中加以考察研究，以达到全面把握调查研究对象。其次是在事物的运动发展中多角度地调查研究，即运用现代社会科学、自然科学原理，采用先进的测试、计算和分析手段，把静态的典型调查研究和动态的系统分析相结合，把定性分析和定量分析相结合。

三、调查研究的基本原则与态度

（一）基本原则

（1）客观性原则。

（2）全面性原则。

（3）科学性原则。

（二）调查研究的态度

（1）认真负责的态度。

（2）虚心求教的态度。

（3）吃苦耐劳的态度。

四、调查研究的主要类型

（1）全面调查：全面调查又称普查，它是对某种社会现象或经济现象等研究对象的全部单位进行的一次性的普遍调查统计。

（2）非全面调查：非全面调查是从调查对象的总体单位中抽选出部分单位进行调查，并以调查结果来反映、代表和推断总体的全面情况。非全面调查的方式又可分为典型调查和抽样调查。

①典型调查：典型调查是指从具有某种共性的总体单元中，选取一个或几个有代表性的单位作为调查对象进行调查。

②抽样调查：抽样调查是指按照随机性原则，从调查对象的总体单位中，抽取一定数量的单位进行调查，取得资料调查研究的方法用以推断总体的情况。

调查方法通常有以下几种。

（1）文献分析法：即对有关文献进行分析研究，以获得所需有关研究对象的资料。

（2）访问调查法：访问调查法是指通过与被调查者进行口头交谈来获得资料的方法。

（3）问卷法：又称书面询问法，是以"问卷"为工具来搜集社会初级情报资料的一种方法。

（4）观察法：观察法是直接触及研究对象，通过直接感知和直接记录来获得事实资料的一种方法。

研究的方法有如下几种。

（1）矛盾分析法：矛盾分析法最基本的就是分析和综合相结合的辩证方法。通过分析和综合，区分本质的东西和非本质的东西、主流和支流，从总体上把握矛盾，从中引出规律性，了解事物的发展趋势，找出解决矛盾的方法。

（2）系统综合分析法：即运用系统论原则，对问题进行综合的分析研究，综合地考察对象，把握事物规律性。

（3）概率分析法：是从数量方面研究对象的偶然性和必然性关系的方法。

（4）定量分析法：是从大量的确切的基本数据出发，引出规律性，进而预测这种量度将引起的事物发展趋势，做出最佳决策。

第二节　科学决策

一、决策

所谓决策，就是按照最优化的要求，从若干准备实施的方案中进行选择，通过实施以达到一定目标的活动过程。从广义上说，它包括做出决策以前的准备活动和在做出决策以后的实施活动。领导者的决策固然是这一过程中的重要环节，但如果把决策仅仅看作是领导者的"拍板"或"决断"，那显然就失之偏颇了。因为这种看法忽略了决策的完整过程。如果没有决断之前的许多活动，也就不能检验决断的正确与否，决策的实施就会落空。领导者在决策中的职能也不仅仅是"拍板"，领导者应该是决策全过程的组织者和指挥者。

二、决策类别

（1）按决策的规模和影响分类有：宏观决策、中观决策、微观决策。

（2）按做出决策的领导层次分类有：战略决策、战役决策、战术决策。

（3）按决策活动的规律分类有：常规决策和非常规决策。

（4）从决策目标的多少分类有：单目标决策、多目标决策。

（5）从决策目标的有无变动分类有：原有决策、决策修正、追踪决策。

三、现代决策体制的特点

（1）决策的制定与执行相对分工日益明显。

（2）决策中"谋"与"断"的目标对分工日益明显。

（3）现代决策越来越依赖全面、准确、灵敏、迅速的信息。

（4）现代决策越来越依赖于运用先进的科学技术手段和方法。

（5）现代决策体系功能复杂，是高度分工和高度综合的有机完整体系。

四、现代决策体制的构成

（1）情报信息系统：情报信息系统担负着为决策提供全部情况资料的任务，包括有关情报的收集，有关数据的统计、信息处理与加工，从而为决策提供依据。

（2）参谋咨询系统：参谋咨询系统也称智囊团，主要由具有各种知识结构的专业人员所组成，是协助决策中心进行决策的组织形式。

（3）决策中心：决策中心是决策体制的核心，由负有决策责任的领导者组成。他们根据情报信息系统提供的大量情报资料和参谋咨询系统制订的各种可供参考的方案，从全局出发，在法律和政策允许的范围内，依靠他们的科学知识和经验，经过分析比较，权衡利弊，拍板决断。

（4）反馈系统：反馈系统在组织上可以和情报系统合一，或包含在情报信息系统之中。它的任务是把决策实施情况和问题，及时反馈到决策中心，以便进行调整和追踪，以逐渐接近目标。

五、科学决策的原则

（1）信息原则。

（2）预测原则。

（3）可行性原则。

（4）系统原则。

（5）集团决策原则。

六、科学决策的步骤

（1）发现问题。

（2）确定目标。

（3）确定价值准则。

（4）拟制方案。

（5）分析评估。

（6）方案选优。

（7）试验实证。

（8）普遍实施。

第三节　协调与监督

一、领导协调

领导活动的协调，是指领导者为实现既定目标而对影响因素及相互关系进行合理配置和调整，使之发挥最佳整体效能的过程。

二、领导协调的类型

（1）人际关系协调。

（2）工作协调。

（3）影响要素协调。

（4）利益协调。

（5）环境协调。

三、领导协调的原则

（1）直接沟通。

（2）及早协调与连续协调相结合。

（3）公平合理。

（4）目标导向。

（5）整体优化。

四、领导协调的方法

（1）目标计划协调法。

（2）行政协调。

（3）经济协调。

（4）法纪协调。

（5）信息协调。

（6）借力协调。

五、监督

监督，就是监察与督导。领导监督，是领导者根据领导目的和有关标准对下属各部门、各单位及个人进行的监察活动和督导活动。监督的根本任务是，通过将实际活动信息与有关标准的比较，查出偏差，并找到产生偏差的原因和责任者，督促有关部门和人员，纠正偏差，以保证领导目标的顺利实现。

六、监督在领导活动中的关系

（1）监督可以保证领导活动中行为与目标的协调性。

（2）监督能够保证领导决策的正确性。

（3）监督可以保证领导工作安排的合理性。

（4）监督可以调动下属的工作积极性。

（5）监督能够保证领导活动的社会主义方向。

七、领导监督的原则

（1）目的性原则。

（2）效率原则。

（3）民主原则。

（4）法律原则。

（5）职能部门监督与群众监督相结合的原则。

（6）自我监督为主的原则。

（7）责任明确原则。

（8）掌握关键因素原则。

八、领导监督的方法

（1）统计监督法。

（2）专题调查法。

（3）现场监督法。

（4）民主监督法。

第四节　有效激励

一、激励

激励就是激发人的积极性，使其振作。它是通过某种适当的、健康的刺激，促使完成目标的行为保持高度积极状态的某些心理需求的外在因素。激励的目的在于：激发人们的正确动机，调动人们的积极性和创造性，充分发挥人的智力效应，从而保证其所在的组织系统能有效地存在和发展。

二、激励的指导思想

（1）培养人们的共产主义理想是激励的出发点。

（2）从实际出发是激励的基础。

（3）公平是保证激励效果的重要原则。

三、激励的主要方式

（1）目标激励。

（2）奖罚激励。

（3）竞赛与评比激励。

（4）领导行为激励。

（5）关怀激励。

（6）榜样激励。

四、医院思想政治工作的特点

（1）发扬救死扶伤的人道主义精神，全心全意为人民服务，是医院思想政治工作的核心。

（2）充分调动和发挥知识分子的积极性是医院思想政治工作的主要课题。

（3）保证以医疗为中心的各项工作顺利开展是医院思想政治工作的落脚点。

（4）做好病人的思想工作是医院思想政治工作的重要组成部分。

五、医院思想政治工作的基本原则

（1）坚持理论和实践相结合的原则。

（2）坚持发扬民主与集中指导相结合的原则。

（3）坚持思想政治工作结合经济和业务工作一道去做的原则。

（4）坚持物质激励与精神鼓励相结合的原则。

（5）坚持解决思想问题与解决实际问题相结合的原则。

（6）坚持身教同言教相结合，身教重于言教的原则。

（7）坚持表扬与批评相结合，以表扬为主的原则。

（8）坚持耐心教育与严格纪律相结合的原则。

六、医院思想政治工作的基本方法

（1）说服教育，以理服人。

（2）关怀体贴，以情感人。

（3）树立榜样，典型示范。

（4）抓好中间，促进两头。

（5）帮助后进，促其转化。

（6）掌握个性特征，一把钥匙开一把锁。

（7）掌握心理活动规律。

（8）生动活泼，寓教于乐。

（9）自我教育，互相影响。

（10）运用社会舆论力量，创造良好的社会环境。

第七章　领导方法与艺术

第一节　院长领导方法与艺术

一、院长的行政领导方法

（一）医院战略思想

医院战略，从其空间角度讲，是深化医院全局的方略；从其时间角度讲，是计划医院未来的蓝图。院长要形成正确的战略构想，必须把握以下两点：

（1）战略构想首先来源于信息。院长要善于捕捉新信息，要有大系统思想和未来意识。

（2）战略构想需要有人有精力专心致志地做专门的研究。

（二）医院战略规划

亲自动手组织制订战略规划是院长领导工作的首要职能，规划的好坏在很大程度上影响着管理的效能。所以认真地、科学地、合理地做出切实可行的医院发展规划既是院长的重要任务，也是重要的领导工作方法。

二、院长的业务领导方法

（一）学科建设

（1）抓重点学科，要使医院中部分专业科室在国际或国内同类医院或本地区内具有重要学术地位和专业技术领先水平。

（2）抓薄弱科室，从技术力量和管理方面给予"补充"，打下基础，从各方面给予加强。

（3）抓特色、抓成果、抓水平。通过"三抓"，以保证"院有重点，科有特色，人有专长"。

（二）设备建筑

设备对医院业务能力和技术水平的提高有很重要的作用。设备建设主要工作有引进、购置、安装调试、使用维护、效益评估等方面。院长应抓好引进和使用，尽可能做到以最小投资获得最大效益。

（三）基本建设

基建是一个庞杂的系统工程，其中医院布局规划、设计和投资预算，内部设施配备是院长的一项重要工作。

三、院长领导艺术

（一）决策艺术

院长的决策艺术要注意：①善于运用信息，捕捉时机。②善于审时度势，掌握火候，抓住时机，当机立断。③善于分析矛盾，分清主次，抓住问题要害。④处事适度，恰如其分，知己知彼，量力行事等。

（二）用人艺术

院长的用人要点：①要慧眼识才。②要用人之长。③要发挥群体作用。④要善于用与自己气质相异的人才。⑤要大胆放手，用人不疑。⑥要大胆提拔拔尖者。⑦要重视人员政治思想品德。

（三）用权艺术

院长在用权中要注意：①要善于维护权力。②用权要谨慎。③奖惩要恰当。④授权要相宜。

（四）指挥艺术

指挥是领导者通过命令、指示等手段让下属有效地进行工作的活动。指挥不只是自上而下的单向行为，也是上下之间双向沟通联系的过程。

第二节　科主任工作方法

一、科主任的地位与作用

（1）科主任是学科建设的带头人。

（2）科主任是科室的管理干部。

（3）科主任是业务活动的组织者。

（4）科主任是办院方向的体现者。

二、科主任应具备的条件

（1）较深的专业知识。

（2）优良的品德。

（3）深孚众望。

（4）甘为人梯。

（5）较强的领导能力。

（6）充沛的精力。

三、科主任工作特点

（1）科主任既是决策的参与者，又是执行者。

（2）科主任工作具有从属性和独立性。

（3）科主任工作具有思想性和业务性。

（4）科主任工作具有现实性和创造性。

四、科主任的一般工作方法

（1）围绕医疗业务工作中心抓效率。

①抓好基层医疗，技术工作。

②抓好总住院医师工作。

③抓好医疗技术力量的安排工作。

④抓好医疗技术工作数量和质量指标控制。

（2）围绕业务建设抓重点。

①学术梯队和人员培训。

②开展学术交流。

③引进新技术开展新业务。

④努力开展科研活动。

（3）围绕科室抓好骨干队伍。

（4）围绕全院工作当桥梁，在做好本科领导工作的同时，还要积极参与全院管理活动，当好领导的参谋和上下联系的纽带。

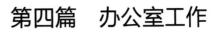

第四篇　办公室工作

第八章 办公室工作概述

第一节 医院办公室工作的性质特点和作用

一、医院办公室工作的性质

医院办公室工作是协助医院领导层和院长，进行领导和管理而从事的综合性执行和日常承办的工作. 作为一个具有辅助性、综合性的办事机构，其工作性质突出地表现为它的辅助性与综合性。

（一）辅助性

医院办公室工作的辅助性，是指它是服从于并从属于医院的整个管理工作并且围绕医院的管理工作而进行的。

医院的职能管理部门，以国家二级医院来说，一般有办公室、医务科、护理部、财务科、信息科、总务科、人事科等，这些科室的主要任务，就是围绕医疗工作这一中心任务分担一定的行政或后勤以及思想政治教育工作，这些科室构成了一个比较严密、规范的管理系统，保证医院各项工作的正常运行。

医院办公室，一般就是医院的秘书工作部门，是医院领导机关不可分割的组成部分，虽然它不同于医院其他的职能部门，没有承担一定权限的职能任务，但它却要围绕医院领导机关的整体功能，协助医院领导层和职能部门实施各项具体工作。医院办公室一般并不直接行使决策权和指挥权，但他参与医院的决策，并为医院领导决策提供大量的信息，同时，它参与指挥，以保证领导决策在医院各部门的贯彻执行。另外，医院办公室为领导实施各项工作而起草文件，组织会议，向领导提供工作动态，提出阶段工作的安排，计划以及实施方案等，或具体承办领导交办的临时性事宜等，则更是医院办公室的经常性工作。因此说，医院办公室不论从职能上还是工作性质上，都明显地反映出它是服从于、服务于医院领导机关的一个办事机构。

（二）综合性

医院办公室的综合性，主要表现在：①医院办公室在医院的管理系统中，居于领导中枢的位置。是医院机关赖以指挥全局，推动各职能部门正常运转的枢纽和中心，是医院领导机关联系上下、协调左右、沟通内外的纽带。这就决定了办公室工作内容的广泛性和综合性。

②医院办公室的工作不像其他职能部门那样单一，它的工作范围与医院领导机关的权限相对应。它不仅要承办领导交办的具体工作事宜，而且还要经常及时地了解、掌握各个职能科室的工作情况，各个业务科室的工作进展，以及各部门存在的问题，需要领导机关协调解决的事宜等等。医院办公室只有做到这一点，才能使医院的各个职能科室和业务科室处于一种有序而正常的运转中。

二、医院办公室的特点

医院办公室的性质，决定了医院办公室工作具有如下特点。

（一）全面性

医院办公室是医院领导工作中的助手，医院办公室工作涉及医院工作的方方面面，凡是领导抓的工作，办公室工作人员都能了解、辅助。从一所医院来说，医院领导要统管全院的医疗、护理、行政、后勤、思想政治工作、医德医风建设以及职工福利等各个方面的工作，有关职能科室按照分工负责其中一个方面的工作，如医务科只负责医疗工作，护理部只负责护理工作，信息科只负责信息工作等。而作为医院的办公室，虽然不主管这些工作中的任何一项，却又与每一项工作都有关系。可以这么说，医院领导无论抓哪一方面的工作，都要由办公室来协助完成。所以，医院办公室对每一方面的工作情况、问题都要有所了解，都要有所研究，个别问题要能提出具体的处理意见。所以说，医院办公室的工作涉及医院工作的方方面面，是医院领导机关联系内外的枢纽。

（二）服务性

医院办公室的服务性，主要体现在三个方面：一是为领导服务；二是为机关各职能部门和业务部门服务；三是为广大职工群众和患者服务。我们认为，在办公室工作中，头等重要的任务，在于为领导工作和领导服务，为他们从各个方面尽可能地创造各种便利条件，以提高其工作效率和质量。

（三）被动性

医院办公室工作的被动性，源于两个方面。一是由医院办公室工作的辅助位置决定的。医院办公室工作是服从和服务于医院领导机关的，不论是办文、办事或办公等工作的重要决策，人员往往不能自行做主，无法主动安排。即使自己事先安排了事情，领导临时交办了更为紧急的任务，也必须中断正在进行的一般性工作。二是由医院办公室工作处于机关的枢纽位置决定的，决定办公室的许多工作，是为上下左右运转、协调服务的。如办文，有时突然收到一份紧急请示，需要立即承办，这就要暂停原来进行的工作，这种偶发性的事件，使办公室很难事先安排好自己的工作，表现出实际工作中的被动性。

三、医院办公室工作的作用

由于医院办公室在医院组织系统中处于中心枢纽的位置，所以它的工作的优劣，将直接影响到医院领导工作的质量和整个组织的正常运转。具体来讲，医院办公室工作的主要作用有如下三点。

（一）沟通协调作用

所谓协调，就是使所属的各个部门和下属单位的活动，不发生或少发生矛盾现象和重复现象。如发生矛盾的问题时，亦能及时地协调解决，使整个组织系统和主要人员能密切配合，同心协力完成组织目标。

作为医院的办公室，在内部要协调好各个职能科室之间，职能科室与临床业务科室之间，以及各个临床业务科室之间的关系，对外要协调好医院与社区各部门的关系，不论是对内还是对外，医院办公室只有做好公共关系和人际关系的协调，才能增强医院管理组织的活力，提高管理水平和效率。

（二）助手作用

所谓助手，就是不独立承担任务，只协助别人进行工作的人员。医院办公室是医院领导的助手，这是因为办公室工作实质上是领导工作的一部分，它不是独立地担负领导工作，只是承办领导工作中带有执行性的或比较具体的工作。把这部分工作从领导者身上解脱出来，目的在于不使领导事务缠身，能有较多的时间和精力去考虑、决策一些重大问题，将领导工作做得更好。所以，医院办公室的工作人员，只要做到尽职尽责，就是发挥了助手作用。

（三）参谋作用

医院办公室的参谋作用，就是指医院的办公室对收集到的信息、资料进行综合的分析、加工，为领导出谋划策，提供解决问题的办法，发挥"智囊团"的咨询服务作用。

第二节　医院办公室工作的职责范围

医院办公室是医院承上启下的综合办事机构。作为院长的助手，基本的职能是对医院内外上下管理信息的收集、整理、传输、反馈及贮存。主要任务是：调查研究，反映情况，计划总结，文件档案和内外联系。经常向院长提供决策所需的信息和方案，按规范处理日常事务及承办事项，组织检查、了解院长决定的贯彻落实情况，组织安排各项行政会议，起草、收发、保管文件，对外联系和接待参观来访，协助起草工作计划和总结等。

下面为国家卫生部1982年1月12日颁发的《全国医院工作条例》中的办公室主任职责：

（1）在院长、副院长领导下，负责全院的秘书、行政管理工作。

（2）安排各种行政会议，做好会议记录，负责综合医院的工作计划，总结及草拟有关文件，并负责督促其贯彻执行。

（3）负责领导行政文件的收发登记、转递传阅、立卷归档、保管、利用等工作。

（4）负责本室人员的政治学习。领导有关人员做好印鉴、打字、外勤、通信联络、人民群众来访来信、参观及外宾的接待工作。

（5）负责院长临时交办的其他工作。

办公室副主任协助主任负责相应的工作。

具体讲包括以下几个方面：

（1）行政事务工作。

医院办公室的行政事务工作纷繁复杂，既要为机关部门上传下达，同时还要接待兄弟单位和其他单位的参观。这些行政事务工作，哪一个环节搞不好，都会使医院整体工作运转不灵，降低效能。所以必须把行政事务妥善安排好，力求做到井井有条，忙而不乱，分工明确，各负其责。

（2）会务工作。

会议，是医院交流信息，布置工作，了解各科室工作情况，制订工作方案，协调各部门工作的重要活动。实践告诉我们，大型的或重要的会议，能否圆满成功达到预期的目的，对医院其他工作的开展是至关重要的。而办公室在会议中的工作是多种多样的，概括起来有三个方面：会前准备工作，会议中的枢纽工作，会议后的收尾工作。

（3）协调工作。

医院办公室处于中介地位、枢纽地位，联系上下左右内外、沟通四面八方信息，而协调是以沟通为基础的。办公室既能获得各方面信息，又有方便地传递出信息，这样，就便于做到医院各个部门之间的信息沟通，就能有效地发挥"协调中枢"的作用。

（4）文书写作工作。

医院办公室的文书写作工作主要包括：①公务文书的收发、登记、传递、催办、复印、校对等工作；②各种通知、决定、决议、通报、请示、批复、函、会议纪要等通用公文的写作；③工作计划、总结、各种简报、经营活动分析、医疗市场调查与预测、经济合同等的写作；④宣传稿件、医院介绍等材料的写作。

（5）信访工作。

医院信访工作，主要包括本院职工来信来访，患者及其家属来信来访，社区单位和群众来信来访三个部分。做好医院信访工作，可以密切医院领导和广大职工群众的关系，增强广大患者和人民群众对医院的了解，为医护人员和患者创造一个和谐、愉快的工作与就医环境。

（6）信息调研工作。

医院的信息调研工作涉及医院工作的方方面面，比如各种管理方案的执行情况，医院职工对医院政策的认同程度，患者对医院的满意度，广大职工和患者的意见以及要求等等，这些信息经过认真筛选、科学分析，然后提供给领导，可为领导决策提供充分、准确的依据。

（7）资料档案工作。

医院档案是指在医院的各项活动中形成的，应当归档保存的不同形式和载体的文件材料。它包括党群工作、行政管理（医疗技术工作、卫生防疫和卫生监督工作、妇幼卫生工作）、经营管理、生产技术、科研教学工作、基本建设、设备仪器、会计、特殊载体档案等。医院资料档案，是国家档案的重要组成部分，是深入和发展医药卫生事业及其他各项工作的必要条件，是重要的信息资源，是国家的宝贵财富，医院办公室必须确保医院档案的完整、准确、系统、安全，以便于开发利用。

第九章 医院秘书应具备的基本素质

第一节 医院秘书应具备的思想素质

医院秘书部门的工作特点决定了医院秘书必须具备良好的思想素质、知识结构和较强的能力结构。就思想素质而言，应具备以下几点。

一、政治素质

医院的医疗工作、医院管理工作都是建设有中国特色社会主义的重要组成部分，医院的目的就是为广大人民群众解除病痛，因此在本质上就是全心全意为人民服务。这就从根本上规定了医院管理活动的政治方向，要求医院的管理者，必须在政治上同党中央保持一致，贯彻党的路线、方针、政策和国家的法令，坚持四项基本原则，一切工作服从和服务于社会主义现代化建设的大局。坚持四项基本原则，在政治上同党中央保持一致，这也是医院秘书必备的政治素质。

在一般情况下，医院的领导是同党中央在政治上、思想上保持一致的。因此，医院秘书人员只要认真负责地完成领导交办的任务，也就体现了在政治上同党中央保持一致。但也有极个别领导在处理某些事情时，违反党的纪律和有关的法规，作为在领导身边工作的秘书人员，一般是比较清楚的，此时，秘书工作人员就不应该盲目服从，唯命是听，也不能持明哲保身的自由主义态度，应该在辨明是非的基础上，本着对党、对人民高度负责的精神，主动相帮，善意相劝，主动向领导详细讲明上级的精神，只有这样，才能维护党和国家的利益、人民的利益，甚至是医院的利益，秘书人员是否能这样做，从一个侧面反映了他的政治思想觉悟的高低。

全心全意为人民服务，是秘书工作者必备的政治思想素质，是对一个人是否确立正确的人生观和世界观的最好检验。

在实行改革开放和社会主义市场经济的条件下，要求秘书人员要拒腐蚀，永不沾，立党为公决不以权谋私，做廉洁的模范。

作为一名医院秘书工作人员，还要勤勤恳恳、任劳任怨地工作，在平凡而重要的岗位上，默默地做一名无名英雄。秘书人员从事的辅助性工作，许多工作成就中，虽然凝结有秘书人员的辛苦，但往往不显露他们的名字，比如有些重要文章的发表，秘书人员虽然参加撰写，却不能签署个人的名字。医院许多会议的召开，都需要秘书人员做好会前的安排、会中的服务以及会后材料的整理等许多工作，但在会议的大厅里，他们却退居后列。有的为了完成紧急任务，常常通宵达旦牺牲节假日休息时间。这种默默无闻、无私奉献、不计个人名利得失的精神，正是医院秘书人员全心全意为人民服务思想的集中表现。

政治素质的中心是世界观、人生观、价值观、理想、信念等因素，对于一名秘书人员来说，影响着个人的生活道路，政治方向，而且和知识结构、能力结构相比，影响也更为稳定和持久，它可以推动人们自强不息地追求知识，影响人的能力的发挥。因此，良好的政治素质，是秘书人员的首要条件。

二、理论修养

建设有中国特色社会主义理论是进行社会主义现代化建设的指导思想，是党制定路线、方针、政策的理论基础。作为一名医院的秘书工作人员，必须具备一定的建设有中国特色社会主义的理论修养。

秘书人员只有懂得建设有中国特色社会主义的基本原理，并运用它去观察、分析各种具体问题，才能透过纷繁的现象，把握事物的实质，为实事求是地处理问题，提供正确的立场、观点和方法，才能更好地辅助领导进行科学的决策与管理。

作为一名医院秘书人员，不仅要学习建设有中国特色社会主义理论的基础知识，而且平时要注重学习时事，及时了解党的方针政策、这样才能提高对路线、方针、政策的理解与执行的自觉性，减少盲目性，不断提高工作质量。

三、作风修养

这里所谈的作风修养，主要指思想作风、工作作风和生活作风修养。

对于医院秘书人员来说，最主要的应该具有实事求是、谦虚谨慎的思想作风。由于秘书工作者是以辅助领导者实施领导和管理工作为己任的，他的一言一行会在一定程度上影响和作用于其服务对象，如果反映的情况、提出的建议与实际情况相悖，就会贻误领导工作。所以实事求是、从实际出发，对秘书人员来说，是必须遵循的。

医院秘书人员身居医院领导机关，在领导者身边工作，岗位重要，接触机密较多。这些情况容易引起其他人员的另眼相看，甚至会受到人们的恭维奉承。所以，作为秘书人员则不可以此炫耀，更不应盛气凌人，而应该处处平易近人，说话和气，讲礼貌，以普通一员的身份出现。

医院秘书人员，应该有严肃认真、周密细致和雷厉风行的工作作风。这是由秘书工作的重要性与有些任务的突击性决定的。如稍有疏忽，就会造成损失。

在生活作风上，秘书工作者应举止大方，公道正派，不搞特殊化，不以权谋私，不贪图享乐，生活不腐化等。

第二节　医院秘书应具备的知识结构

随着形势的发展，对医院秘书人员的知识结构，提出了越来越高的要求。在新形势下，医院秘书人员的知识结构，主要包括以下几个方面。

一、基础知识

具有较丰富的基础知识是医院秘书人员的基本功。基础知识一般包括语文、数学、哲学、经济学、法学等。因为只有具有比较广泛的基础知识才能具有较大的潜在力量，从事秘书工作，才会善于审时度势，随机应变，灵活妥善处理问题，做一名领导的称职的助手与参谋。以办文为例，基本知识特别是语文、政治、逻辑等方面的基本知识雄厚的人，在阅读文件时，能很快理解文件的精神，掌握其中的政策要求，抓住文件的实质，进而能够敏锐地结合本单位、本部门的实际，提出办文的意见。反之，一个基础知识薄弱的人，对于同样的文件，阅读多遍，还把握不住它的中心意思，更不用说由此触类旁通，提出对策了。由此可见，基础知识的深浅，对秘书人员来说，效果、作用大不一样。

二、医疗管理知识

医院管理就是按照医院工作的客观规律，运用有关理论和方法，对医院工作进行组织和控制的活动，以提高工作效率和效果，发挥其应有的功能。医院秘书人员是辅助医院领导对医院进行管理的，如果不懂得医院管理知识，或者对医院管理知识知之甚少，那么领导交办的工作，秘书人员就会感到无从下手，不知所措，不仅不能很好地完成领导交办的工作，而且会贻误时机，给工作带来不应有的损失。应该说，一位长期从事医院秘书工作的人，也应该是一位有丰富的医院管理经验的人。

三、医学知识

作为一名医院秘书工作人员，如果不了解一般的医学知识，是很难称职的。因为医院的工作计划、总结、各种公文，大多离不开医疗护理、医学教育和医学科研等内容，如果不学习，不了解一定的医学知识，就难以高质量地撰写公文，甚至可能写错医学术语，闹出笑话。所以，医院秘书工作人员应了解一般的医学术语，对一些不甚明了的医学术语、新的名词概念等，应虚心向专家求教，弄清含意，切不可似懂非懂，贻误工作。

四、秘书专业知识

秘书专业知识，主要是公文处理与撰写，管理信息的收集，管理与利用，会议组织，调查研究，档案管理；信访接待等方面工作的基本内容和程序要求，以及处理秘书工作各个方面的能力。随着现代医院管理模式的转变，还应掌握公共关系、数理统计、决策学等方面的知识，这样才能保证新形势下秘书专业知识的不断充实与完善，进而提高医院秘书人员解决问题的能力。

五、外语知识和计算机知识

随着我国对外开放的日益扩大，国际学术交流的不断发展，医院外事活动逐渐增多。如果不懂得外语，工作起来就会很尴尬，甚至一些外文函件因不懂外语也会无法投递。如果医院秘书人员具有一定的外语水平，不仅可以迅速处理外文函件，还可以代医院领导起草外文信件，较好地发挥助手作用。

随着办公自动化的日益发展，各级各类医院已逐步采用了以计算机为主的现代化办公手段，如果医院秘书人员不具备一定的计算机知识，那么就会影响工作效率的提高，比如信息的收集、整理、分类如果采用计算机，就会比人工提高几十倍甚至几百倍的效率，可以说，未来的医院秘书人员如果不懂得计算机知识，终究会被淘汰的。

以上所述的基础知识，医院管理知识，医学知识，秘书专业知识，外语知识和计算机知识是相互作用、相互渗透的，对培养合格的医院秘书人员，都是十分重要的。

第三节　医院秘书应具备的能力结构

医院秘书人员应具备的能力结构，通常包括基础能力、一般能力和特殊能力，它们在能力结构中，分别占有不同的位置，发挥不同的作用。

一、基础能力

基础能力一般是指人们的智力，主要包括观察力、记忆力、想象力、思维力。这是人们赖以吸收外界知识的能力，也是其他能力形成的基础。作为秘书人员，最主要的是锻炼自己的观察力和思维力。

秘书人员的观察力，主要是对社会的观察和服务对象的观察。

医院秘书人员对社会的观察，大到观察整个社会的形势变化，小到观察社会各界对医院医疗技术水平和医德医风的反映，只有不断地捕捉这些信息，才能增强医院的应变能力，使之与社会的发展同步前进，永葆旺盛的活力，这是做好医院其他工作必不可少的先决条件。

对服务对象的观察，就是观察医院领导工作的思路，工作态度，并做到急其所急、想其所想，水乳交融，主动配合，较好地体会领导的意图，圆满地完成各项任务。

医院秘书人员的思维能力，就是要善于动脑筋，对周围的事物反应敏锐，才能为领导提供有价值的建议和最佳的决策方案，成为领导得心应手的好参谋、好帮手。

二、一般能力

一般能力是指人们在社会中赖以工作和生活的能力，一般应包括语言文字应用能力、组织管理能力、社会活动能力、创造能力。作为秘书人员必须具备这些能力。

语言文字应用能力，包括看、听、说、写四个方面。对于秘书人员来说，应该在这几方面都达到一定的水平。比如在"写"方面，只有具备一定的文字功底，写出的文章才能达到表意准确、逻辑严密、有说服力。

语言表达能力，包括听和说两部分。医院秘书人员经常要接受领导者布置的事宜与指示，还要接待社区单位、本院各科室反映情况或接洽事物的人员，这些活动，大都通过口语陈述来完成。这种对口语的听知或表述，都要即席对答，又要语言准确，重点突出，条理清楚。因此，要具备较高的听知能力和口语表达能力。

组织管理能力，主要包括对人对事的组织管理。现代医院秘书工作，既不完全是伏案看文件，写文章的"纯文牍型"的，也不是仅仅跟着领导转，开车门，倒开水的"纯服务型"的，而需要向辅助领导工作的"参谋型""管理型"转化，要善于同各方面交往、收集处理信息、调查研究等。在这些活动中，有许多是属于对人的组织工作。不仅如此，秘书人员还应具有较强的组织管理事务的能力，即办事能力，能够圆满地完成领导交办的各项事宜。社会活动能力，对秘书人员来说，主要是指独立工作能力和协调关系的能力。

创造能力，这就要求秘书人员，在工作中善于发挥主动性和创造性，不断把参谋，助手工作推向新的台阶。要具备创造能力，必须善于动脑筋发现问题。对问题能深入分析研究，探求其症结，从中把握客观事物发展规律，因势利导，为开创工作新局面做出贡献。

三、特殊能力

对于医院秘书人员来说，主要是指情报资料的检查能力，驾驶汽车的能力和应用电子计算机的能力等等。

作为一名现代的医院秘书人员，要善于从多方面培养自己的能力，不断学习，更新知识，以丰富的知识和经验迎接时代的挑战。

第十章　医院办公室的会议工作

第一节　医院会议的类型和作用

会议是有组织、有领导地传播信息、商谈事情的集会，是行政管理活动的一种重要方式。

一、医院会议的主要类型

（1）院党委会：由党委书记或副书记主持召开，全体党委委员参加，如吸收非党委委员的党员参加，又叫党委扩大会议。

一般主要是研究党和国家的方针、政策在医院的贯彻执行，决定党的重大活动以及研究党内重大问题等。

（2）院长办公会：由院长或副院长主持，院务委员会成员参加，研究和布置医院工作。

（3）院务委员会会议：由院长或副院长主持，院务委员会成员参加，研究和布置医院工作。

（4）科主任会：由院长或副院长主持，科室主任或负责人参加，汇报研究及交流医疗、管理、科研、教学等工作情况。

（5）院周例会：由院长或副院长主持，科主任、护士长参加，小结上周工作，布置本周工作。

（6）科务会：由科主任主持，全科人员参加。每月一次，检查各项制度的执行情况，总结和布置工作。

（7）护士长例会：由护理部主任或总护士长主持，各科室、病区护士长参加。每月一次，总结上月护理工作，布置本月护理工作。

（8）门诊例会：由门诊部主任主持，所有在门诊工作的各科负责人参加，每月一次，研究解决医疗质量，工作人员服务态度，急诊抢救、病人就诊以及门诊、急诊管理等有关问题，协调各科工作。

（9）晨会：由科主任或护士长主持，全病房工作人员参加。每晨上班15分钟内召开，进行交接班，听取值班人员汇报，解决医疗、护理以及管理工作中存在的主要问题，布置当日工作。

（10）工休座谈会：由病房护士长主持，工休代表参加。科室一般每月一次，院不定期召开，听取并征求院病人及家属的意见，增强团结改进工作。

以上介绍了医院会议的主要类型，一般而言，医院秘书参加或组织的会议有医院党委会、院长办公会、院务委员会会议、科主任会、院周例会。

二、医院会议的主要作用

（1）医院所召开的各种会议一般是带有全院性的重要指示，或贯彻重要的工作任务，研究布置工作内容等，通过召开会议，可以提高与会者的认识，统一思想，明确任务，协调行动，使医院提出的任务，得以贯彻执行。

（2）发扬民主，坚持集体领导的作用：实行集体领导和个人分工负责相结合的制度，是民主集中制组织原则的重要方面。在医院管理工作中，有许多类型的会议，都是贯彻民主集中制的原则的，只有与会人员对会议议题进行可行性论证，集思广益，从中确定最佳方案，从而保证决策的科学性。

（3）交流经验，推动工作的作用：医院的各个科室虽然都在医院统一领导下开展工作，但各个科室的工作特点和性质各有不同，管理方法也有很大的差异，因此，通过各科室汇报工作，可以进一步交流经验，取长补短，推动工作的开展。

三、医院会议的基本要求

（1）坚持精简会议的原则：医院的许多会议都是定时召开的，有些会议是不定期召开的，对定期召开的会议，要尽量简短，对不定期召开的会议，要尽量压缩，能放在一起研究的问题就绝不开两次会，这样，才能保证医院领导有更加充分的时间从事业务工作。

（2）坚持解决实际问题的原则：医院的许多会议的直接目的就是解决医院管理和医疗业务工作的实际问题的，因此，医院所召开的各种会议切忌官僚作风，会上大道理小道理不停地讲，一触及实际问题，就显得束手无策，这是千万要不得的，因此，医院在召开各种会议前，就应该明确要解决什么问题，由哪些部门去落实，这样才能做到有的放矢，提高会议的质量。

（3）坚持会议之后的督促检查工作。会议开完了，并不等于工作就做完了，有督办责任的医院秘书部门，要对照会议形成的决议，逐项逐条地检查落实情况，发现落实不力或有偏差的，要及时向领导反映，同时要及时把领导的意图反映给有关部门，以保证各项工作的贯彻落实。

第二节　医院会务工作

一、医院会务工作的主要内容

（一）拟定会议议题

主要由领导确定会议名称，参加人员的范围和议题。秘书人员要根据领导旨意，提出参加人员名单，同时要围绕会议议事活动，进行组织联络并完成领导交办的临时性工作。

（二）会议的文书工作

主要是指围绕会议的中心议题和领导旨意，完成各种书面材料的撰写、修改、印制等工作。

（三）会议的服务工作

会议的服务工作是一项事无巨细的复杂工作，一般主要包括以下事宜：

（1）会议经费的预算和管理。

（2）会议所需的物质供应。

（3）会议人员的食宿安排。

（4）会议室的卫生管理。

（5）会议保健工作。

当然，平时医院召开的例行会议是没有以上烦琐程序的，但如果是社区医疗单位联合在本院召开会议，或者组织规模较大的接待性会议，就必须考虑以上诸因素了。

（四）会议的接待服务工作

（1）参会人员的接待和遣送。

（2）会议娱乐活动的组织安排。

（3）其他事务性的接待工作。

二、做好医院会务工作的注意事项

（一）协助领导确定会议议题

由于医院秘书经常接触医院各个部门的工作，相对而言，对医院的全面情况了解得比较多，这样，就可以为领导确定会议议题提供有关的信息和资料，对一些领导不好确定的事宜提出自己的参考性意见，起到咨询、参谋的作用。

（二）做好会议的联络工作

根据已经确定的参会人员名单，将会议时间、地点、议题，参加的主要领导通知到每一位与会人员，有关的大型会议要通知新闻单位和必要的兄弟单位列席。

（三）做好会场布置工作

会场设置一般要结合参会人数来考虑，一般人数的会议宜在中型的会议室举行，大型的会议宜在稍大一些的礼堂举行。总的要求是庄重、朴素、大方，基本格调与会议的内容相一致。同时还要做好音响、主席台桌签摆放等细节性工作。

（四）做好会议日程安排

连续几天召开的会议，还要做好会议日程安排，要让参会人员有张有弛，始终以饱满的精神参加会议。

（五）做好会议文件的撰制

凡会前下发，会中下发或会后下发的文件，都要由医院的秘书部门来撰制，文件的撰制要严格遵守国家有关公文撰制的要求，同时及时下发到参会人员手中。

（六）做好会议反馈工作

会议结束后，医院办公室要结合工作实际，进行认真总结，找差距，找不足，以便在下次会议中修正。同时要督促检查会议决议的落实情况，发挥会议应有的作用。

一般来说，医院的会议主要以常规性会议为主，而且大多是专题性会议，大规模的会议比较少，但不论什么会议，医院秘书部门都要认真组织，把会议安排得有条不紊，让参会人员体会到医院机关优良的工作作风。

第十一章 医院办公室的协调工作

第一节 医院办公室协调工作的类型

在医院管理工作中，医院的领导不可能事无巨细地对所有的事情亲自过问、亲自处理，这就需要秘书部门为领导处理一些工作，在完成这些工作任务的时候，就不可避免地要进行协调工作。具体地讲，医院协调工作的类型主要有以下几个方面。

一、计划协调

医院的工作涉及医疗、护理、行政、后勤管理、医德医风建设等各个方面，各部门在制订计划时，一般只从本部门的实际出发，不可能比较好地兼顾到其他部门的工作和全院的整体工作，这时，就需要医院秘书部门按照医院领导的规划，进行综合协调，使全院的工作能够做到统筹安排、步调一致。

二、事务协调

事务协调是当医院各职能部门之间，职能部门与业务部门之间，以及业务部门与业务部门之间因日常工作事务而发生矛盾时进行的协调工作。在医院，常常会因为职责不清，或突发事件以及医疗工作中出现的新问题，而导致有些问题一时难以解决，这就需要秘书部门进行协调，通过理顺关系、明确任务来保证工作的顺利完成。

三、业务协调

主要是指医院内部业务部门之间的协调和医院外部的协调。内部的业务协调如开展医疗技术新项目或科研项目的配合等。外部业务协调如本院与上级医院如何开展业务协调，对下级医院如何进行业务指导等。可以说，医院秘书部门联系内外、沟通上下的职能在协调工作中会得到充分发挥。

四、领导班子的协调

医院的领导班子中，有负责护理工作的，有负责行政后勤的，也有负责党务工作的，由于分工的不同或者认识上的差距，领导们常常会对同一个问题产生不同的看法。医院秘书部门应从医院的全局出发，主动地做好领导之间的通气协调工作，使意见统一到医院中心工作的轨道上。

医院秘书部门的协调工作，大到政策上的协调，小到生活上的协调，不同的医院不同的管理模式，协调工作也会有很大不同，所以，具体到实际工作中，到底如何去协调最为合适，是没有一个固定模式的。但在协调工作中，一般应遵循以下原则。

第一，调查研究的原则。对任何大问题的协调，都必须在调查研究，弄清情况后，才能提出协调意见，做出协调的决定。应该说，调查研究是协调处理问题的基础。

第二，从总体目标出发的原则。实际工作中需要进行协调的问题很多，而且有着各种类型，但无论属于哪一类问题，都应按一定的原则来协调解决，原则之一就是从总体目标出发。有许多事从局部目标来看是合适的，是有一定的道理的，但从整体目标与整体利益考虑，却又需要局部做出一定的牺牲。协调者应保持清醒的头脑，向有关部门或领导耐心解释，使放弃局部利益的一方或数方明理晓义，积极配合。

第三，从实际出发，按政策处理的原则。对于需要协调的问题，应从实际出发，按照党的方针政策处理。做任务协调工作，都要以事实为根据，并统筹全局，使各种事情的处理能符合法律、法规和制度的规定。

第四，统一领导的原则。协调的目的就是统一思想、统一步调，医院秘书部门协助或直接担负协调工作时，更应强调统一领导的原则。也就是说，秘书部门应在医院领导的统一领导下，根据授权范围和实际工作的需要，协助领导或直接担负协调工作。

此外，在医院的各类协调工作中，要善于发现规律。特别是各种事务性协调，要在重复出现的协调工作内容中发现矛盾的实质所在，找出解决这类矛盾的通用办法，从而使协调工作上升到新的水平，推动医院各项工作的顺利开展。

第二节　医院办公室协调工作中应注意的问题

前面我们已经讲到，医院办公室的协调工作纷繁复杂，而且没有一个固定的模式，加之医院秘书部门虽然是领导的参谋和助手，但它毕竟不同于领导可以发号施令，这无疑增加了秘书部门协调工作的难度。因此，在具体的协调工作中，医院办公室应注意以下几个问题。

一、本着谦虚谨慎的态度做好协调工作

可以说，医院办公室的宗旨还是为领导和临床一线服务的。在领导那里，办公室工作者万万不可显得对任何事把握十足，甚至不经请示领导就擅自做主，也不能在专业人员中盛气凌人，指手画脚，比领导还"领导"，而是要本着诚实的态度，深入实际，调查了解情况，以商量的口吻和有关部门的负责人商讨解决问题的办法，只有诚恳的态度，让人觉得可亲可敬，问题才好解决得多，也更容易获得别人的信赖和尊重，同时还能树立起医院秘书部门的威信。

二、以科学的精神做好协调工作

协调工作是为了统一大家的工作思想，切切实实地解决实际问题，绝不是"和稀泥"和"制造一团和气"。特别是医院作为业务单位，在处理很多问题时必须讲求科学性的原则。作为其有协调职能的办公室，在实际工作中就必须有一种科学的精神和态度，即尊重事实，按照事物发展的客观规律去解决问题，这样做工作才能以理服人，收到实效。

三、在协调工作中要注意信息反馈工作

医院办公室一方面代表或协助领导做好协调工作；另一方面，做好信息的交流，不仅可以减少办公室在工作中的失误，同时也可以把领导的思想全面、准确地贯彻下去。

第十二章　医院办公室的公文处理工作

第一节　公文的概念及其作用

一、公文的概念

公文是公务文书的简称，它是各级各类社会组织（包括党政机关、人民团体、企事业单位等）在公务活动中，形成和使用的各种书面文字材料。

公文包括文件、图表、统计数字、资料等。公文这一概念，有以下四方面的含义：

（1）公文是各级各类社会组织领导机关意志的体现。

（2）公文是各级各类社会组织在公务活动中的产物。

（3）公文有着特定的载体。

（4）公文的内容，必须围绕、反映公务活动。

二、公文的作用

（一）法规作用

法规性文件包括法律、法令和行政法规。立法机关公布的法律、法令和行政领导机关根据法律、法令制定的行政法规，都是各级各类社会管理组织和人民群众必须遵守的行为规范或准则，这些文件也就起着规范社会行为的法规作用。

各种法规均以文件的形式制定和发布。法规文件具有法律依据作用，是维护正常社会生活和进行各项工作以及活动的规范和准则，法规文件一经生效，在有效期内必须坚决执行。

（二）领导与指导的作用

社会各类管理组织，都是按照民主集中制的组织原则建立的，并组成特定领域里各自的组织系统。领导机关为了对本系统中的下属组织进行统一领导和指导，就要制定发布指示、意见、决议、批示、计划、通知等。各下属机关接到这些公文后，就必须贯彻执行。

（三）公务联系作用

公务联系，在公文内容中是较为广泛的一个方面。它包括各种组织纵向联系时，上下级之间使用的公文，如下级向上级请示问题，报告工作等；又包括各个平级组织间交流信息、沟通情况、商洽业务等的横向联系。

（四）宣传教育的作用

党和国家对广大人民群众的宣传教育作用，是社会主义物质文明和精神文明建设的需要。通过宣传教育工作，可以组织和动员广大人民群众积极投身到建设中国特色社会主义的伟大事业中。

（五）凭证和依据的作用

公文是每一机关单位现实工作和生产活动的真实记录，它反映了文件形成过程中每个时期各项工作和生产活动的全过程，是每项工作和生产活动的直接的特定产物。正是这种特定性，决定了这些文件在完成其现实使命之后，成为每个机关单位总结和研究工作的最直接有力的依据和凭证。

以上五个方面的作用，是就公文总体来说的，至于具体某份文件，它可能只有其中一项或某几项的作用。

第二节　医院公文的分类和行文关系

一、医院公文的分类

医院常用公文一般主要有以下几种分类。

（一）以公文形成的来源分类

（1）收文：是指医院收到的，从上级主管部门或其他相关单位发来的公文。

（2）发文：是指医院根据工作需要制发的公文。此部分公文一般主要下发到各科室，部分公文也可上报到上级主管部门或抄送相关部门。

这种区分公文的方法，适用于收发公文的登记，可按收文和发文，自行建簿登记，渠道分明，利于查询。

（二）从行文关系分类

（1）上行文：指医院向上级主管部门报送的公文。

（2）平行文：指医院与不相隶属但又有业务往来的单位的公文。

（3）下行文：指医院下发到各科室的公文。

（三）从公文的内容是否涉及机密的程度、限定的阅读范围来分类

（1）公开文件：如通告、公告等。

（2）内部文件：是医院内部传阅的文件。

（3）保密文件：分秘密、机密和绝密三种。

（四）按照制发文件部门的性质分类

（1）行政文件：指以医院名义发出的文件。

（2）党的文件：指以医院党组织名义发出的文件。

（3）群众团体文件：一般主要指医院工会、共青团发出的文件。

（4）学术团体文件：指医院病案管理委员会、药事管理委员等学术委员会发出的文件。

（五）按处理要求分类

（1）办理文件：指需要办理签复或传达贯彻的文件。

（2）参阅文件：指只供阅读，参考备案性的文件。

二、医院公文的行文关系

公文的行文关系，是指发文单位与收文单位之间的关系。

医院公文的行文关系，主要有以下三种。

（1）直接隶属关系：是指医疗系统中的上、下级之间的领导和被领导的关系。如省卫生厅与省医院。

（2）业务指导关系：是指上级业务主管部门与下级相对应的业务主管部门之间的关系。如省卫生厅与市卫生局。

（3）平行关系：主要指两个不隶属的医院之间，或医院与相关单位之间的关系。

三、医院公文的行文原则

（1）精简文件，严格控制发文的数量。

（2）除非确有必要，一般不越级行文。

（3）上下行文必须注意隶属关系。

（4）行文应分清主送和抄送机关。

（5）两个以上单位可联合行文。

第三节　医院公文的处理程序和基本要求

一、收文处理程序

（一）收文登记

收文登记是对收进文件及其运转处理的数据进行完整登录的工作。收文登记的项目设计要便于文件记载、运转和催办，有利于保证文件的安全，防止错漏，手续简便，登记的格式多采用表格簿或表格卡片。

收文登记的主要作用有：

（1）系统的保管和登记，便于统计和查询；

（2）有利于文件的有效运转和及时催办；

（3）作为核对和交接文件的凭据。

（二）拟办

拟办是秘书工作者对收文审阅后，提出的初步处理意见。

负责拟办的秘书工作人员，要根据文件的性质，内容和要求，以及文件的密级、阅读范围和来文份数，同时按照领导人的分工，各职能部门的职权范围等情况，简明扼要地提出对该文的初步处理意见，填入"文件处理单"的"拟办意见"栏中。

要提出正确、恰当的拟办意见，必须做到：

（1）了解与掌握医院及所属各部门的职责范围和权限，与实际工作情况；

（2）弄清来文的目的、要求和主要内容；

（3）了解与来文内容相关的上级单位的有关政策和规定。

（三）批办

批办是指医院的有关领导人，对拟办文件及拟办意见，提出如何处理的决定性意见。

做好批办工作要求送批的文件筛选得当，要件不漏，范围适度，批示的意见应明确、妥当，写出处理意见并指明承办人，主办者及在必要时限定承办期限，并应注明书写位置和书写笔墨的质量。

（四）承办

承办是按照领导的批办意见或秘书部门的拟办意见，由承办部门或个人对来文所提意见进行受理，给予解决和答复。

承办来文的要求：

（1）根据批办意见及时研究对来文的处理意见；

（2）及时按领导批办意见送交有关部门；

（3）办理结果和收到的实效应及时反馈给领导；

（4）需将办理结果汇报发文单位的，要在限定时间内汇报发文单位。

（五）催办

催办是指对文件处理的督促检查。

对文件的催办工作，要做到：

（1）医院秘书部门应明确专人负责来文的催办工作；

（2）催办工作有记载、有签复；

（3）重要文件的催办要及时向领导人汇报。

（六）注办

注办是指一份文件办理完毕后，经办人要注明办理结果，经核查无误后立卷归档。

二、发文处理程序

（1）交拟：交拟是指医院领导向秘书工作者说明制文意图、要求。秘书工作人员要理解、领会领导的意图，并忠实地把意图体现在文稿之中。

（2）拟稿：拟稿是指秘书工作者根据领导意图进行具体行文。

拟稿要求做到：

①准确确定撰写文稿的文种；

②收集、熟悉所需的文稿的相关材料；

③根据文稿主旨组织材料，列出提纲。

（3）核稿：核稿是指文稿交领导人签发之前所做的全面检查与修正，一般由医院办公室主任负责。

核稿主要把握：

①与行政法规的有关规定和领导的交拟意见是否符合；

②审核文稿中所提措施是否切实可行；

③审核文稿在总体上是否和谐；

④审核文稿的文字语法和标点符号；

⑤审核文件体式和文面的标记；

⑥审核文书处理应经的程序是否完善。

（4）会签：会签是指有的文件属几个单位联合制文的，或者需要几位领导周知的，要请相关单位会阅初稿，并根据初稿批注意见。

（5）签发：签发是指对文稿的最后审核，经签字后即为定稿。签发是指对文稿的最后审核，经签字后即为定稿。签发是领导人行使职权的一种表现，签发时须按发文的名义和有关规定，签发人不得越权签发。

（6）编号登记经医院领导签发或经法定程序通过产生的文稿，要按规定进行统一编号，然后送文印室印制。

（7）缮印。校对与盖印缮印指依据定稿打印或排印正式文体。缮印文件须符合规定的体式，文字工整清晰，方便收文机关阅读，处理与保管。校对指根据定稿校正缮印中的差错。校对工作是准确传达定稿的内容、消灭文字错漏的重要保证，必须认真严肃，不能丝毫马虎，为明确责任，经办人应签注姓名。图章是代表医院职权的一种标志，盖印可以表明文件的效力。盖印时须使印章完整清晰地盖在规定位置。

（8）封发归档经过盖印的正式文件，一般交收发室按要求发送，并由收件人签字或盖章。文件制发后，应将印制的文件连同底稿和相关的各种文字材料一并按规定归档。

三、公文处理的基本要求

公文是传达贯彻党和国家的方针、政策、请示和答复问题，指导和商洽工作，报告情况，交流经验的重要工具。要做好公文处理工作，必须做到准确、及时、安全、简便。

四、公文质量考核标准

公文质量概括起来包括以下五个方面，即公文格式、公文内容、公文校核、公文签发和公文制发五项内容。

（一）公文格式

（1）版头。亦即文头，是发文机关的标识，由发文机关全称或规范化简称加"文件"二字组成，在民族区域自治地方，版头要同时使用少数民族语言文字和汉文两种文字，少数民族语言文字在上、汉文在下。版头大字居中印在文件首页上端，下有一隔线（其中党组织文件隔线中间为一五角星）。隔线距版头下部 2.5cm 左右，本身宽度约 0.1cm。版头与格线通常为红色。

（2）发文字号。由机关代字、发文年度和发文顺序号组成 发文字号，一般不超过 16 个字，发文年度要写全，一般用方括号括起来，发文顺序号前不必加"第"字。发文字号应位于版头与隔线中间，居中排列。

（3）标题。文件标题是对文件中心内容的高度概括与提炼，一般由发文机关名称（或规范化简称）、内容和文种三部分组成。

（4）主送机关。指收受、办理文件的单位。上行文的主送机关一般是直接上级机关，遇特殊情况必须越级时，必须抄报被越过的直接上级机关。"请示"必须一文一事，不得多头主送。"报告"中不得夹带请示事项。

下行文的主送机关有两种情况：一种是普发性文件，对直接领导的单位和部门予以并列和统称；另一种是非普发性文件，主送机关根据文件内容和工作需要确定。主送机关位于标题之下，正文之前，靠左顶格书写，末尾加冒号。

（5）无正文说明。指正文占满了公文纸的上一页，本页落款之前没有正文，要在落款前的空白处标注："此页无正文"，外用圆括号括入。

（6）附件标题。附件是附在正文之后的文件材料，表格及图纸等。附件标题位于正文之后，发文机关名称之前。若附件作为被印发、转发的形式出现则不必标注附件标题。

（7）发文机关。指制发该文件的机关，发文机关名称应使用全称或规范化简称。

（8）成文期。指文件的制成日期，多数文件的成文日期，以领导签发的时间为准，经党委会议等通过的决议、决定和会议纪要等，以会议通过的日期为准；事务性通知，要以实际发出的时间为准。

（9）印章。正式文件都应加盖印章，要求端正清晰，大方得体。

（10）主题词。所有正式文件都应标注主题词，主题词的标注要依据主题表，达到准确、规范。主题词标注在文件末页下部、抄送机关的上方。

（11）抄送、抄报机关。指主送机关以外需要了解该文件内容的有关机关，其中对上级机关用"抄报"，对同级，不相隶属机关及下级机关用"抄送"。

抄报及抄送机关标注在主题词下方位置，用与图文区等长的细实线与主题词隔开，结束时不加标点。

（12）印制版记及页码。印制版记包括文件制发单位名称、制发日期和印刷份数，位于文件末页尾部。流水排列，附件也包括流水排列在内。

（13）汉字的使用要求。文件使用的汉字，要以中国文字改革委员会 1964 年 5 月编制的《简化字总表》，国家文化部和中国文字改革委员会联合发布的《第一批异体字整理表》为准。

（14）标点符号。要求准确、规范。

（15）数字的使用要求。公文中的数字，除成文时间，部分结构层次序数和词、词组、惯用语、缩略语、具有修辞色彩语句中作为词素的数字必须使用汉字外，应当使用阿拉伯数字。

（16）计量单位。采用国家法定的计量单位。

（17）排版形式。一律自左向右横向书写。

（18）结构层次序数。第一层为"一"，第二层为"（二）"，第三层为"1"，第四层为"（1）"。

（19）文件用纸幅面。一般为16开型，260cm×184cm（长×宽）。

（20）图文区尺寸。应尽量采用209cm×142cm（长×宽）。

（二）公文内容

公文内容是文件的主体部分，其内容要符合以下几点要求：

（1）符合国家的法律、法规，符合党的路线、方针、政策和有关规定，提出新的规定、办法要注意保持连续性，提法同已公布的文件相衔接。

（2）反映的情况、问题、数据等必须真实可靠，提出的措施和办法符合实际，切实可行。

（3）内容涉及的部门要经过协调会商，取得一致意见。

（4）文字表述概念准确，观点鲜明，条理清楚，层次分明，遣词造句合乎语法规范，篇幅力求简短。

（5）人名、地名、引文准确，引用公文应当先引标题，后加括号引发文字号。日期应写具体的年、月、日。文内使用简称，一般应当先用全称，并注明简称。

（三）公文校核

公文文稿在送交领导审批之前，由秘书部门进行校核，以保证公文质量，其内容包括：

（1）报批程序是否符合规定。

（2）是否确需行文。

（3）内容是否符合党的路线、方针、政策和国家的法律、法规及上级机关的指示精神，是否完整、准确地体现发文机关的意图，并同现行有关公文相衔接。

（4）涉及有关业务部门的事项是否经过协商并取得一致意见。

（5）所提措施和办法是否切实可行。

（6）人名、地名、时间、数字、引文和文字表述、密级、印发传达范围、主题词是否准确、恰当、汉字、标点符号、计量单位、数字的用法及文种使用，公文格式是否符合规定。

（四）公文签发

公文应经本单位领导审批签发，重要公文应当由主要领导签发。

（五）公文制发

（1）文件的定稿符合存档要求，便于长期保存，一律用炭素或蓝墨水书写。

（2）文件经领导签发后，要统一登记编号，编号内容要逐项填写清楚。

（3）文件打印格式正确，字体符合标准要求，页面清晰整洁，装订整齐。

（4）校对认真，印本无错误。

五、公文处理考核标准

（一）组织领导

医院领导重视，将把好公文质量关纳入办公室主任的职责范围。

配备一名具有中专以上文化程度的专职秘书工作人员。

（二）建章建制

建立打字、文印、复印等各种规章制度及管理办法。

打字、复印及文书人员上岗前经过专门培训，有设备维护保养制度。

（三）公文运转管理

收文登记及时、认真、便于查找。

拟办准确、及时。

按领导批办意见及时将文件送到承办人手中，并履行登记。

做好文件的催办工作，无积压文件现象。

文件传阅不断线，随时知道传到哪里。

对完成文书处理程序的文件，及时准确归卷。

（四）印信管理

由一名政治上可靠、责任心强的人员管理印章和介绍信。用印经领导审核批准，并履行登记手续。

介绍信的内容不要含糊笼统，要明确具体，要填写有效期限，严禁开空白介绍信。

（五）清退管理

每年按规定时间将文件清退到指定部门，秘密级以上文件无丢失损坏现象。

（六）立卷归档管理

坚持文书部门的立卷制度。

按时向档案部门移交合格的档案。

交接双方认真清点，履行签字手续。

第十三章 医院办公室的公文写作工作

第一节 医院公文的写作特点与基本要求

一、医院公文的写作特点

（一）要体现医院工作的指导方针

公文具有法定的权威性和行政约束力，是领导机关意志的体现，因此，医院的各类公文的制发必须体现医院工作的指导方针。

（二）要有明确的针对性

医院的各类文件是在工作和公务活动中形成和使用的，具有较强的针对性，每份文件要办什么事宜、达到什么目的，都要有明确的针对性。

（三）要有特定的行文格式

医院公文写作必须遵循一定的格式，这是为了使收文者一目了然。从固定的位置、标记，就可以知道属于哪些方面的内容，有利于公文处理和提高办文效率。

（四）语言要简明确切

语言简明就是行文要简洁明确，概念准确。内容充实、完备，必须把行文的目的和要求、政策界限、方法步骤等应该阐明的内容都包括进去，做到简而不缺，短而不漏，符合领导的制文意图。

语言确切是指对整个文章结构，从谋篇布局、遣词造句、标点符号，都要合乎规范、准确无误。

（五）要注意时效性和可行性

医院公文为了及时贯彻医院领导的意图，传达贯彻党和国家的方针、政策、布置工作任务的，如果不注意时效性，就失去了公文应有的作用。由于公文写作，是遵循公务活动的实际要求进行的，文件内容的意见、办法或措施都是由医院领导机构反复酝酿出台的，具有指导全局工作的功能，因此说公文必须具有可行性才是有意义的。

二、医院公文的写作要求

（一）文件的指导思想，必须符合现行的法律和方针、政策

文件的指导思想，之所以要符合现行的法律和政策，这是因为党的路线和政策以及宪法和法规性文件，都体现着广大人民的根本利益，关系着各级各类组织的工作方向，因此，文件的撰写必须把握这个根本，决不能含糊。

（二）文件的内容必须实事求是

公文的基础是事实。公文是办事的依据，故其必须符合客观实际。

（三）文件撰写必须使用规范性的书面语言

公文有其自身的规范性用语，秘书工作者要根据不同的文种反复推敲文件用语，以表达准确、明晰、语言简练、自然为宜。

（四）文稿必须认真审核

认真审核文稿，是文件写作的一个重要环节。秘书工作人员在形成草稿后，要仔细审查。经过逐项认真检查，直到认为无误时，方可送交领导签发。

第二节　医院常用公文的写作

一、决定决议

（一）适用范围

决定：对某些问题或者重大行动做出安排时使用。

决议：是用于经过会议讨论通过，要求贯彻执行或认可批准的事项。

（二）内容结构

决定和决议的内容结构，一般由以下三部分组成。

第一，标题：一般是由制文机关，事由、文种组合而成。

第二，正文：是行文的主体部分。

第三，落款：写明制文单位和制文时间。

（三）示例

1.决定：

××医院关于授予×××等20名同志为劳动模范的决定。

××医院关于任命×××为内科主任的决定。

（四）决议

××医院第二届职代会第一次会议关于《技术经济责任制方案》的决议。

二、通知

（一）适用范围

通知是一种适用范围极为广泛的文种。一般说来，下行文，平行文或无隶属关系间的行文均可适用。其适用范围有以下方面：

（1）发布医院规章制度。

（2）转发上级机关、同级机关和不相隶属机关的文件。

（3）批转下级单位的文件。

（4）要求下级单位办理和需要周知或共同执行的事项。

（5）会议通知。

（二）内容结构

通知一般由医院名称、事宜加通知组成。

（三）示例

（1）××医院关于下发《CICU 病房工作制度》的通知。

（2）××医院关于转发市卫生局《关于加强医院经营管理工作的通知》的通知。

（3）××医院关于转发《药剂科贵重药品管理制度》的通知。

（4）××医院关于严禁在医疗区吸烟的通知。

（5）××医院关于召开 1995 年度学术会议的通知。

三、通报

（一）适用范围

（1）表彰先进。

（2）批评错误。

（3）传达重要情况。

（二）内容结构

一般由标题、正文、落款三部分组成。

（1）标题：由制文机关、事由和文种组成。

（2）正文：包括原由部分，分析事件发生的原因。

从中总结先进经验或吸取教训。

（3）提出要求。

（三）示例

（1）××医院关于对 ×× 同志抢救落水渔民的通报。

（2）××医院关于对 ×× 护士与患者吵架的通报。

（3）××医院关于一例食物中毒事件的通报。

四、报告请示

（一）适用范围

报告：适用于向上级机关汇报工作、反映情况、提出建议时使用。

请示：向上级机关请求指示或请求批准某一问题时使用。

（二）内容结构

报告：由标题、正文、结尾三部分组成。

请示：由请示原因、请示事项和请求答复三部分组成。

（三）示例

（1）××医院关于开展财务物价大检查情况的报告。

（2）××医院关于购买 CT 的请示。

五、批复

（一）适用范围

答复下级机关请示事项时使用。

（二）内容结构

由标题、正文、落款三部分组成。

（三）示例

××医院关于《药房实行封闭管理》的批复。

六、函

（一）适用范围

（1）相互商洽工作，询问或答复问题。

（2）向有关主管部门请求配合。

（二）内容结构

一般由制文单位名称、事由加函组成。

（三）示例

（1）××医院关于协调解决医院外围环境卫生的函。

（2）××医院关于配备医学工程技术人员的函。

七、会议纪要

（一）适用范围

适用于传达会议议定事项和主要精神。

（二）内容结构

一般由标题、导语、正文和结束语组成。

（三）示例

××医院关于总值班会议的纪要。

第三节　医院工作计划与总结的写作

一、工作计划写作

计划是完成某项任务之前，预先拟定的目标，以及实现目标拟执行的具体措施和步骤。

（一）医院计划的作用

（1）有了统一的计划，便于各科室明确目标，合理安排工作。

（2）有了计划，可以减少工作中的盲目性，提高自觉性。

（3）有了计划，各科室可以按计划安排本科室的工作，便于按期完成工作任务。

（二）医院计划的分类

（1）按内容分：有总体工作计划和单项工作计划。

（2）按性质分：行政工作计划、科研工作计划、经营管理工作计划以及医德医风工作计划等。

（3）按范围分：有全院性工作计划和科室工作计划。

（4）按期限分：有发展规划（3~5年）、年度计划、季度计划、月计划和周计划等。

（三）制订计划的原则

（1）内容要符合党和国家的方针、政策以及上级卫生部门总的工作思路。

（2）从本医院实际出发，制订切实可行的工作计划。

（3）计划中要明确工作的目的、任务、所采取的措施和所要达到的目的。

（四）制订计划的步骤

（1）必须认真研究，熟悉有关医院管理知识和医疗工作的基本程序。

（2）熟悉当前卫生工作总的指导方针和医院的中心工作。

（3）根据医院院务委员会的总体构想拟出初稿，经主要领导审阅后再提交院务委员会讨论。

（4）按照院务委员会的讨论意见修改并经领导签发形成正式文件。

二、工作计划的内容与写作

工作计划一般由标题、正文和结尾三部分组成。

（1）标题：标题一般由医院名称、计划期限和计划种类组成。

（2）正文：正文一般应包括以下几个方面。

①制订计划的原因和依据。

②计划应提出目的与任务（如医疗技术方面要开展哪些新技术新项目，医疗质量方面的指标要达到什么标准等）。

③措施和方法，即以什么样的办法达到所提出的目的与任务。

（3）结尾：主要是号召性的语言，能够引起各科室的重视和职工群众的共鸣。

三、工作总结写作

工作总结就是把一定时期内已经做过的工作，进行一次系统的、全面的检查和评价，进行深刻的分析和研究，使零星的、表面的、感性的认识，上升为全面的、系统的、本质的理性认识，从中找出带规律性的科学结论。有效地吸取成功的经验和失败的教训，借以指导今后工作的一种实用性文件。

（一）总结的作用

（1）总结是过去工作的历史性记录。

（2）总结是撰写史志的重要资料。

（3）总结有利于找出工作中的差距和不足，作为今后工作的借鉴。

（二）总结的分类

（1）按内容分：有综合性总结，专题性总结。

（2）按时间分：有行政工作总结、医疗工作总结、医德医风建设工作总结等。

（三）工作总结的内容与写作

工作总结一般由标题和正文两部分组成。

（1）标题：一般由医院名称、事由和文件名组成。

（2）正文：正文主要包括以下几方面的内容。

①基本情况。

②成绩与缺点。

③经验教训。

④存在的问题和今后的意见。

第四节　医院新闻报道的写作

随着医疗市场竞争的日趋激烈和医院精神文明建设的不断深入，加强医院新闻报道工作在医院整个工作中有很大的重要性，这种重要性主要体现在以下几个方面：

第一，新闻报道有助于医院与外界的信息交流，扩大医院的知名度。

第二，新闻报道有助于广大人民群众了解医院的医疗设备，技术力量以及医德医风情况，起到指导就医的作用。

第三，新闻报道有助于医院拓宽医疗市场，增强竞争能力。

第四，新闻报道有助于医院建立良好的社区公共关系。

第五，新闻报道可通过舆论监督，进一步改进医院的各项工作。

一、医院新闻报道的主要内容

鉴于医院新闻报道工作有上述重要作用，在报道选题中就要力求全面、准确、系统地把医院的各项工作通过各种新闻媒体报道出去，具体地讲，医院新闻报道的主要内容有以下几方面。

（一）医疗业务宣传方面

（1）医院开展的医疗技术新项目、新业。

（2）医院重大的病伤员抢救和特殊病人的诊治。

（3）医院学术活动与科研动态。

（4）医院加强质量管理，提高医疗技术水平的主要做法与经验。

（5）医院业务技术交流与协作情况。

（二）医院管理宣传方面

（1）医院行政后勤管理，医疗护理管理等方面的新办法、新举措。

（2）医院人事制度，经营管理等方面的改革办法以及取得的主要成效。

（3）医院简化就医手续，方便患者就医的主要做法以及患者的普遍反映。

（4）医院党工团组织参与医院管理、发挥作用的主要做法与经验。

（三）精神文明建设宣传方面

（1）医院加强和改善医德医风的主要做法与经验。

（2）医院在医德医风以及各项工作中涌现出来的新人新事。

（3）医院开展思想政治工作的做法与成效。

（4）医院党政工团举办活动情况。

（5）其他有关医院精神文明建设方面的情况。

（四）其他方面的宣传报道

（1）医院参与重大社会公益活动情况。

（2）各级领导参观，访问医院以及本院领导外事活动情况。

（3）医院获得各种荣誉情况。

（4）其他涉及医院的宣传报道。

二、医院新闻报道的写作原则

（一）真实性原则

新闻贵在真实，只有真实，才能让人觉得可靠；只有真实，才能客观地揭示医院各项工作的本质，只有真实，才能赢得人们对医院的信赖和对医务工作者的敬重。

（二）科学性原则

医院是科学技术密集型单位，医院的新闻报道自然也就有很强的科学性，所以，在新闻报道中引用的医学术语和管理术语等一定要规范、科学、准确。

（三）指导性原则

医院是直接为广大人民群众服务的，医院的新闻报道不仅对医院负责，也要对人民群众负责，因此，医院的新闻报道特别是涉及人民群众健康利益的新闻报道，要能够起到积极、正确的引导作用。

（四）信息性原则

医院新闻报道特别是发表在专业报纸上的新闻报道要最大限度地加大信息含量，这样的新闻报道才能让人感到有厚度和力度。

（五）即时性原则

即时性是新闻一个十分重要的特性，医院新闻自然也毫不例外，这就要求医院宣传人员不仅要及时送稿，而且还要做到及时采访及时写稿，这样才能保证新闻的时效性。

以上是对医院新闻报道的主要内容以及写作原则的提纲挈领式的概括，在实际写作中还需结合医院实际和特定形势有所创新、有所突破。

第十四章 医院办公室的信访工作

第一节 医院信访工作的特点和作用

一、医院信访工作的特点

（1）社会性。医院在整个社会组织系统中，属于开放型的机构，它面对的是整个社会的公众，在医院的运动过程中，医院与社会组织系统中的其他机构和公众个人难免发生摩擦，这种社会矛盾的客观存在就会表现为信访工作中的社会性。

（2）广泛性。医院信访工作的社会性决定了它的广泛性，这种广泛性体现在三个方面：一是信访对象的广泛性；二是信访内容的广泛性；三是反映问题在时空上的广泛性。

（3）专业性。医院不同于政府部门，政府部门的信访工作涉及方方面面，而医院的信访工作主要是以医患问题为主，而且医院信访人员在解决信访问题时，使用的也是医疗专业知识。可以说，没有一定的医疗专业知识是很难胜任医院信访工作的。

（4）敏感性。因为人民群众到医院进行信访活动，所提出的问题都是自己不能解决或不能圆满解决的，有的是对医院工作存在不满的，这就要求医院信访人员既要力所能及地为信访者解决实际问题，又要坚持原则，如果解决不妥，轻则让来访者不满，重则损坏医院形象。有人形象地说，人民群众的来信来访，是我们党和国家的政治"气象台""晴雨表"，这种认识相对于医院来说，也是很有道理的。

二、医院信访工作的作用

（一）协调关系的作用

医院的信访工作，不仅负责外部公众的来信来访，而且还接待本院职工的来信来访，通过本院的来信来访，可以了解医院在管理方面存在的缺陷，领导在群众中的威信，人际关系状况等等。通过对这些情况的了解，可以协调医院各方面的关系，使医院的各项工作走到正常的轨道上来。

（二）排忧解难的作用

医院的来信来访者，说到底还是自己有困难想求助于人，所以医院的信访工作者要千方百计地为来信来访者排忧解难，进一步密切医院内部职工和外部公众的关系。

（三）接受监督的作用

医院的工作不论是医疗护理工作、管理工作还是医德医风建设工作都或多或少地存在一些缺点和不足，通过群众来信来访工作，可以进一步认识这些缺点和不足，从而进一步改进工作，提高医疗服务的质量。

第二节 医院信访工作的基本内容

一、医疗技术方面的来信来访

有的群众可能对医院的医疗技术水平，医院开展的医疗技术项目不甚清楚或不甚了解，也有的患者在治疗期间对医疗技术水平不太满意，这些问题的出现，都可能涉及群众来信来访，这些都需要医院信访工作者做耐心的解释和说明，如果遇有复杂的情况，则需要信访工作人员主动求得医务、护理等医疗专业人才的协助，力争给每一位来信来访者一个满意答复。

二、医德医风建设方面的来信来访

就医疗服务来说，做到每一位患者都能称心如意，是十分困难的，所以，必然有一部分患者对医院的医德医风状况存有意见，当然，由于患者存在偏见或者对一些情况不太清楚也可能误会，遇到这类来信来访者，信访工作者一是要调查研究，二是熟悉医院的各种规章制度，只有这样，才能给患者一个满意的答复。

三、综合服务方面的来信来访

综合服务方面的来信来访如各种收费的质疑，后勤服务方面的问题，在医院就医中发生的其他问题等。

四、医院来信来访的事务性工作

这是指为完成来信来访工作而做的一些服务性工作. 如信访制度的建立，信访信息的搜集，分析研究，按照标准化、现代化的要求，做好信访档案的管理和利用等。

第十五章　医院办公室的信息调研工作

第一节　医院信息的内容特征和作用

一、医院信息的内容

信息是以物质为载体，以符号为形式，能够传送、储存，以消除接受者（即信宿）不确定性的东西。

医院是由一个多学科、多专业组成的面向整个社会人群并为其提供包括预防、医疗、保健和康复在内的综合医疗服务系统。这个复杂的系统在其运行中产生的信息就叫医院信息。医院信息包括医疗信息、科技信息和管理信息。

医疗信息是医务人员在为病人提供医疗服务过程中所搜集、处理的信息。

医院科技信息内容包括国内外及医院内的医学科技成果，医学学术活动文献资料、医疗技术专业书刊，医学考察报告及医药设备，商品信息，医院内人才的知识结构等。

医院管理信息是指医院管理人员在管理过程中搜集和处理的信息，它包括医疗统计、医疗业务收支损益情况，医院工作评价，职工状况统计等，以及外部的人口统计、医疗需求调查、医疗市场预测、流行病学研究，卫生服务研究和卫生政策研究等。

二、医院信息的特征

（1）共享性。除了涉及国家、机构或组织的内部机密的信息外，一般可以让需要掌握的人共同享用。

（2）普遍性。信息无所不在，是宇宙中普遍存在的客观事物。

（3）无限性。在整个宇宙时空中，信息的产生和发展是无限的。

（4）时效性。信息的功能、作用、效益都是随时改变的，信息用户对信息的需求，具有强烈的时效性。

（5）流动性。信息在时空网上可以沿一定方向流动。

（6）相对性。同一信息不同对象可以有不同的感受。

（7）价值隐性。信息的价值隐性可带来一定的社会效益和经济效益。

三、医院信息的特有特征

（1）生物医学属性。

（2）相关性。医院信息，大多是一些具有若干相关的（或称相互作用的）信息变量的信息。如医学检验信息、临床体征等，都由一组相互作用的信息提供临床应用。

（3）准确性。医院信息都要求有正确的数值或准确的定性。

（4）重复性。医院业务工作的特点是惯性运行，常规作业，所以重复性的业务信息较多。

（5）大量性。

（6）分散性。所谓分散性，就是科技信息和医疗信息大部分分散在各科室、各专业和各层工作人员的手中，不易集中化。

四、医院信息的作用

（1）医院信息是医院管理的必要资源。医院信息既是医院管理的对象，又是医院管理的工具。

（2）医院信息是医院制订计划，对业务工作目标和管理目标进行预测与决策的依据。

（3）医院信息是医院管理中组织与协调的手段。

（4）医院信息是医院管理中实施有效控制的工具。

第二节　医院信息的调研工作

一、医院秘书部门搜集信息的主要内容

（1）国家卫生政策信息和医院管理动态。

（2）医院经营管理方面的信息。

（3）医院业务工作方面的基本信息。

（4）医院职工对医院领导的评价，对医院工作的意见和呼声。

（5）社会公众对医院的评价。

（6）其他有助于提高医院管理水平的信息。

二、医院信息调研方法和程序

（一）调研的基本方法

（1）个别调查：个别调查是通过与调查对象相关的各种各样的人，逐个进行调查了解。力求弄清调查对象的各个细节，以掌握调查对象的全貌。

（2）开会调查：拟定调查提纲，提出中心议题和调查的主要内容，确定参会人数和召开会议的方法，会后要整理，写出调查总结。

（3）问卷调查：问卷调查是将拟调查的情况，设计分解成为由问题组成的卷面，由被调查人以文字或符号回答，然后由调查人集中统计，进行分析的一种调查方法。

（4）现场观察：现场观察，一般要迅速，事情发生后即前往察看，做好拍摄、绘图、取证和文字记录工作。

（二）调研的基本程序

（1）准备阶段：准备阶段主要做好明确调研的任务，确定参加调研的人员，拟订调研工作计划或提纲等项工作。

（2）实施阶段：调研的实施过程，是整个调研工作的主体。在此阶段的程序为：收集调查对象的原始材料；对原始材料的综合整理，对综合整理材料的分析研究，对整个调查形成做出结论。

（3）结束阶段：这是调研的最终阶段。其主要程序为：对该次调研工作做一个全面考察、检验，处理调研的遗留和善后工作，起草调查报告，进行该次调研工作总结。

第十六章　医院办公室的档案工作

第一节　医院档案管理的内容与作用

一、党群工作

（1）医院党组织形成的综合性文件材料。党员大会或代表大会以及各种工作会议材料；党委会、党政联席会、班子民主生活会会议记录；党的组织建设，党员管理工作，工作计划、活动安排、总结、请示、报告等材料；有关上级机关对宣传工作的指示、决定、通知，本院宣传、贯彻党的路线、方针、政策和有关宣传统战、纪检方面的文件材料；有关党纪党风教育，医德医风调查，评优受奖等精神文明建设形成的文件材料。

（2）医院职工代表大会，职工民主管理，工会组织的劳动竞赛，劳保福利，女工工作，文体活动等方面的文件材料。

（3）有关上级对共青团工作规定、通知和安排，本院共青团工作计划，总结以及落实上级活动安排情况的文件材料，团员大会以及共青团其他会议材料，会议记录，团员管理，团员花名册，入团、退团、团员教育等方面的文件材料。

二、行政管理

（1）有关行政管理综合性事务的普发性文件材料。医院院长办公会议，行政工作会议记录，上级领导到医院视察或检查工作中形成的文件材料；本院工作计划、总结、通知、决定，文秘工作以及办公室接待或其他事务性活动方面的文件材料。

（2）医院人事工作的规章制度，向上级机关对人事方面的请示，报告等有关文件材料；本院机构设置、人员编制、印信、干部考核、任免、招聘、调配、奖惩、职称评定、晋级、后备干部管理等文件材料。

（3）医院有关职工的生活福利，后勤服务和职工食堂等各自形成的材料。

（4）有关本院的法律事务、审计工作、武装保卫、社会治安、消防工作。职工在职培训计划、总结、活动安排等文件材料。

（5）医疗卫生工作。

①医疗技术的法令标准及各项规章制度。

②医疗计划和总结。

③处方章印模。

④各类报表和统计分析资料（包括计算机软盘）。

⑤医疗技术常规、操作规程、质量标准等文件。

⑥医疗质量调查和监督检查中形成的文件。

⑦突发事件、传染病暴发流行抢救工作记事、照片、录像、总结等文件材料。

⑧医疗事故或医院纠纷的来访调查分析、医疗事故鉴定书和处理意见。

⑨新疗法、新技术的鉴定及实施中形成的文件材料。

⑩制剂处方单、质量检验报告、药检证书及制剂配方的有关材料。

⑪住院及门诊病历和各种检查的申请单、报告单、登记本以及病理切片、照片、图纸、X光片等（单独存放保管）。

⑫开展医疗合作形成的协议书、合同、聘书等。

⑬地方病、职业病及肿瘤、心血管病等疾病防治的专题材料。

⑭与药品有关的其他文件材料。

（6）卫生防疫和卫生监督工作。

①有关卫生防疫和监督法律、法规、标准及各项规章制度。

②各种传染病、地方病、寄生虫病流行报告、防治方案、规划、总结、监测点、防治点记录数据等有关材料。

③传染病暴发流行防治工作记事、照片、录像、总结等文件材料。

④疫情报表和统计材料。

⑤青少年健康检查，生长发育的调查分析总结。

⑥食品卫生监测，重大食品污染、食品中毒典型案例等有关材料。

⑦职业病危害现场调查，测定及劳动条件评价，职业病防治，急慢性职业中毒报告、报表和统计数据。

(7)妇幼卫生工作。

①有关妇幼卫生法律、法规及各项规章制度。

②妇幼卫生长远规划，年度计划、工作总结。

③妇幼卫生工作报表。

④妇女多发病防治材料。

⑤青春期及绝经期调研材料。

⑥孕产妇死亡原因研究材料。

⑦国产保健信息网监测及围产儿死亡率及死因研究材料。

⑧婚前保健、优生、遗传调研材料。

⑨0～7岁儿童生长发育监测材料。

⑩0～3岁营养性疾病患病率及分析材料。

⑪4个月以内婴儿3种不同喂养率的调研材料。

⑫ 有关儿童保健课题及调研材料。

⑬5 岁以下儿童死亡率及死亡原因。

（8）计划生育工作。

三、经营管理

（1）有关医院总体发展规划、经营管理目标、重大经营战略性决策等方面的文件材料。

（2）有关医院中、长期计划，年（季）度计划，各种经营统计报告，分析报告等方面的文件材料。

（3）有关医院的资金管理，资金流通、固定资产、成本核算、考核管理、会计工作、各科财务核算以及财务工作综合性文件材料。

（4）有关医院的原材料购置，各种物资供应、仓库保管以及废旧物资管理和物资管理中的综合性文件材料。

（5）有关医疗市场分析报告，广告宣传等方面的文件材料。

四、生产技术

（1）本院全面质量管理、质量控制工作。

（2）劳动工资、劳动定额、劳动保护、劳动工资计划、统计等。

（3）本院安全生产规章制度、措施、职工安全教育、防汛、防雷电、防寒、防震等工作。

（4）计量工作。

（5）档案、情报管理、各类数据管理，科技图书管理，信息系统管理过程中形成的文件。

五、科研工作

（1）医院向有关单位申报科研项目原始申请，有关批复以及在完成科研项目中形成的文件材料。

（2）教学工作。

①医院与有关单位签订的教学合同。

②历年进修、实习人员花名册；进修实习内容、结果等文件材料。

③与其他教学工作有关的文件材料。

六、基本建设工作

医院在基本建设中形成的图纸、工程协议、竣工验收以及改扩建可行性论证，完工情况方面的材料。

七、设备仪器

各种国产和国外引进的精密、贵重、稀缺设备仪器（价值在 5 万元以上）的全套随机技术文件以及在接收、使用、维修和改进工作中产生的文件材料。

八、会计工作

执行国家有关《会计档案管理办法》的制度。

九、特殊载体

特殊载体是指在医院各项活动中形成的图片、录音、录像、牌匾、锦旗等材料。

从以上内容可以看出，医院档案内容是十分丰富的，其主要作用有：

第一，是医院进行决策和重大活动的依据。

第二，是医院各项工作重要的历史凭证。

第三，是进行科学研究和学术交流的重要资料。

第四，是进行宣传教育的生动材料。

第二节 医院档案的立卷工作

一、立卷工作的意义

（1）立卷工作能保持文件之间的历史联系，便于查找利用。

（2）立卷保存有利于维护文件的完整和安全。

（3）立卷工作为档案室收集文书档案提供良好的基础。

二、立卷程序与方法

（1）收齐拟立卷的文书材料。把上一年度医院形成和运转的拟立卷处理的材料，全部收集齐全。这是立卷归档的基础和第一道工序。

（2）分类排列。将收齐的拟立卷的材料，逐件审阅，按其内容性质，参照档案室的案卷分类目录，确定其类别。对于原来案卷目录未能涵盖的材料，另行列出合适的名目。

（3）组卷。组卷工作是一个关键性的环节。组卷要求做到：第一，按照材料的历史联系组卷；第二，要便于保管，查找和利用，第三，要考虑文件的不同价值。

（4）修补文件材料和去除金属物。

（5）登记卷内目录。在案卷首页应设"卷内文件目录"主要是介绍卷内材料的内容，以便利用时查找。

（6）拟定案卷标题。

案卷标题是对卷内文件内容的概括。要求标题能概括得简练、准确，为以后提供利用，打下良好的基础。

（7）装订。

（8）案卷排列。

（9）登记案卷目录。

（10）补卷。

第十七章　医院公共关系

第一节　医院公共关系理论

一、医院公共关系

医院公共关系是指医院组织在进行医疗活动中，通过信息的传播，使医院公众包括职工和病人了解其相互关系，要求职工认真地履行医护工作职责，更好地为病人提供诊治服务，并要求病人主动地配合医疗活动，达到医院和病人双方满意的目标，进而增进社会公众对医院的理解和支持，促进医院工作的开展。

二、医院公共关系的特征

（1）医院公共关系是指医院组织和其他社会公众的相互关系，公众关系是相互进行的双边活动，公关主体医院和它的对象（社会各界）相互影响和制约，是医院赖以生存和发展的社会网络系统。

（2）医院的公共关系是指为树立医院良好形象和声誉而创立社会舆论的活动。

（3）医院公共关系活动是基于平等互利、互相尊重、真诚合作的原则。

（4）医院公共关系是着眼于长远利益，并着重于眼前的需要。

（5）医院公共关系活动应该是双向沟通，从而达到与社会公众密切交往，增加医院和社会公众之间的透明度。

（6）医院公共关系是一种专业工作，应该形成独立的专业，建立独立的机构，培养专业人才，在医院整体工作中发挥公共关系独特的作用。

三、医院公共关系的职能

（1）通过公共关系活动，在社会公众中树立组织的良好形象和信誉。

（2）增进社会公众和组织之间的相互信任、理解和支持。

（3）达到组织效益和公众最高的满足度。

四、医院社交

医院社交是指医院与社会组织间的交往。其主要内容是医院的公关人员、领导者及其他代表医院者，运用语言、行为等与社会组织相应的人员进行情感交流、信息沟通，阐述组织的愿望、目的、要求，达到增进了解、密切关系、融洽感情、消除隔阂，为医院发展创造良好外环境最好的双向交流方式。社交的运用是医院进行涉及公众利益的决策，医院形象受损，需要社会支持与帮助等时，以及有重大困难需要社会资助，有重大成果或服务项目开展时都应运用社交手段与社会组织进行联络。

医院社交好坏关系到医院的生存与发展，因而，医院管理者必须认真做好：①主动上门拜访与服务；②接待公众来访；③处理好公众来信；④办好联谊会；⑤举办展览和参与或开展公众服务的活动，尤其应处理好社会、政府、新闻、同行等的关系。

五、医院公共关系的原则

（一）求实性

求实是开展医院公共关系的生命。这就要求从事医院公关的人员以客观、公正的态度尽可能全面、真实地传播医院信息。如果弄虚作假，则是不道德的，也是不聪明的。

（二）服务性

服务是医院开展公关活动的核心。这里的服务有两层含义：一是医院公关活动的服务性；二是医院这个主体组织的服务性。

（三）科学性

为了达到科学地采集和传播信息，必须坚持：①没有经过科学鉴定的技术及方法不宜宣传；②在传播宣传中留有余地；③掌握信息的宽广度，即宣传某一治疗技术或药品的疗效时尽量把病例的情况掌握得多些、全些，而且对病例观察应有一定数量指标；④掌握宣传信息的充分度，亦即深入程度，对某些项目宣传前，最好在条件许可的情况下，能深入实际去观看、了解，防止道听途说，一知半解就去宣传，从而提高科学性。

（四）社会性

社会性的第一条是注意公众的利益，第二条是向公众负责，第三条是为社会福利事业或教育部门以及公开的社会活动提供资金或免费服务。

六、医患关系

医务人员与患者之间关系密切程度的总称。这是医院中最普遍的一种人际关系，就其含义来说，有三种：①单指医师与患者的关系；②卫生界指医务人员与患者的关系；③社会指医院职工与患者的关系。主要围绕求医与施治而产生的一种人际交往关系，包括了物—情—技的因素。

七、医师权利与义务

医师在为病人诊治疾病的过程中，依照法律、行业规章、道德规范进行询问病史、体检等不受指责和侵犯，并有获取报酬及受法律保护和无私地为救治病人忘我工作等的总称。其权利包括：①对病人的诊察权；②询问病史及相关隐私权；③施诊施治权；④维护患者隐私权；⑤真实反映病情的诊断证明出具权；⑥病人因病未脱离危险遇到特殊情况时，为病人进行辩护及申诉权；⑦为病人服务中人身安全受法律保护权；⑧为病人施治术中拒绝一切干扰权；⑨受到诽谤和诬陷时有申诉权；⑩发生医疗事故时有请求律师辩护权；⑪ 有取得合理的报酬权。

医师应尽的义务有：①为病人查明病因及明确诊断；②为患者保持生理功能；③保证医疗安全；④回答患者及亲属的相关询问；⑤创造良好的医疗环境；⑥为患者提供可能的方便；⑦为患者进行必要的保密；⑧减轻病人痛苦；⑨满足病人的合理要求。医师的正当权益受法律保护，同时，每位医师在为病人服务时都应尽到自己应尽的义务。

医师的权利与义务随着法治化进程加快，将日趋完善，在医疗工作中，医师权利的使用与维护及应尽的义务，对维护患者利益、提高医院信誉、保证医疗安全、调动医患双方的积极性都有重要作用。

八、病人的权利与义务

所谓病人的权利是指病人在生病之时或住院之中所应得到的或享受的或拥有的不能被侵犯或剥夺的权力。病人的权利包括：求治权，对医务人员的选择权，对施治方案的参与和接受及拒绝权，个人隐私权，求得医疗及救护权，预后选择权，肖像保护权，个人声誉及人格不受侵犯权等。

每一个患者无论生病求医或住院，不论职务、种族、性别、年龄的差异，都具有上述同等的权利。医务工作应保护病人的合法权利。

病人的义务包括：遵守住院、配合治疗、交纳应交的费用、遵守社会公德、捐资助医、谴责不良行为与倾向，捐献组织器官、捐献遗体等。作为病人的义务是每一个患者到医院后都应尽的职责。

第二节 医院公共关系的技术

一、医院公共关系的组织

由于医院公共关系工作政策性强，责任重大，影响深远，内容繁杂、涉及面广，所以，医院的公关组织机构，一般应直接由院长（副院长）领导，由专职和兼职公关人员组成。

医院公关工作一般由办公室兼任，同时可由党办、工会、共青团、医务、护理等部门的同志作为兼职人员，负责汇总信息、制订计划、协调关系、处理问题或公关新闻发布等。

二、医院公共关系组织的日常工作

（1）调查研究，广泛收集各方面的信息。

（2）参与医院决策和管理工作。

（3）承担公关文字撰写工作。

（4）与公众（主要是病人）联络。

（5）举办各类公关专题活动。

（6）接待公众投诉和来访。

（7）院内协调工作。

（8）专项技术工作，如摄影、录像、设计广告等。

三、医院公共关系专题活动

（1）开幕（开业）典礼。

（2）对外开放参观的组织。

（3）展览会。

（4）赞助活动。

（5）新闻发布会。

（6）宴请。

（7）谈判。

（8）签字仪式。

（9）联谊活动。

（10）召开会议。

（11）日常的接待工作等。

第十八章　医院形象策划

一、医院形象策划

医院形象策划是指利用公共关系手段，为树立良好的医院形象服务，进而达到提高医院社会效益和经济效益的目的。

这一概念包括三个含义：

第一，医院形象策划的最终目的是提高医院的社会效益和经济效益。这一目的与社会主义医院的本质是一致的。对一所医院的医疗设备、医护人员、医疗质量和管理水平进行详细的宣传，让所有就医患者了解医院的医疗技术水平、医德医风以及后勤服务等各方面的情况，就可使患者按照自己的病情和个人的经济条件有目的地选择一所适合自己治疗的医院，这样就可以大大减少患者在就医中的盲目性，既方便了患者，又可以使卫生资源得到合理有效的利用。同时，由于需要就医的人群了解了医院各个方面的情况，又会使医院充分发挥自身优势，取得比较好的经济效益，从而达到了社会效益和经济效益的统一。

第二，医院形象策划是为树立良好的医院形象服务的。这就决定了医院形象策划与医院宣传活动的本质区别，通俗一点讲，医院宣传活动重在宣传医院"做了什么"和"怎么做的"，而医院形象策划则重在研究医院"应该做什么"和"怎么做"这两个问题，医院宣传活动是被动的，是单纯地宣传医院已经做了的工作的，医院形象策划却要为医院的管理与发展出谋划策，从医疗、护理、管理、医德医风甚至是参与社区公益活动等各个方面来为医院树立起良好的形象。

第三，医院形象策划的主要方式是采用公共关系手段。医院公共关系也有树立良好的医院形象的目标，医院形象策划从调研、设计和具体的实施方案都可以借鉴比较成熟的公共关系理论。可以说，公共关系理论为医院形象策划奠定了基石。

二、医院形象策划应坚持的基本原则

医院形象策划是为了树立医院美好形象服务的，它的直接目的是提高医院社会效益和经济效益。医院形象策划事实上也是对医院整体的一种"包装"。当然这种"包装"与一般的商品"包装"不一样，商品的包装重在美观、大方、让消费者引起兴趣，而医院的包装则更注重医院的内在属性，也就是说医院的形象策划必须与医院的实际情况相一致，不容许有任何夸张甚至不负责任的吹嘘。具体来讲，在医院形象策划活动的过程中必须坚持以下原则。

（一）实事求是的原则

医院的环境如何，医疗设备情况，医护人员的医疗技术水平，服务态度，后勤服务方面的现实情况是怎么样的，就应该怎么样讲，切不可任意夸大。在形象策划的具体工作中，要从医院实际出发，笔者曾见一位医院形象策划工作者，为一所总投资不足 500 万元的县级医院进行门诊便捷服务方面的策划，拿出一套在门诊大厅设置计算机咨询系统的设想，投资大约 10 万元，结果院方没有采纳。再比如一所没有独到的特色专科或者特殊诊疗手段的县级医院，一般也就没有必要在全国性的传播媒介去做宣传。一个青年人数很少的医院，就没有必要在青年活动方面去大做文章，如此等等。医院的实际情况各有不同，在进行医院形象策划时，一定要结合每所医院的不同特点实事求是地开展策划活动。

（二）科学性的原则

社会主义医院的宗旨是全心全意为人民服务，这一宗旨决定了医院形象策划必须坚持科学性的原则。这包含两层意思：一是在进行具体策划时，一定要有科学的论证，以科学的态度去做每一项工作，特别是医疗技术方面的策划，更得符合医学的发展规律。二是在策划手段上也要坚持科学性，要最大限度地利用现代传播手段，以最少的投入，去扩大信息量的覆盖面，同时要深入医院调查研究，把握事物的本质，从而提高形象策划的科学性。

（三）服务性原则

服务是医院开展形象策划活动的核心。不管医院形象工作对树立医院形象有多么大的好处，也不管医院形象策划对提高医院竞争能力有多么大的促进作用，它都是围绕医疗工作这个中心开展工作的，或者说，医院形象策划最终还是为医院的中心工作服务的。因此，在具体工作中，切忌喧宾夺主，跑了主题。只有牢牢地把握住服务性的原则；才能使医院形象策划工作有的放矢，达到目标。

（四）对社会公众负责的原则

医院的服务对象是整个社会公众，在进行医院形象策划时，就不能不考虑公众这一重要因素。比如通过对一所医院医德医风状况的调查，我们发现患者普遍反映房屋陈旧，设施不配套，那么我们在策划改善医德医风状况时，就不能只考虑装修病房，配备豪华用具，一来增加了医院的投入，二来也必然地增加患者的负担，所以，我们应结合实际做出切实可行的整改方案。再比如一所医院经济效益很差，院方要求进行提高医院经济效益的策划时，我们就决不能从加大患者用药量、多做功能检查这方面去考虑，这样无疑会给患者增加经济负担。其他如医疗技术水平的宣传，更应该实事求是，一般不要用"世界一流""全国首创"之类的词，以免给患者造成误导，因此说，能否坚持对公众负责的原则可以反映出医院策划工作者最起码的职业道德。

（五）与社会发展相协调的原则

医院形象策划特别是服务方面的策划，一定要与当时社会总的发展水平、人民的物质生活水平相适应，既不可"贪大求洋"，也不可"土里土气"，要使医院在参与社会运行中能代表社会的风貌，使医院真正起到社会"窗口"的作用。

以上是进行医院形象策划工作应坚持的五条基本原则，当然在实际工作中还有许多应该注意的问题，但只要我们本着客观、公正、科学的态度，是能够比较好地完成医院形象策划工作的。

三、医院形象策划的基本内容

医院形象的形成是一个日积月累的过程，因此，医院形象策划的内容是多方面的，但在具体策划中要把握重点，在一定的时期内只进行一至两个形象策划为宜，一般而言，医院形象策划的基本内容主要有如下几点。

（一）医院管理方面的策划

主要是按照《医院管理学》的一般原理和方法，在充分调查医院现有管理水平的基础上，结合未来医院管理的发展模式，就医院管理的薄弱环节提出改进方案，一般主要围绕医疗管理、质量管理、行政后勤管理、经营管理和临床业务科室管理等几个方面进行。

（二）医院技术水平方面的策划

主要是在充分考虑医院医疗设备和医护人员素质的基础上，结合社区发病状况和所有门诊及住院病人的疾病顺位情况，确定医院应该开展哪些医疗项目可以带来较好的社会效益与经济效益，同时指出医院应采取哪些措施来完成这些项目（需考虑经济、环境、人才的引进等多种因素）。

（三）医院经营管理方面的策划

进行医院经营管理方面的策划，首先要研究医院的投资环境和市场机制等。进行医院经营管理方面的策划，最重要的目的就是在坚持社会效益第一的原则下，如何去提高医院的经济效益。因此说，在制订提高医院经济效益的实施方案时，必须是以不损害患者的利益为前提的。

（四）医院医德医风建设方面的策划

加强医院医德医风建设，在实质上就是要解决全心全意为人民服务的问题的。所以，在进行医德医风建设方面的策划时，必须坚持社会效益第一、病人利益高于一切的原则，以为病人提供便捷、安全、可靠的服务为主，让病人不仅使身体疾病得到治愈，而且还要让病人保持一个良好、愉快、健康的心境。

（五）医院公共关系方面的策划

医院公共关系方面的策划主要包括：内部关系策划和外部关系策划，其中又以外部关系策划为主，即让社会公众认识医院，支持医院的工作，达到推动医院工作和在全社会树立医院良好形象的目的。

除以上五个方面的医院形象策划外，还有后勤服务、医院环境、党工团活动等方面的策划，当然，医院形象策划活动绝不是孤立的，虽然一定时期以一至两项策划内容为主，但与其他内容又是互相兼容、互相渗透的，比如医院经营管理方面的策划，是不能不考虑医德医风状况的，等等。在具体策划工作中，要学会融会贯通，力争使每一项医院形象策划工作做到全面、完善、有效。

四、医院形象策划的主要步骤

医院形象策划活动是一个动态连续的过程，其主要工作步骤分调研阶段、方案制订阶段、实施阶段和评价调整阶段四个步骤，这四个步骤相互独立和相互关联，构成了医院形象策划工作的有机整体。

（一）调研阶段

1. 医院现状和基础素质调查

内容主要包括医院规模，功能与任务，经费来源与投入，工作人员结构和文化素质，医疗技术水平等方面的情况。

2. 社区环境调查

内容主要包括社区各单位基本情况（指企事业、党政机关数、人口、经济、文化等各方面的综合情况），特别要清楚地掌握社区内医疗机构的情况，以及社区群众对医院的综合评价等。

3. 专题调查

主要指根据医院领导的意愿或策划工作者的分析，就某一个特定方面进行专门的调查。

（二）方案制订阶段

制订医院形象策划的实施方案是医院形象策划的中心环节，它在很大程度上决定着策划工作的成败，方案的制订必须以调研阶段为基础，并且要以近期实施为主。

方案制订阶段要制订出策划的内容、步骤、手段和经费，并呈报医院领导审批。

（三）实施阶段

医院形象策划方案经医院领导批准后，即可进入实施阶段，在实施的过程中，要对照方案逐一落实，同时又要及时记录实施过程中存在的问题，主要是方案与实际情况不符的地方，以便进行调整。

（四）评价调整阶段

医院形象策划活动的效果如何，还存在哪些问题，这就需要进行效果评价，根据评价结果，对不符合实际情况的部分要进行调整，以便在下一轮的实施中进行修正。

进行医院形象策划活动的四个步骤是一环扣一环、循环往复的过程，这四个阶段共同完成了一项完整的医院形象策划活动。

五、医院形象策划工作中应注意的问题

一般来说，要想成为一名合格的医院形象策划工作者，应具备下列条件：

（1）高尚的职业道德和创新求实的工作作风。

（2）必要的医学知识和相关学科的知识。

（3）较为丰富的医院管理经验。

（4）较强的文字书写和语言表达以及社交能力。

（5）现代信息传播工具的应用能力。

由于医院形象策划工作本身对工作者的高标准和严要求，因此，在实际策划工作中，应注意以下几个问题：

首先，对医院形象策划工作要有一个正确的认识，它不是解决医院所有工作的"万能钥匙"。医院形象策划工作对医院的生存与发展固然重要，但它在医院的整体工作中并不处于主导地位，我们在向医院申请进行医院形象策划活动时，就应该讲明医院形象策划活动的重要性和它同时具有的局限性，万万不可夸大其词，把医院形象策划工作说得能包治百病，而是应实事求是地讲清楚医院形象策划工作可能达到的效果。在以往的工作中，有些同志抱怨医院之所以缺乏生机和活力，是因为领导不重视医院形象策划工作，这就有点言过其实，因为还有诸如政策、人事等方面的问题是无法策划的，这些因素却对医院的生存与发展有着最为直接的影响，因此，我们在实际的工作中对医院形象策划活动必须有一个明确认识。

其次，医院形象策划活动必须结合医院的现实状况和基础素质进行。医院形象策划活动是一项十分复杂、技术性要求很高的工作，在这项工作进行以前，必须充分调查医院的基本情况和基础素质，这样所制订出的策划方案才能达到预定的目标，比如为一所装备比较落后、人员素质较低的医院进行形象策划，通过医疗市场调查，发现本地区肿瘤患者较多，我们就不可能让该医院在治疗肿瘤方面有什么大的突破，而应重在与上级医院的联系与协作，如此等等。在策划前必须要有十分详细的调查了解，才有可能取得切实可行并能收到实效的策划效果。

再次，医院形象策划活动必须取得医院职工和社区公众的参与和支持。我们已经知道，医院形象策划工作不是孤立存在的，它需要全员参与和支持。要改善医德医风状况，没有全体医护人员的参与是不行的，要扩大医疗市场，没有社区公众的参与也是不行的，可以说，医院形象策划活动是一项需要领导重视、全员参与的工作。

最后，医院形象策划活动需要一定的经费做保证。由于医院形象策划活动涉及面广，直接参与了医院的各项管理，而且所采用的策划手段也比较先进，所以需要一定的经费来保证策划工作的完成。比如医疗技术新项目的开展，技术的引进，大型的公益或宣传活动，都要有足够的经费，当然像改善医德医风状况等方面的策划对经费的需求是很大的，这就要求医院形象策划工作者要在策划前本着厉行节约的原则做好预算，以最小的投入获得最大的效益。

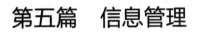

第五篇　信息管理

第十九章 医院信息管理概述

第一节 医院信息的基本概念

一、医院信息

医院信息是医院中各种事物及其特征的反映，它是医院中事物存在的方式或运动状态，以及这种状态直接或间接的表述，它一般是指医院中各种数据、消息中所包含的消息接收端预先不知道的知识。

医院信息是在医院中产生和运动的信息。它一般总是伴随着医院工作中的物质运动而产生和运动的。在医疗、护理、医学教学、医学研究，医院管理等各项工作中所遇到的症状、体征、医嘱、图像、报告、指标、数据、情报、计划、文件、指令等都是医院信息。医院信息可分为医疗信息、管理信息和科技信息等。

医院信息在现代化医院中作用很大，信息不灵会直接影响医院的医疗工作和管理水平，因此，信息是医院计划、决策、指挥、控制、协调的手段和工具。

二、医院信息的作用

（1）信息是医院管理的必要资源。医院信息既是医院管理的对象，又是医院管理的工具。

（2）信息是医院制订计划、对业务工作目标和管理目标进行预测与决策的依据。

（3）信息是医院管理中组织与协调的手段。

（4）医院信息是医院管理中实施有效控制的工具。

三、医院信息的主要内容

医院信息可分为三大类：医疗信息、管理信息和科技信息。

医疗信息包括以下各方面的信息：病人的临床诊疗信息，各种检查所得信息，有关治疗的信息（如药品剂量、药物性质、各种治疗方法的有关数据等），护理信息，医技检查所得的信息，营养配餐信息，药物监测信息，重症监护信息等。

管理信息包括：医院的体制结构及组织系统的资料，规章制度、规范、守则等；医疗制度、常规、标准，与管理决策有关的信息；人事档案；床位、病区设置、专科设置、业务开展项目，人员配备；诊疗能力、诊疗设备状况，医疗安全及院内感染医疗质量评价（统计指标）；护理工作态度，药品信息；教学及培训情况，学术活动情况，科研管理情况，设备及其管理状况，财务信息，环境管理信息，经营管理信息。

科技信息包括：医学情报，科技情报，各种文字，视听检索资料，病案档案，图书、期刊、文献资料。

四、医院信息工作的要求

（1）必须建立健全科学高效的信息管理机构和高素质的信息管理队伍。

（2）医院信息科不仅要搜集信息，更重要的是要分析、综合、归纳信息，为领导决策提供科学依据。

（3）医院信息管理手段要逐步现代化，达到信息传输和反馈及时、准确。

第二节　医院信息处理

一、医院信息处理

信息处理就是使信息在管理等活动中发挥作用，实现其价值的过程。其过程包括收集、加工、传输、存储、检索、输出等。

随着人类社会和科学技术的进步发展，信息处理经历了人工处理、机械化处理和电子计算机处理的演变过程。医学的飞速发展，使医院的信息量庞大且复杂，电子计算机的问世，大大加快了医院信息处理的速度并提高了其质量。因此，医院信息处理要充分使用现代化的技术和手段，例如传感技术、通信技术、电子计算机技术等。

二、医院信息流

医院信息流是指与医院各项活动运转过程密切相关的指令、数据、计划文件、情报等信息的流通。它是系统理论认为系统活动过程中形成的三种流通形式即物流、人流、信息流中的一种。

医院中各项活动的正常运行，一般是在有组织的控制、协调下进行的，而正确的组织、控制和协调是在信息不断地上传下达和反馈中进行的。这种信息的流通是伴随着物流、人流产生，它既对物流、人流的数量、方向、速度、目标实行规划和调节，又使之按一定的目的和规则运动。信息流最显著的特点是：其流通方式是双向的，即有反馈。医院信息流动也可分为纵向流动和横向流动。纵向信息流是指医院系统中自上而下、自下而上的信息流动；横向流动是医院与医院之间、医院与外界之间的信息流动。

三、医院信息处理的内容

医院信息处理一般包括收集、加工、传输、存储、检索、输出六项内容。

（1）收集：就是收集原始信息，这是很重要的基础工作，原始信息的全面性和可靠性决定信息处理的好坏。

（2）加工：这是信息处理的基本内容。进行信息的分类、排序、计算、比较、选择、分析等方面的工作。这几项工作都根据管理任务的需要，通过加工提供管理者有用的信息。

（3）传输：通过传输就形成了整个医院的信息流，这种信息流在部门之间的流动，就形成了医院的管理活动。

（4）存储：经处理后的信息，有的并非立即使用，有的使用了，日后还要参考备查，这就要把信息储存起来，如病案、资料、档案工作。

（5）检索：对储存的大量信息，为查找方便，就要有一套科学的信息检索方法。如病案索引、资料文献索引等。

（6）输出：将处理好的信息，按照要求编印出各种报表文件。

四、医院信息的传递方式

（1）口头方式。

（2）文书传递。指各种申请单、报告单、联系单、诊疗处置单、医嘱单、各种文件、单据、报表等。

（3）声像设备。就是用电话、对讲机、呼叫设备及录音，录像和幻灯等传递信息，既迅速方便又形象直观，是医院信息传递必备的工具。

（4）应用电子计算机对信息进行传递，是信息时代信息传递的必然发展趋向。现代化医院要运用电子计算机进行信息传递，只有高效的信息传递才能带来高效的医院管理。

五、医院信息处理的要求

（1）及时：就是负责执行信息的工作人员要有时间观念，如不及时，就无参考意义，也不能成为决策依据。

（2）准确：准确就是要求信息如实反映情况，确保信息的真实性。

（3）适用：就是信息要有用，要符合实际需要，不搞烦琐哲学和资料堆集。

（4）通畅：就是对医疗活动或管理活动产生的各种信息在流通过程中不梗阻。

第二十章　医院统计

第一节　医院统计的基本概念

一、医院统计工作

医院统计工作是指利用各部门收集、整理、研究和提供医疗、护理、科研、教学以及管理等所需的统计资料的工作总称。医院统计的基本任务是为医院各级管理干部了解医院情况、提供决策的数量依据，或提出发展趋势，指导和监督工作。它的基本要求是准确、及时、科学、系统地提供统计资料。统计工作的全过程一般分为四个有机联系的环节：①统计调查；②统计资料的加工整理；③统计资料的分析研究；④统计资料的提供（或反馈）。医院统计工作要努力实现"四化"目标，即：统计指标完整化，统计分类标准化，统计计算和数据传输技术现代化、统计服务优质化。

二、医院统计的特点

（一）差异性和模糊性

由于各类病人客观存在的病种差异和个体差异使表明各统计对象特质的品质标志和数量标志存在较大的差异，且具有一定的模糊性，这就要求医院的统计人员熟练掌握统计口径，根据事物和现象的实质，严格按照统计口径进行科学分类。

（二）积累性和连续性

通过对大量的数字资料进行分析研究，以反映事物的本质和规律性，是统计工作的首要特点。由于医院收治的病种千差万别，科别设置愈分愈细，使得经统计分类后各统计总体所包含的总体单位数相对较少。因此，医院的统计人员必须十分重视通过积累而获得大量资料，从数量上的变化来说明事物在质量上的差别。由于资料须长期积累，所以每个时期的资料都有承前启后的作用，不可中断，只有连续不断地积累，才会有系统全面的资料。

（三）广泛性和全面性

在医院管理中，凡是需要用数据来反映工作效率、质量和经济效益的地方和部门，都离不开统计。医院统计工作贯穿于医院的各项业务工作和各个工作部门，是医院管理的重要工具。医院统计的广泛性和全面性，要求医院必须建立和健全完整的统计工作网络，同时还要求医院的专职统计人员除了必须具备统计学的专业知识外，还应具备医学、经济学、医院管理学等方面的基础知识。

三、医院统计工作程序

（一）统计设计

统计设计确定医院管理应用的统计指标体系是统计设计的主要内容。上级卫生机关规定医院上报的统计报表中的统计指标，是医院管理指标体系中的主体部分。医院的统计信息部门还应根据医院规模和类别，设计医院管理应用的数据流程和资料来源，作为内部评价工作质量，数量的依据。常用的医院统计资料来源可设计为临床各科医疗、医技科室、科研、教学、行政和后勤六部分，根据各科室的特点，设计指标内容和统计方法。

（二）统计调查

统计调查是以医院管理对统计提出的要求为目的，采用一定的方法，有组织、有领导、有计划地向有关部门或现场收集统计资料的工作。它是统计整理和统计分析的基础。为保证从客观实际所取得的统计资料的准确性、完整性、科学性是统计调查的关键。统计调查是正确认识客观事物的前提，是实行正确领导的先决条件和集中群众智慧与经验的过程。它是一项细致复杂的工作，要有一套科学的方法和组织形式。

统计调查的种类有：①按调查对象划分为全面调查和局部调查；②按调查登记方式划分为经常性调查和一次性调查；③按调查收集方法划分为直接调查法、报告法和采访法。为使统计调查进行顺利，一般事先要制订出具体调查方案，方案中应确定调查目的、调查对象、调查时间和方法，做好各项准备工作，以及确定调查者的责任，等等。

（三）统计整理

统计整理是把收集到的大量、分散的原始资料，运用专业知识科学地进行加工整理，使之系统化，能够反映医院各项工作总体特征的综合数据资料。统计整理一般包括三个步骤：①审核：对原始资料审核真伪和完整性；②分组：按同质资料归纳分组，达到资料系统化；③集中分类：可以将统计资料过录到事先设计好的整理表格或统计台账内，以便于汇总计算各项统计指标。

（四）统计分析

统计分析是采用统计方法分析工作成绩和问题，以及对其影响因素。它是统计工作的最后一个环节，是其最后归宿。医院的各项统计指标，一般来说只能反映医院管理的某种事物"是什么"，而不能说明其"为什么"。现代医院的科学管理，要求从各个方面来观察和研究工作效率、速度、质量、费用和效益，并为采取措施进行科学决策提供翔实的数据依据。因此，对医院的各项统计指标，必须进行深入客观的分析，寻求影响指标变化的因素，为各级领导提供客观信息。

统计分析包括：

（1）分析事物的内在联系，可将相互关联的指标结合起来，进行分析、研究。

（2）分析事物的内部构成，用以认识事物变化的因素。

（3）分析事件的外部环境，诸如社会因素、政策变更等。

（4）分析事物的发展动态，客观事物总在不断地运动，统计指标的动态分析，可以了解医院工作的发展规律。

（5）分析计划执行情况，定期对医院各部门工作计划进行观察、分析和评价，是保证医院总体计划完成的有效措施，体现了在分析过程中"统计监督"和"统计服务"的双重职能。

第二节　医院常用统计指标

一、任务统计

（一）门诊统计

应以门诊实际工作日计算，门诊人次中不包括全身健康检查及辅助科室工作量。门诊科会诊由邀请科计算门诊人次，被邀请科不得再重复计算门诊人次。主要有：

（1）期内门诊总人次，其中有初诊、复诊、优质挂牌门诊、孕期检查、产后检查等。

（2）日均门诊病人数。

（3）各科日均门诊人数。

（4）每小时平均门诊人数。

（5）门诊病人的来源分类统计.

（6）门诊医疗质量统计包括副主任医师以上的医师出普通门诊次数。

（7）门诊病历书写合格率 > 90%。

（8）门诊处方书写合格率 > 95%。

（9）门诊诊断符合率。

（10）门诊诊断疑诊率和门诊手术率等。

（二）急诊统计

（1）期内急诊人次数。

（2）期内各科急诊人次数。

（3）急诊工作日。

（4）日均急诊病人数。

（5）急诊抢救人次数。

（6）抢救成功人次数。

（7）急诊抢救成功率。

（8）急诊入院人次。

（9）入院人次。

（10）手术人次。

（11）急诊观察床数。

（12）观察床使用率。

（13）观察床周转次数。

（14）急诊救护车院前抢救人次数。

（15）出车辆次等。

（16）急诊病人疾病的前 10 位例数。

（17）急诊病人死亡谱的前 5 位例数应分别统计。

（三）病房统计

（1）全院实际展开病床总数。

（2）期内实际展开病床总日数。

（3）实际使用病床总日数。

（4）实际病床使用率。

（5）平均病床工作日。

（6）平均病床周转次数等。

（7）病人来源。

（8）病人身份。

（9）入院诊断与出院诊断符合率应 >95%。

（10）手术前诊断与手术后诊断符合率应 >95%。

（11）临床诊断与病理诊断符合率应 >85%。

（12）临床死亡诊断与尸检诊断符合率应 >95%。

（13）住院产妇死亡率应 < 0.02%。

（14）出生活产婴儿死亡率应 < 0.05%。

（15）病房抢救成功率应 >85%。

（16）住院死亡病人尸检率应 15>%。

（四）膳食统计

（1）住院病人在营养食堂就餐率 > 90%。

（2）治疗饮食就餐率应是 100%。

（3）供应住院病人膳食时间准确率应 > 95%。

（4）供应病人膳食的价格和膳食质量的合理性应达到 1000。

（五）护理统计

（1）护理技术操作合格率应 >95%。

（2）基础护理合格率应 >90%。

（3）一级护理合格率 >85%。

（4）供应消毒物品合格率达到 100%。

（5）家属陪护率应 <5%。

（6）褥疮发生率应是零。

（六）手术统计

（1）手术总例数。

（2）手术分类统计。

（3）各种手术的分类比例。

（4）住院病人手术率（综合医院约 30% ~ 40%）。

（5）手术前平均住院天数。

（6）无菌切口手术例数。

（7）无菌手术切口甲级愈合率（应 >97%）。

（8）无菌切口手术感染率（应 <0.02%）。

（9）手术并发症发生率。

（10）院内手术死亡率。

（11）手术麻醉死亡率（指术后 10 日内应 < 0.02%）。

（七）疾病统计

只统计造成住院主要的一种疾病。如以下几点。

（1）住院病人疾病分类统计。

（2）病人出院时的转归情况，包括：治愈、好转、未愈、死亡。

（3）病人住院天数和平均住院天数。

（八）医技科室统计

（1）医技科室检查报告的准确率应 > 95%。

（2）检查报告的误诊率应 <3%。

（3）报告的及时性应 >95%。

（4）设备的完好率应 >95%。

（5）放射线科 X 线检查阳性率应 >60%。

（6）CT 检查阳性率应 >50%。

（7）X 线摄片甲片率应 >70%。

（8）超声检查诊断阳性率应 >20%。

（9）报告的科学性和准确性应 >95%。

（九）设备统计

（1）医院占地总面积。

（2）平均每床占建筑面积。

（3）平均每床占病房的使用面积。

（4）日平均门诊每人次占门诊建筑面积。

（5）仪器设备台（件）总数。

（6）100 万元以上台数。

（7）10 万元以上台数。

（8）万元以上台数。

（9）万元以下千元以上台数。

（10）仪器设备完好率应 > 95%。

（11）单机使用日数、检查人次数。

（12）单机折旧费、修理费、材料费、人员费、水电费以及其他费用等。

（13）仪器设备使用率和购进后未利用台数等。

（十）物资统计

主要统计各类物资的入库、出库、消耗情况具体以下几点。

（1）中西药品。

（2）卫生材料。

（3）被服布类用品。

（4）印刷品。

（5）办公用品。

（十一）经费统计

（1）医院业务总收入，包括门诊收入、住院收入、其他收入。

（2）总支出包括药费、卫生材料费、设备购置费、修缮费、人员费及其他。其派生指标包括：门急诊病人平均每次诊疗费、住院病人平均每天医疗费、单科住院病人平均医疗费、单病种住院病人医疗费、期内业务收入与业务支出盈亏状况、与上年度对比分析等。

（3）上级卫生机关拨款包括差额预算拨款和一次性拨款。

二、人员统计

（1）医院病床数与医院工作人员总数比。

（2）病床数与医师人数比。

（3）病床数与护士数比。

（4）病床数与技师比。

（5）主任医师与副主任医师、主治医师、住院医师比。

（6）营养师以上人员数。

（7）行政工勤人员占医院总人数的比。

（8）卫生技术人员数。

（9）其他技术人员。

（10）行政管理人员总数。

（11）工勤人员分类。

（12）按性别、年龄、学历、职称等项目的统计，计算各项的构成比。

（十二）信息统计

医院统计信息应包括：提供统计信息种类、份数、提供统计分析篇数、组织专题调查统计次数、法定报表合格率应达到 100% 等。内容有：

（1）医院图书资料统计，包括图书数、期刊数、藏书数等。

（2）医学情报资料。

（3）电教资料。

（4）医院病案统计，包括新建病案总份数，累计实有病案份数、期内调阅病案份数、甲级病案份数（甲级病案率应 >90%），病案遗失率应是零。

（5）医疗统计。

（6）科研项目统计等。

（十三）医疗统计指标计算公式

1. 治愈率

$$治愈率 = \frac{治愈人数}{出院病人数} \times 100\%$$

$$某病治愈率 = \frac{某病治愈人数}{某病出院人数} \times 100\%$$

2. 好转率

$$好转率 = \frac{好转人数}{出院病人数} \times 100\%$$

$$某病治愈率 = \frac{某病治愈人数}{某病出院人数} \times 100\%$$

3. 病床周转次数

$$计算各科：\frac{同院人数 + 转他科人数}{平均开放病床数}次$$

$$计算全院：\frac{出院人数}{平均开放病床数}（次）$$

4. 病床使用率

$$病床使用率 = \frac{实际占用总床日数}{实际开放总床日数} \times 100\%$$

5. 平均病床工作日

$$平均病床工作日 = \frac{实际占用总床日数}{平均开放病床数}（天）$$

6. 出院者平均住院日

$$出院者平均住院日 = \frac{出院者占用总床日数}{出院总人数}（天）$$

7. 住院病人疾病分类构成

$$住院病人疾病分类构成（\%）= \frac{某种疾病住院人数}{出院总人数}$$

8. 入院诊断符合率

$$入院诊断符合率 = \frac{入院与出院诊断符合数}{出院病人数} \times 100\%$$

$$入院诊断疑诊率 = \frac{入院后24小时内未下肯定诊断的人数}{出院病人数} \times 100\%$$

$$出院诊断待查率 = \frac{出院时待查人数}{出院病人数}$$

9. 三日确诊率

$$三日确诊率 = \frac{入院三日内确诊人数}{出院病人数} \times 100\%$$

10. 手术前平均住院日

$$手术前平均住院日 = \frac{出院手术病人术前住院总日数}{出院手术病人数}（日）$$

$$手术前后诊断符合率 = \frac{手术例数中术前与术后诊断符合数}{出院病人中之手术例数数} \times 100\%$$

$$无菌手术感染（化脓）率 = \frac{无菌手术后感染（化脓）次数（I/丙）}{无菌手术总次数（I级切口）} \times 100\%$$

11. 某病反复住院率

$$某病反复住院率 = \frac{某病一年内反复住院次数}{某病出院人数} \times 100\%$$

12. 输血（输液）反应率

$$输血（输液）反应率 = \frac{反应人数}{输血（输液）人数} \times 100\%$$

13. 出院者日均住院医疗费

$$出院者日均住院医疗费 = \frac{出院者医疗费总数}{出院者占用床日数}（元）$$

$$出院者人均医疗费用 = \frac{出院者医疗费总数}{出院人数}（元）$$

$$平均门诊人次收费 = \frac{门诊收入}{门诊人次总计}（元）$$

第二十一章　医学情报资料管理

第一节　医学情报管理

一、医学情报

情报是决策所需要的知识和智慧，是传递中的知识，并且必须是人们为解决某种问题可产生实际效用的知识信息。医学情报是指与医学科学有关的知识信息，它来源于人类对医学科学的研究、发明和理论创见。医学情报是医学科技情报和医学科学情报的总称。医学科技情报是医学科学情报的一种类型，它是医学科学技术的内容，具有传递医学科学知识的作用。被传递的具有情报性的医学科技知识即医学科技情报。医学科技情报与其他科技情报一样也必须具有新颖性、传递性、针对性（实用性）和社会性等特征。

医学情报是医学知识，它们必须借助于某种物质才能传递和存在，且必须用文字、图像、符号等记载下来，并通过声波、光波、电磁波等物质载体进行传递，这些载体可分为实物资料、文献资料。

二、医学情报的作用

医学情报是医学科学研究必不可少的重要依据。医学情报工作是搜集、整理、输送医学科学知识和最新医学研究成果及信息的媒介，是医学科研领域中的重要组成部分，它对医学科研的发展、繁荣一直到出成果，起到保障作用，具体表现如下：

（1）为领导部门制订规划、计划提供情报。

（2）为医务、科研、教学人员提供医学科研动向、发展方向。

（3）在规划和计划的执行过程中起到检查、反馈和预测的作用。

（4）为积累和编制医学文献资料发挥作用。

三、医学情报部门的任务

（1）紧密结合本医院的医学科研方向与研究课题，负责搜集、整理、保管和提供国内外医学文献，为科研、临床服务。

（2）积极开展医学情报的调研和分析，系统地摸清本院各研究课题的国内外发展水平和趋势以及有关的指数、参数，不断地向医务人员和院领导提供分析报告和有科学价值的医学情报资料。

（3）编写本院科研动态及进行中科研项目的名称，对已经取得的科研成果，加以推广运用。

（4）参加本系统举行的医学科技情报的交流活动，及时宣传和报道国内外的最新科学理论和技术。

（5）帮助医务人员提高检查文献能力。

四、医学情报系统

医学情报系统又可称为医学情报传递交流系统。它是将医学情报即一切与生命健康科学有关的知识信息从情报源传递给有关用户的职能系统。它也是为人们搜集、整理、储存、传递、交流医学情报而建立的一种人工系统。它是由从事与医学事业有关的人、设备、医学情报传递交流过程及不断发展医学事业之目的等系统对象所组成的综合体。

第二节　医学图书资料管理

医学图书管理的任务如下：

（1）收藏：医院的医学图书管理要根据医院医疗、教学、科研等任务，系统收集、整理、保管和提供国内外医学文献资料，特别要按本医院的学科重点和科研需要，有重点地收集和提供。

（2）采集：为配合医院规划以及医疗、教学、科研工作任务的完成，图书馆工作人员要按时了解各科室对书刊资料的需要情况，有系统地摸清各研究课题的国内外发展水平和趋势以及有关指标参数，及时采集有关书刊，进行整理加工，及时向科研人员和医院管理工作者推荐有科学参考价值的图书情报资料。

（3）编目：按照图书管理的工作规律，对书刊资料要有一套现代化的科学管理方法，有一套完整的分类编目体系，并能准备一套比较完整的题目索引，以便卫生技术人员和医学工作者便于查找所需的医学资料。

（4）交流：为了共享国内外医学科学技术情报，弥补本院书刊资料不全，充分发挥兄弟单位藏书的利用率，要做好协作和科技情报交流工作，做到资源共享和互通有无。

（5）供应：为加速图书的流通，提高书刊资料的周转，要做好书刊资料的供应和出纳工作，为读者提出的有关资料方面的咨询做出有价值的答复。

（6）辅导：要对不同的读者进行适当的辅导，如文献检查方法的辅导，可使更多的读者做到自行检查文献，以扩大图书的流通利用率。

第二十二章　医院病案管理

第一节　病案管理的基本概念

一、病案

病案又称病历、病史，我国传统医学上称为诊籍或医案、脉案。1953 年经卫生部召开的医政会议定名为"病案"。国外称为医学记录或健康记录。

二、病案的作用

（1）医疗方面：病案是临床实践的原始记录，是病人的保健参考资料，是医务人员对疾病正确诊断和确定治疗方案所不可少的重要依据。

（2）教学方面：病案是临床情况有系统的真实记录，可以反馈病人治疗的全过程，是对医学生、进修人员进行临床教学的好素材。

（3）科学研究方面：病案资料的积累可增强所获结论的准确性，扩大医学研究范围，促进医学科学发展。

（4）医院管理方面：病案是医院管理中重要的信息资料。医院内许多信息交流皆可从病案中获得，因此，它是监督和检查医疗工作，进行科学管理的可靠依据。查阅一定数量的病案可供考评医院服务质量，考核医师业务水平时参考。

（5）医院统计和疾病预防方面：病案是医院医疗业务统计的原始资料之一，是医疗业务活动数量和质量统计分析的可靠依据。根据疾病的分布和死因分析可供疾病防治、监测和领导检查工作参考。用病案作为统计的原始资料，不仅准确可靠，而且还可反馈对每个方案资料进行分析研究，显示了它与一般统计工作不同的特点。

（6）历史资料：病案作为一个整体，反映了一个医院的发展史，同时也反映了一定的社会历史状况，并且也是一部病案管理科学发展史。

（7）法律方面：由于病案是病情和诊疗全过程的客观原始记录，有些医疗纠纷、伤残处理、诉讼案件以至某个方案调查，都要以病案记录作为评议，处理或判明责任的根据，所以具有重要的法律作用。

第二节　病案管理业务知识

一、病案管理的基本任务

（1）负责集中管理全院的病案。

（2）按时收取出院（包括死亡）病人的全部病案。

（3）负责出院病案的整理、查核、登记、索引编目，装订保管工作。

（4）负责临床、教学和科研以及个别调阅病案的供应和回收工作。

（5）负责办理院际病案摘录和经过医务处同意的来调接待工作。

（6）配合统计人员做好有关统计资料的整理分析。

（7）认真做好病案书写质量检查。

（8）切实做好病案贮藏室的安全和对病案内室的保密工作。

（9）根据医疗、教学、科研工作需要，配合做好随诊工作。

（10）负责医疗用表簿式样印刷前的审核工作。

（11）如门诊病案由挂号室负责管理时，挂号室应负责门诊病案的建立、供应、回收和保管工作。

（12）制定病案管理各项规章制度并认真贯彻执行。

二、病案管理委员会

病案管理委员会系院领导实施病案管理工作的专家参谋咨询组织。在业务院长主持下，医务处（科）、各临床科主任或高年资主治医师、护理部主任、病案室主任等组成。业务院长任主任委员，委员会不是一级权力机构，它是医院直线职能式机构中的一个职能系统。委员会定期或不定期召开会议，研讨有关病案方面的各项议题。它的职能是：

（1）听取对病案管理工作的意见和要求；

（2）负责审定医院病案管理制度，并监督付诸实施和监督实施全过程；

（3）协调病案管理人员与各科室之间的相互协作、相互衔接、相互配合的关系；

（4）审定和统一各种医疗表格、审批医疗表格的印制；

（5）审定和统一疾病诊断和手术名称的命名；

（6）负责对全院病案进行质量检查、评价鉴定病案书写质量和内容质量，为提高病案的质量进行各方面的监督工作；

（7）提出病案管理工作的改进措施和建议；

（8）病案室在委员会指导下，具体执行委员会的决议，并经常向委员会报告病案管理工作情况。

第二十三章　医院电子计算机管理信息系统

第一节　医院电子计算机管理信息系统的内容

一个完善的电子计算机管理信息系统一般包括以下子系统。

一、门诊管理子系统

主要包括：①挂号。建立每一位就诊病人的账户，挂号收费，诊断、假条的管理，门诊病历的建立，门诊病历的调出与收回，门诊基本信息的统计等。②收费。对门诊病人以预付款的方式进行管理，收款处预收押金，收入科室输入发生的费用，最后由收款处统一结账。

二、住院管理子系统

主要包括；出入院病人基本情况、床位使用情况及费用情况的管理等。费用采取预付款方式，根据不同病情收取相应数量的住院押金，收入科室输入所发生的费用，由住院处统一结账。

三、药品管理子系统

主要包括：①总库管理，完成进货、出库、调价、统计分析及各级库限额管理等宏观控制；②各级库管理，门诊、住院药房，以处方或医嘱模式，划价的同时完成审查处方、配伍禁忌、统计分析、查询核对及个人药柜和其他科室药柜的恒量备药管理等工作；③制剂管理，完成临床药学、药检、制剂的生产与供应等管理；④药事管理，完成对医药法规的查询和合同管理等工作。

四、设备管理子系统

主要包括：①设备管理，包括设备的购置计划、采购合同、入库管理、出库管理、维修管理、报废管理等；②小型医疗器械及卫生材料管理，包括购置计划管理、入出库管理、库存情况管理等；③设备器械的档案管理等。

五、后勤管理子系统

主要包括：①后勤物品的采购、入库、出库、库存管理；②劳保、福利用品发放管理；

③办公用品等消耗品领用管理；④水、电、煤等日常杂物的管理；⑤维修管理；⑥车辆管理等。

六、信息管理子系统

主要包括：①对医院各科室的工作量、收入、支出、医护质量控制指标进行统计；

②对疾病分类、传染病情况、职业病情况、医院的机构编制、人员结构、床位使用情况、消耗品领用情况、设备资产使用情况等进行统计；③形成相应的随机、日、月、季、年报表并打印；将本年的各种信息与前几年的信息进行比较与分析；④图书管理；⑤对其他经营管理信息进行统计分析；⑥院领导查询、统计、分析管理等。

七、经营管理子系统（含财务管理）

主要包括：对全院及各科的收入、支出等进行管理；工资发放管理；全院固定资产管理以及会计凭证或成本核算等。

八、病案管理子系统

主要包括：按国际疾病分类编码完成病案首页的存储；根据不同条件、不同方式随时查询首页中的项目；完成病案数据的统计及打印等。

九、医疗、护理管理子系统

主要包括：医疗、护理人员技术档案管理；医疗、护理差错事故的分析；医疗、护理质量考核评分及分析；医疗、护理工作量的统计；等等。

十、劳动人事管理子系统

包括职工的姓名、文化程度、职称、工作岗位等基本情况以及工种变动和劳动人事情况记载等。

第二节　医院管理信息系统的开发与设计

一、医院管理信息系统开发与设计步骤

（1）系统分析。

①系统调查。了解医院有多少类信息，以及需储存的数据量。数据量的估计对决定计算机规模、外存容量大小等有重要意义。

②拟出拟建的医院信息系统的目标，可分近期、中期及远期目标。

③对新系统的目标进行可行性研究并对它进行修改。

④提出实现目标的各种可能设计方案。

⑤对方案的可行性进行研究。

⑥选择一个最优的方案。

⑦形成系统分析报告书，送交专家及院领导审定。

（2）系统设计。要针对近期、中期及远期目标分别进行一、二、三期工程的条件设计，对一期工程的设计要具体，要考虑硬软件的配置，系统结构及信息流程，各模块功能、运行环境、显示及报表格式，用户界面及相应的各项指标，所需机构、人员、制度等。二、三期工程的系统设计可较简要，重点在功能、环境及与其他模块的关系等，从而形成医院信息系统的总体规划。

（3）对医院管理制度及机构按总体规划逐步进行改革、调整。

（4）根据系统设计书研制或移植相应软件，购置、安装及调试所需硬件。

（5）进行系统调试及中试。

（6）投入运行，在运行中对新发现的问题及时予以解决并逐步对系统进行优化，同时做好下一期工程开发的准备工作。

二、医院计算机系统的维护

（一）硬件维护

硬件维护是指日常工作中计算机的保养和故障时的维修工作中要严格遵守计算机操作规程，保持计算机环境的清洁，避免阳光直射、水淋、强磁场干扰，保证整个系统安全、有效、高速运转。

（二）软件维护

（1）为了防止数据和应用程序意外丢失，平时应养成良好的数据备份的习惯，以便在发生意外事故时，能迅速恢复到最接近事故发生前的状态，使损失降到最低程度。

（2）为了防止计算机病毒的侵袭，不要使用来历不明的软盘。尤其应注意不要在计算机上玩电子游戏，因为游戏盘是传播计算机病毒最便利的一条途径。

（3）在整个系统中设置不同级别的密码，规定用户使用系统的级别，保证系统数据的安全和保密程度。

（4）在系统投入运行后，应及时处理出现的各种问题，并针对实际工作中提出的具体要求进行调整，修改此系统中相应的功能模块，让系统在实际工作中不断完善。

第六篇　劳动人事

第二十四章　医院人事管理

第一节　医院人事管理概述

一、医院人事管理

医院人事管理是指医院为实现既定目标，运用科学原理、原则和方法对医院所属人员及人事工作进行计划、组织、指导、监督、协调、控制等一系列综合管理活动。其内容包括：选拔、录用、开发、考核、聘任、任免、奖励、培训以及工资、福利、退职、退休、优抚等。

二、医院人事管理职责

（1）正确贯彻执行政府和卫生行政部门的有关劳动人事工作的方针、政策、法规及规定。

（2）合理编制医院劳动力的劳动定员、定额标准。

（3）计划医院人力资源的开发培训、招收和分配工作。

（4）制定医院各类专业技术人员的考核制度，不断提高医院劳动人力的技术水平。

（5）做好医院劳动人力资源的工资基金管理工作。

（6）研究制定并组织实施医院职工工资形式、奖励、津贴制度。

（7）围绕医院中心任务开展职工奖惩工作。

（8）按规定承办各类人员离退休、退职、辞职、离职等工作。

（9）积极研究改进医院各类人员的劳动保护和劳动保健待遇等福利工作。

（10）负责医院劳动人事档案及人事统计工作。

三、医院人事管理的任务

（1）确立和推行各类岗位的职位分类。

（2）建立各级各类人员的管理制度。

（3）合理调配人员。

（4）建立人员培训制度。

（5）搞好职工工资福利工作。

（6）建立合理的奖惩制度。

（7）做好人事统计和档案管理工作。

第二节　医院人事管理方法

一、人事调配

医院人事调配是指人事部门从组织需要角度出发对所属人员进行有计划调整、配备等的活动。通常依照有关的人事法规，通过一定的行政手续，改变干部的隶属关系或工作关系，重新确定工作岗位，使部门或单位的干部队伍结构发生变化。它是保证工作正常进行的重要措施。干部的合理调配，是国家某种利益的客观需要，也是调整干部队伍自身结构，改革干部管理制度的客观需要。能实现干部队伍的综合平衡，使干部各尽所能，各得其所。

二、人事考核

医院人事部门对工作人员的德、能、勤、绩等诸方面进行的考查和评价。这是人事管理的重要手段之一。考核是在工作人员经过一段工作实践以后进行，并且严格以客观事实为依据，全面地评价工作人员的实际能力及其对某项职务的工作适应程度。考核的对象是工作人员而不是工作岗位，但它是通过对工作岗位职、权、责的分析来评价工作人员是否称职，并以此作为工作人员待遇、升降、奖惩以及能力开发的重要依据。人事考核能激发工作人员的工作积极性，进而可以提高工作效率，促进医院整体工作水平的提高。

三、人事档案

凡记述和反映个人的历史经历和品德才能、科研成果、政绩等情况的档案称人事档案。档案是一种特定的物质形式保存下来的文件。是人们在社会实践活动中形成的，经过整理、立卷、可供参考和利用的各种文字材料、图表字画、录音带、录像带胶卷及计算机软盘。人事档案是按一定的原则和办法加工整理过的个人纪实材料，是国家各级人事部门，在培养人和使用人的实践过程中形成的，并经过立法手续和正式签字认可的具有保存价值和使用价值的个人材料；是一个人的经历、品质、知识才能等情况的记录。因此，人事档案的材料必须真实、完整。

四、人事统计

把统计理论和统计方法应用于人事管理的实践，从研究干部情况的数量表现入手，进行搜集资料并整理分析，通过统计学处理后得出的结果，反映某些人事管理现象和指标的过程。它科学、真实、准确地提供工作人员现状和发展的总体情况，是人事管理信息的重要来源，医院人事统计一般包括职工基本情况，构成比例，专业技术职称结构、卫生专业技术人员、管理干部以及工勤人员等。

第二十五章 医院人才管理

第一节 医院人才管理概述

一、人才

人才系指通过自己创造性劳动,为社会发展和人类进步做出贡献的人。一般来说,人才要具备优秀的品质、丰富的知识、出众的才能。人才内涵一般包括以下四个方面:①有才识学问的人,广义讲德才兼备的人,狭义指具有某种专长的人。②才学,才能。③指人的品貌。④凡是具有一技之长,且善于自学并对社会尽职尽责。

二、人才特征

人才特征是指人的特点,它主要有三个方面的含义:①超出普通人的才能;②富于远见;③有较强的开拓与创新能力。

三、人才素质

人才自身所具有的知识、能力、思想、品德、个性、身体素质和总和。也有人把人才素质概括为德、才、识、学、体五个要素。人才的成长过程实质上就是人才素质的形成和发挥的过程,即继承的过程和创造的过程。人才素质的形成,是人自身既有因素和外部条件相互作用的结果,是劳动的结晶。人才素质水平的发展有上升期、最佳期和下降期三个阶段。

四、人才类型

划分人才类型一般大致有两种:一种是按人才的整体特征,如以知识结构特征、思维特征、性格特征、劳动特征来划分人才类型;另一种是按人才的要素特征来划分人才类型。具体地说人才的类型包括以下几种。

(1)按知识结构特征及其要素特征分为:I 型人才,指专业知识精深但知识面窄的人才;H 型人才,指知识面宽但缺少精深的专业知识的人才;T 型人才,指知识面广并有一门精深专业知识的人;TT 型人才,指知识面广并有两门精深专业知识的人。

(2)按思维特征及要素特征划分为:形象思维型人才与逻辑思维型人才。

（3）按性格特征及其要素特征划分为：内向型人才与外向型人才，顺从型人才与独立型人才。

（4）按才能特征及其要素特征分为：科学研究、工程技术、文学艺术、组织管理、体育、语言文字等人才类型，高层次、中层次、低层次型人才，多才型与专才型人才，早熟型与晚熟型人才，等等。

（5）按劳动特征及其要素特征划分为理论型人才、实践型人才、统一型人才。了解人才的不同类型，有利于合理使用人才和培养人才。

五、医院人才管理

医院人才管理是指医院为实现既定目标，以行政为主要手段，运用科学的理论与方法，对医院人才进行各种有效管理的活动。

六、医院人才管理的原则与任务

（1）原则：德才兼备的原则、量才适用的原则、平等竞争的原则、分级管理的原则。
（2）任务：选拔人才、培养人才、使用人才。

第二节　医学人才的培养与使用

一、医学人才

医学人才，从广义上理解是指具有卫生中专以上学历或经过培训具有卫生专业技术，并在医疗卫生工作中做出成绩的专业技术人员。它包括普通人才、优秀人才和杰出人才三个不同层次的概念，都是医学人才管理的对象和范围。

二、医学人才培养的原则

（1）全员培训与重点培养相结合。
（2）基本功训练与专科训练相结合。
（3）不同的人才层次应有不同的培训要求。
（4）培训与使用相一致。
（5）当前需要与长远需要相结合。

三、医学人才培养的方法

（1）制度化培养。
（2）办班培养。

（3）进修培养。

（4）访问（参观、考察）培养。

（5）自学培养。

（6）师带徒培养。

（7）在职攻读学位培养。

（8）学术交流培养。

四、医学人才的使用

（一）因事设岗，因岗设人

因事设岗就是以事为中心设置岗位职级（或称层次）和数目；因岗设人就是在合理的岗位设置和明确岗位职责的基础上根据岗位需要配置相应的人员，一个人能完成的岗位任务决不要配两个人去做。

（二）因事择人、量才录用

医院根据不同专业技术岗位的要求，按人才的能力大小，因事择人，量才录用。

（三）学以致用，学用一致

人才安排必须学以致用，专业对口。使其专业技术有良好的施展条件与环境，充分发挥其专业优势。

（四）合理流动

由于不同层次的医疗卫生机构其人才密度和层次结构不同，就往往出现岗位设置与人才成长不相一致的现象。上级医疗卫生机构往往人才多，超过岗位设置需要，而下级机构则往往人才短缺。这就需要进行人才的合理流动，改善人才分布不合理的状况。要建立人才调节市场和人才流动相适应的其他有关配套政策和措施。

第三节　医院管理干部的培养与使用

医院管理干部，按工作性质和基本职能一般可分为三类：党群管理干部、行政管理干部、业务管理干部。

一、医院管理干部的基本要求

（一）政治态度

（1）认真学习建设有中国特色社会主义理论，坚持四项基本原则，解放思想，更新观念，有改革与创新意识。

（2）有强烈的事业心和主人翁的责任感，把医院管理作为自己毕生的事业，竭尽全力做好本职工作并有所创新。

（3）认真执行党和政府有关卫生工作的方针、政策、遵守国家的法律、法规、法令和具体业务政策。

（4）有实事求是的精神，一切从医院的实际出发，按客观规律办事，讲实话办实事。

（5）全心全意为患者服务，为广大医务工作者服务。

（6）团结同志，善于听取别人意见，虚心求教。

（7）密切联系群众，经常深入科室了解情况，及时解决问题，关心职工的思想、工作和学习。

（二）工作能力

（1）善于从不同的角度想问题，以求医院各种目标的实现。

（2）善于把人、财、物组织起来，发挥最大效能。

（3）处理好医院管理中的各种矛盾和人际关系。

（4）对自己主管的工作能提出全面的工作计划和专项工作计划。

（5）有正确地确定目标、选择最佳方案的决策能力。

（6）思维开阔，善于提出新思想、新方案。

（7）有一定的写作、讲演、阅读和表达能力。

（三）管理专业知识

（1）知晓领导科学、现代管理科学、领导艺术、经济学等现代管理知识。

（2）具备与自己所负责的部门或医院工作性质相关的专业管理知识。

（3）具备一定的法学、社会学、心理学等专业知识。

（4）能熟练操作计算机。

（5）具有相应的外语水平。

二、医院管理干部配备原则

医院管理干部的配备原则包括三个方面：

（1）能级原则。

（2）职权相当原则。

（3）互补原则。

三、医院领导班子群体结构模式标准

（1）在政治上具有同质性。即都能认真贯彻执行党的路线、方针、政策，坚持四项基本原则，同党中央保持高度一致等。

（2）领导班子内部的团结合作。即班子成员之间互相信任、互相谅解、互相支持、互相学习。充分发扬民主、不闹无原则的纠纷，积极开展批评与自我批评，勇于与不良倾向和错误行为做斗争。

（3）领导班子成员作风的一致性。即能经常深入群众，深入基层了解情况，处理问题。帮助职工排忧解难。廉洁奉公，不利用职权谋取私利等。

（4）能围绕医院的医疗中心工作，既分工又合作，共同做好合理使用人、财、物资源，高效率、高质量完成各项任务。

第四节　医院专业技术职务聘任

一、专业技术职务

专业技术职务是在定编定员的基础上，根据实际工作需要设置的有明确职责，必须具备任职条件和相应的专业知识及技术水平方能授予的工作职务。由行政领导负责组成，经过相应的专业评审委员会的评审，符合相应任职条件的专业技术人员可以聘任，卫生专业技术职务有一定的任期，在任职期间领取专业技术职务工资。职务名称为医、药、护、技四类，分高、中、初三档。

二、专业技术职务聘任原则

（1）全面衡量原则：为了保证不错用人和不用错人，对应聘人员需做好了解，掌握其思想品质、医德水准、文化程度、知识水平、专业特长、学位学历、工作能力、思维方式、胆略魄力、性格情操、志向兴趣、素质修养、身体状况等情况，依照所聘岗位或职位对人的要求，从德、智、才、识、性、体诸方面综合衡量，取得全面印象，知人之短长，进而得出是否可以聘任的决断。

（2）公开竞争原则：首先，医院作为用人单位公开待聘职数和职位，提供岗位说明书，以便专业技术人员了解自己竞争的目标。其次应该公开竞争程序，给职务竞争者们一个公开亮相的场合和机会，有利于得到公正的结论。最后，应该公开竞争结果，让人知道谁被聘、谁未聘，避免任人唯亲和论资排辈。

（3）择优聘任原则：为了做到人适其职、职得其人，必须遵循择优聘任原则。金无足赤，人无完人，参加职务竞争的专业技术人员总是各有所长又各有所短。因此，在全面衡量后，选择那些与所聘职务的要求相吻合程度最高者任职，即是择优聘任的含义。

三、专业技术职务聘任的基本条件

根据国家关于《卫生技术人员职务试行条例及实施意见》规定，我国卫生技术人员担任各类各级卫生技术职务必须具备以下条件：

热爱祖国，遵守宪法和法律，拥护中国共产党的领导，贯彻执行党的卫生工作方针，遵守职业道德，全心全意为人民服务，积极为社会主义现代化建设贡献力量。

关于各类各级卫生技术职务对医疗技术，医学基础理论，医疗实践经历，学位学历，外语水平，以及科研、培训、操作等方面的能力要求，则要因岗而异，具体条件各地亦有所不同。

第七篇　经营管理

第二十六章　医院经济管理

第一节　医院经济管理的基本内容

一、经营管理

经营一般限于一个具体的经济实体的运行，包括这一经济实体本身的管理，所以又称经营管理。它包括经营思想、经营方针、经营策略、经营范围、经营的方式方法等。我国现在是社会主义的市场经济，医院属于第三产业，由于社会经济发展水平的限制，我国医院的福利性是有限的，为了保证医院的进一步发展，医院必须成为相对独立的经济实体：以医院现有资源为基础，开展经济核算，合理安排人、财、物、时间和信息，利用商品货币形式与其他社会经济实体发生经济关系。医院要建立经营机制，树立竞争意识观念，发挥整体功能，并要依靠内部积累，实现卫生服务的简单再生产和扩大经营。医院要从单纯事业性转为服务经营型，但要区别于追求营利的企业型模式，医院的经营管理必须以实现为社会主义现代化建设服务、为人民群众的健康服务为目的。

二、医院经济管理

医院经济管理是管理者为了达到医院工作的预期目的，对医院各项经济活动的全过程进行决策、计划、组织、指挥、监督和调节的总称。医院的全部劳务活动和消费过程无不与经济活动密切联系。这些活动均需通过财务手段进行记录、核算和分析，据以做出决策，实施经济管理。

（1）实行各种形式的经营管理责任制：实行经营管理责任制，主要是按照经济规律的客观要求，妥善处理国家、医院和个人之间的物质利益关系，贯彻按劳分配原则，调动医院职工的积极性，更好地完成医疗及其他各项任务，为人民群众提供数量更多、质量更高的医疗保健任务。国家对医院定任务、定床位、定人员、定业务技术指标、定经费补助，扩大医院自主权，医院对国家承担责任，以责定利。在医院内部，对各科室下达各项业务技术指标，建立健全岗位责任制，进行考核，依据完成任务情况，确定奖罚。

（2）实行经济核算和成本核算：要从医院的实际情况出发，建立切实可行的经济核算制度，促使医院合理地使用人力、物力、财力、讲求技术经济效果，努力降低消耗，少花钱、多办事。

（3）搞好财务、药品和各项财产物资的管理，努力增收节支；要健全财务管理制度，制定各项经费开支定额，节约开支，杜绝浪费，保证业务工作的需要。

（4）讲求医疗技术经济效果，搞好技术经济效果评价：医疗技术经济效果，是指医院在为社会提供医疗服务过程中劳动占用和劳动耗费同得到的医疗保健效果的比较，它要求以尽可能少的劳动占有和劳动消耗量，取得最佳的医疗保健效果。

三、医院经济管理的基本原则

（1）必须坚持医院的社会主义方向：医院是具有一定福利政策的事业型单位，救死扶伤，实行人道主义，全心全意为人民的健康服务，为社会主义现代化建设服务，是医院的根本宗旨，只有坚持医院的社会主义办院方向，才能保证这一宗旨的实现。

（2）必须按经济规律办事：①社会主义基本经济规律；②价值规律；③社会主义节约原则；④利益原则；⑤按劳分配原则。

（3）必须正确处理国家、医院和职工个人之间的利益关系。

第二节　医院经济核算

一、医院经济核算

医院的经济核算是经济管理的重要内容，是实行各种经营责任制和岗位责任制的基础，是提高医院经济效果的有效方法。医院的经济核算，就是利用价值杠杆作用，通过登记、统计、记账、算账的办法对生产过程中的劳动耗费和考核，以求不断改善经营管理，以较小的劳动耗费取得较大的医疗保健效果。经济核算的方法包括会计核算，业务核算以及统计核算三部分。

二、医院经济核算的特点

（1）医院实行经济核算，利用货币价值形式对医疗业务活动中的物化劳动和活劳动的消耗进行核算，主要目的是，争取最佳的医疗技术经济效果，以满足人民群众不断增长的医疗保健需要，而不是为了盈利，也没有向国家上缴税金和利润，为社会提供积累的任务。

（2）医院实行经济核算，既要讲究经济效果，更要讲究医疗效果，这就必须运用各项技术经济指标。

（3）由于社会主义医院不以营利为目的，也无向国家上缴税金和利润的任务，因而医院不像企业那样，在一定的实物指标基础上，可以把利润作为中心环节来带动整个经济核算。

三、医院经济核算的基本要求

（1）要建立健全各项核算制度，不仅要进行医疗技术效果的核算，而且要进行经济效果的核算，不仅要进行劳动消耗的核算，而且要进行资金占用的核算。

（2）要建立医院经济核算指标体系。医院实行经济核算制，必须凭借各项指标，对医院工作进行考核和分析。科学而完整的医院经济核算指标体系，是搞好医院经济核算的重要环节，必须根据医院的特点逐步建立。

（3）在核算方法上，要加强计划管理。医院应依据国家下达的任务，参考有关历史资料，考虑医院内外部条件，制订计划，明确目标。在执行计划过程中，要通过核算来反映和监督医疗业务活动的进行，在医疗活动完成后，要利用经济核算资料对其结果进行检查、分析差距，发现问题，查明原因，制定改进措施。同时要加强会计、统计工作，做好原始记录，掌握经济信息，加强各类核算数据的管理和分析。

第二十七章　医院财务管理

第一节　医院会计管理

一、医院会计

医院会计是运用计算、记录、分类、分析和总结的方法，提供经济管理上所需要的各种经济信息，以便考核过去、控制现在并规划未来的经济活动。医院会计的基本任务是用货币记录日常发生的经济业务，总结成有用的信息，编制成财务报表，并进行分析，提供给医院领导进行决策。

二、医院业务收支内容

（一）业务收入

医院业务收入是指医院在一定时期内开展医疗、预防、科研、教学业务活动过程中所取得的收入。业务收入内容可划分为医疗收入、药品收入、制剂收入和其他收入。①医疗收入是医院业务收入的主体，它根据为病人提供的医疗服务，按照国家规定的收费标准收取费用。②药品收入是医院药房根据医生处方或医嘱配售给病人取得的收入，医院购进药品成本与按销售价格出售两者之间形成了差价收入。③制剂收入：医院的药品大部分是从商业部门购入的，为了补充药品供应不足，满足医疗需要，医院还自行加工一部分中西药品，这部分药品加工完成，形成了制剂收入。④除了医疗收入、药品收入、制剂收入外，医院还有诸如技术培训、车辆使用等收入。

（二）业务支出

医院业务支出是医院在一定时期内开展业务活动过程中发生的人力和物资消耗的货币表现。为了核算医院医疗、药品、制剂三方面经营情况，将其划分为医疗支出、药品支出、制剂支出和其他支出四类。

（三）差额预算补助

差额预算补助是国家补偿给医院的收入，这是由于国家制定的医疗收费标准低于成本，医院从医疗收入中只能由国家预算资金拨款来补偿。

（四）结余

结余直接反映医院财务成果，是业务收入加上差额预算补助减去业务支出总额后的剩余部分。结余全部留给医院，按国家规定形成事业发展基金、福利基金、奖励基金和院长基金。

三、医院会计制度

医院会计制度是指医院会计工作的规程和准则，是国家预算会计制度的重要组成部分。中华人民共和国成立后，医院长期执行国家预算制度。直到 1987 年，为适应医疗卫生事业发展和医疗卫生工作改革的需要，卫生部、财政部制定了《医院会计制度》，结束了我国没有专门的医院会计制度的历史。1989 年 1 月 1 日全国各级各类全民所有制医院也参照执行。该制度共分 7 章 42 条，对医院会计的意义、对象、作用、组织、任务和核算方法等，都做了准确的阐述和明确的规定，符合我国国情和现阶段医院管理的实际情况，是处理医院会计业务的准则。医院会计制度对原有的会计核算工作做了如下变革：①改收付实现制为权责发生制，使医院财务成果的核算更加准确；②改收付记账法为借贷记账法，使核算方法更加灵活，并有利于会计电算化；③把医院资金分为固定资金、流动资金和专项资金，使医院资金渠道更加清楚；④规定医疗收支、药品收支和其他收支分别核算，使各项收支的经济收益能直接反映出来，也有利于科室成本核算。此外，《医院会计制度》对医院会计核算的组织、会计科目、会计账表均做了较大变动，使医院会计工作在原有的记账、算账、报账功能上，增加了参与预测、管理控制、分析监督经济活动等职能。

四、医院内部会计制度

会计制度是进行会计工作所应遵循的规程。医院内部会计制度是指医院为了有效地对会计工作进行管理而制定的制度。目的是维护医院财产的安全完整和提供经营管理决策的信息、资料，同时内部会计制度又是保证正常进行，提高医院内部控制有效性的一种制度。

五、医院会计制度的基本内容

（1）医院会计工作的基本任务：贯彻党和国家的方针、政策和"会计人员职权条例"，通过核算了解和监督医院财务管理的情况。

（2）组织机构和人员：凡国家二级（含二级以上医院）均应设立独立的财务机构并配备专职财会人员。

（3）会计核算形式：会计核算形式是账簿组织、记账程序和记账方法互相结合的方式。它确定医院会计核算的原则。会计核算形式主要包括以下几个方面：①记账方法；②会计科目；③会计账簿；④会计凭证。

（4）会计核算对象：以货币计价的医院全部财务事项，按"权责发生制"或"收付实现制"进行核算。

（5）会计报表和分析：包括月报、季报和年报，按规定的要求，完整、准确、及时地填报并进行分析。

（6）会计监督与检查：监督与检查的对象是医院所有管财管物的地方。检查时，应明确定出检查的要求、方法，及时做出结论，并提出改进工作的建议。

（7）会计交代：财务人员交接工作时，要严肃认真地办理交接手续。

第二节　医院财务计划

一、医院财务计划

医院财务计划，是以统一的货币形式编制的综合性计划。

它确定医院在计划期内医疗活动所需的资金数额、来源和周转速度，医疗过程中所必须开支的费用及其水平，以及增收节支数额。财务计划通过业务收入反映医院业务与行政管理水平，通过预算差额补助反映医院与国家的关系：通过业务支出反映资金对业务支出的保证程度以及节约或浪费情况。因此，检查与分析财务计划的执行情况，对指导医院的财务活动，搞好医院管理，有重要意义。

二、编制财务计划的依据

编制财务计划，必须有充分的政策依据和经济依据，这主要包括：

（1）党和国家的路线、方针、政策、法令和上级关于编制财务计划的指示和规定。

（2）社会经济情况以及疾病发展趋势对医疗保健事业的需要。

（3）各种有关资料，如最近几年医疗卫生统计资料、会计资料以及资源利用与消耗资料等。

三、编制财务会计的内容

（一）收入

（1）门诊收入：根据本地区疾病发生形势的预测以及本院所能承担的能力而确定的门诊工作日来计算门诊的各项收入。

计算公式为：全年门诊工作日 × 平均每日计划门诊人次数 × 平均每门诊人数收入数 ＝ 全年门诊收入预算数。

（2）住院收入：根据计划期内开放病床数，按其病床使用率计算从住院病人那里得到的除缴费外的全部收入。

计算公式为：开放病床数 × 病床使用率 × 全年病床工作日（以 365 天计）× 平均每一位住院病人收入数 ＝ 全年住院收入预算数。

（3）制剂收入，制剂室制成的药品材料按批发价交药房使用后，作为其销售收入，减去其原材料等消耗及包装成本即为制剂收入。

（4）其他：包括固定资产变价、进修费、废品回收等收入。

（二）支出

（1）人员经费：根据劳动工资计划，其他有关资料及以前年度执行情况，结合预算年度的变化而编制。

（2）公务费：根据相关部门计划，与历年支出对比分析而编制。

（3）设备购置费和房屋修缮费：根据实际需要编制。

（4）业务费：包括两个方面，一是医药卫生材料费，分中药、西药、血液、X线材料、化验材料及一般卫生材料等费用。二是水电燃料及其他消耗性支出。

（5）其他：参照上年度执行情况和预算期情况编制。

第三节　医院资金管理

一、医院资金

医院为保证其医疗活动的正常开展而拥有的房屋建筑、器械设备、药品制剂、卫生材料等以及医院职工劳动报酬的货币表现，就是医院资金。我国卫生部门医院资金的来源有两个：一个是国家预算拨款，它包括工资补助，设备补助，修缮费补助，处理病人、久费补助，专科医院补助和其他补助；另一个是医院业务收入，包括：门诊收入，住院收入，制剂收入，救护车收入和其他收入。此外，医院历年节余以及各项暂存款、预收款等，形成医院资金的补充来源。

二、国家预算拨款

国家预算拨款是指国家财政部门按批准的预算，对主管部门及其所属各单位拨付预算资金。我国预算拨款按预算年度分季、分月进行。采用划拨资金和限额拨款两种方式。预算拨款的原则主要如下。

（1）坚持按计划拨款：各项预算拨款，必须控制在年度预算和季度计划范围内，不能办理超预算、无计划的拨款。如原计划不能适应新的变化，需要追加支出时，须按规定程序办理追加预算，报请有关部门审批后才能拨付。

（2）坚持按事业进度拨款：既要保证资金需要，又要防止资金积压，同时还应考虑上期资金的结余，对于差额预算单位拨款，应当按其金额收支情况，核实需要，合理拨付，以促进各单位合理、节约、有效地使用资金。

（3）坚持专款专用：按支出用途拨款，不能随意改变支出用途。在我国医疗卫生保健机构中，没有业务收入或业务收入不正常、不固定的单位，如卫生防疫站、妇幼保健站等属于全额预算单位，而医院则属于差额预算单位。

三、医院固定资金

医院固定资金指医院占用在固定资产上的资金，它包括房屋建筑、器械设备、被服家具等实物所占用的资金，是医院资金的主要组成部分。由于它可以在较长时期内发挥作用，必然随着固定资产的磨损逐渐地、分次地转移到医疗卫生服务中去。固定资金具有如下特征：

（1）固定资金的循环周期取决于固定资产的使用寿命，各种固定资产可有不同的使用寿命，所占用的固定资金也有不同的循环周期。

（2）固定资金价值补偿与实物替换在时间上的分离，既要求积累足够的折旧资金，以便将来进行实物更新。

（3）固定资金投入是一次性的，而资金回收及其效益是分次逐步实现的，固定资金的效益，主要取决于固定资产配置合理以及其技术程度，正确的配置和技术决策，关系着固定资金的长期效益。

四、医院流动资金

医院流动资金与医院固定资金相对应，系指运用在流动资产上的那部分资金，包括卫生材料，药品和医疗卫生服务所占用的资金和现金、银行存款、应收款等。流动资金周转不同于固定资金、它周转一次所需的时间较短，并且随着提供医疗卫生服务活动的进行，不断地从货币资金形态转化为储备资金，生产资金和成品资金形态，完成资金的循环和周转。合理组织流动资金运用，是保证医院正常运营的必要条件，衡量和考核流动资金利用效率的指标等。

五、固定资金的管理

（1）要保证固定资金的完整无缺。

（2）要合理使用固定资金，努力提高固定资金的利用效果。

（3）正确计算和提取折旧基金。

六、流动资金管理

（1）流动资金必须实行计划管理。

（2）流动资金不能用于基本建设和其他开支。

（3）流动资金的运用必须同卫生保健服务过程相结合。

（4）加速流动资金周转，是流动资金管理的重要内容。

第四节 医院成本管理

一、医院成本管理

医院成本管理是指对医院整个医疗服务经济活动过程中的成本费用，进行有组织，有系统的计划、控制、计算、分析和考核等一系列的活动。其目的是保证医院在提高医疗质量，满足病人对医疗服务需要的前提下，降低医疗服务成本，减少不必要的费用支出，达到以最少的费用，取得最佳的经济效益。

二、医院成本的特征

（1）成本发生的变动性和固定性：成本按其与产量的关系，可分为变动成本和固定成本，包括医院使用的一些原料、低值易耗品等。

（2）成本对产品的直接性和间接性：成本按其医疗保健服务的关系，可分为直接成本和间接成本，如临床上直接用于患者的各种制剂、药品等，同各种医疗保健消费者直接发生关系可计入直接成本；而医院所交的大量水费、电费等由于多数消耗并不直接用于医疗保健消费者，又可计入间接成本。

（3）成本的可控制性和不可控制性：成本按其是否能控制，可分为可控制成本和不可控制成本。从理论上讲，一切成本均可控制，但对于医院来说，有的成本可控制，有些成本难以控制。

三、医院成本的内容

（1）劳务费：包括职工工资、各种补贴、职工福利费等。

（2）业务费：包括药品、氧气、各种试剂、卫生材料、医疗业务科室的办公费、邮电费、差旅费、印刷费、零星修缮费、被服装具费、环境保护费、交通工具消耗费、水。电、燃料费及其他一切医疗业务支出的费用。

（3）固定资产折旧及大修理基金：包括各科室使用的所有设备及占用的房屋建筑物，按规定提取折旧费及大修理基金。

（4）管理费：包括行政管理科室及其他为医疗服务的辅助科室所发生的劳务费、公务费及印刷费等。

（5）其他费用。

四、医院成本核算

（1）医疗项目成本核算法，简称"项目法"。以医疗科室为成本核算单位，进行费用的归集和分配，核算总成本和单位成本。综合性医院一般可划分为：挂号项目、住院项目、化验项目、影像诊断项目、理疗项目、手术项目、病理项目以及药品销售部分、制剂部分等。

（2）综合成本法。综合性医院可以门诊部、住院部、制剂室为成本核算单位，计算出总成本，即为综合成本。

（3）病种法。这是按病种归集、分配、计算成本的一种方法。

五、医院成本控制

成本控制是在生产经营活动过程中，依据成本标准对实际发生的生产耗费进行严格的计算和审核，发现并克服生产经营过程中的损失、浪费现象，以实现或超过预期的成本目标。要对医院成本进行控制，首先必须了解成本的特征和分类，再采取不同的控制方法。实行成本控制的程序和方法如下：

（1）制定下达标准，作为审核成本开支和评价成绩的依据。

（2）开展成本宣传，组织动员群众挖掘潜力，推动成本标准实现。

（3）根据成本标准审核成本开支，防止和制止损失，浪费发生。

（4）核算脱离成本标准的差异，分析差异产生的原因，确定成本超支责任的归属。

（5）提出降低成本的措施或者修订成本标准的建议。

第二十八章　医院内部审计

第一节　医院内部审计概述

一、医院内部审计

医院内部审计是指医院内部设置的审计机构，依照国家的法律、法规和政策，对医院的财务收支及其经济效益进行审查的一种内部经济监督活动。

二、医院内部审计的依据

（1）国家的法律、法规和政策。

（2）地方性法规和规章。

（3）卫生部和省、自治区、直辖市、计划单列市卫生行政管理部门制定的规章制度。

（4）医院依照上级规章制度制定的不违背国家方针政策规定的实施办法。

三、医院内部审计的任务

（1）对医院的下列事项进行审计监督：

①财务计划及预算的执行和决算；

②基本建设资金的收入和支出；

③其他资金的来源，上缴，使用及分配；

④国家和单位资产的管理情况；

⑤经营成果财务收支的真实性、合理性和合法性；

⑥内部控制制度的健全、严密、有效；

⑦下属部门的领导承包或者租赁期间的财务收支及有关经济活动；

⑧重要经济合同，契约签订的可行性、合法性、效益性。

（2）对与境内、外经济组织兴办的合资、合作经营及合作项目所投入资金、财产、技术的使用及其效益，审计范围内的其他事项进行审计监督。

（3）检查、评估医院的社会效益和经济效益情况。

（4）配合审计机关或上级审计机构进行必要的专题调查。配合有关部门对贪污、盗窃以及由于工作失职或失误给国家造成重大经济损失的行为进行专案审计。

（5）宣传贯彻审计事项和医院领导交办的审计工作。

第二节　医院内部审计内容与方法

一、货币资金审计

货币资金是医院在经济业务活动中停留在货币形态的资金，它包括现金、银行存款。对货币资金的审计，要对其运用是否合理、合法、保管是否安全进行审计监督。

二、往来款项审计

医院的应收款和应付款是经济业务活动中债权债务的表现，是指医院与其他单位或个人在经济业务结算过程中发生的各种往来款项。对往来款项审计的主要内容是：真实性、是否及时清理，收回或返还的时间是否适当。

三、财产物资的审计

医院财产物资包括固定资产、低值易耗品、药品和各种材料。对医院财产物资的审计主要是审查从购置、保管、使用及报废的过程中的合理、合法、安全及其效益。

四、医院收入审计

医院收入审计，是指国家对医院的差额预算补助、专项补助、医院的医疗收入、药品收入、制剂收入和其他收入的审计。

五、医院支出审计

医院支出审计主要包括：①对人员经费的审计；②对药品支出的审计；③对卫生材料支出的审计；④对低值易耗品和业务费的审计；⑤对大型购置和修缮费用的审计；⑥对专用基金的提取和使用的审计。

六、医院内部审计的方法

（1）详查与抽查。

（2）顺查与逆查。

（3）调查与取证。

（4）分析与比较。

（5）审阅与校对。

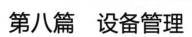

第八篇　设备管理

第二十九章 医院设备管理

第一节 医院设备装备管理

一、医疗设备管理职能

医疗设备管理职能是指医疗设备管理应有的作用、功能。医疗设备管理的职能是要保证提供医院医疗工作最优达到提高设备使用效能，增大经济效益。其内容包括：①仪器设备购入的选择与评估；②指导、检查仪器设备的使用、维护和保养；③建立管理制度，完善岗位责任制，建立健全资料、档案；④培训技术管理人员；⑤报废设备的技术鉴定和调配控制；⑥科技开发和临床研究。

二、医疗设备分类

总体来讲，医疗设备可分为三大类，即：诊断设备类、治疗设备类及辅助设备类。

（1）诊断设备类：包括 X 射线诊断设备、功能检查设备、超声诊断设备、核医学设备、内窥镜检查设备、实验诊断设备、五官科检查设备及病理诊断设备。

（2）治疗设备类：包括病房护理设备、手术设备、放射治疗设备、核医学治疗设备、理疗设备、激光设备、低温冷冻治疗设备、透析治疗设备、急救设备及其他治疗设备.

（3）辅助设备类：包括消毒灭菌设备、制冷设备，中心吸引及供氧系统、空调设备、制药机械设备、血库设备、医用数据处理设备、医用摄影录像设备等。

三、医疗设备的装备原则

（一）经济的原则

所谓经济的原则，即是按经济规律办事，讲究投资的经济效益和历行节约，降低成本，减轻病人经济负担。

（二）实用的原则

主要根据医院的任务、规模、人员技术水平和技术条件的现状，适当考虑将来的发展而确定仪器装备标准。要本着医学技术全面发展，重点提高的精神，从需要和可能出发，分轻重缓急，统筹规划，分期分批地更新设备，逐步充实配套。

要从实用的原则出发，应注意下列几个方面的问题：

（1）优先考虑基本设备，其次应考虑高、精尖设备。

（2）要立足于国产仪器，适当引进国内外新设备。

（3）目前引进设备应提高"技术精度"的关键性设备为主，而不宜追求减少"劳动密度"的设备。

（4）不必急于引进大型的、万能的设备。

第二节　医疗设备使用管理

一、医疗设备使用管理

医疗设备使用管理，是指设备从到货起，经过验收入库、出库发放、财产账目、技术档案、使用率调查等一系列程序，直至设备报废为止这一全过程的管理。购置设备的目的是为了使用，仪器设备只有在使用过程中才能发挥其作用。而且，在设备物质运行的全过程中，使用所占的时间最长，所以使用管理是一个重要的环节。这个环节的任务，可以概括为两个方面：一是保证设备的安全，包括数量上的准确性和质量上的完好性，以便完整地保持其使用价值；二是提高设备的使用率，充分发挥设备的医疗效果，追求更多的社会效益和经济效益。

二、医疗设备使用的原则

（1）医疗设备是由医师、护士、医技人员使用的。因此要充分调动他们的积极性，增强其责任心，爱护公共财物，把设备管好用好。

（2）要破除小生产的习惯势力，反对科室和个人独占仪器，提倡专管共用、协作共用，提高使用率。

（3）要求设备管理人员牢固树立为医疗、科研、教学第一线提供优良服务的思想和精打细算的精神，做好设备的使用管理工作。

三、医疗设备使用应建立的制度

（1）计划编制与审批制度；

（2）采购、验收及入库管理制度；

（3）设备技术档案制度；

（4）仪器性能精确度鉴定制度；

（5）仪器使用操作规程；

（6）设备使用、维修、保养制度；

（7）大型仪器专管共用制度；

（8）设备使用人员考核制度；

（9）设备的领发、破损、报废、赔偿制度。

四、医疗设备档案

医疗设备的文件和材料。它是医疗设备管理工作的凭据，进行科学研究的基础和条件。其内容包括：购置资料、仪器设备资料和使用管理资料。

五、医疗设备管理指标

医疗设备管理指标是指医疗设备管理方面指定的标准。是可以用数量来描述的，可进行量化管理。主要管理指标有：①医疗设备的完好率；②医疗设备的使用率；③医疗设备使用率的达标率；④医疗设备的平均无故障时间；⑤医疗设备的修复率；⑥医疗设备的自修率；⑦强检医疗仪器的计量检定周期和计检率，计检合格率等。

六、医疗设备使用率

医疗设备使用率，是衡量一台设备使用频度的一项指标，可用下列公式来计算：

$$设备使用率 = \frac{设备使用小时数}{设备定额小时数} \times 100\%$$

七、医疗设备利用率

医疗设备利用率是指仪器设备发挥作用的比率。一般计算方法有三种。

（1）按仪器设备实际使用计算公式：

$$利用率 = \frac{仪器设备运转小时数}{仪器设备核定运转时数} \times 100\%$$

（2）按仪器设备工作件数计算公式：

$$利用率 = \frac{仪器设备工作件数}{仪器设备核定工作件数} \times 100\%$$

（3）估算仪器设备工作总效能计算公式：

$$总效能 = \frac{正在使用的仪器设备台件数}{仪器设备总台件数} \times 100\%$$

$$\times 仪器设备平均使用数$$

$$仪器设备平均使用 = \frac{期内仪器设备使用次数}{期内工作日（月或周）}$$

第三节　医疗设备维修管理

一、医疗设备三级保养制

（1）日常保养（或称例行保养）：由仪器保养人负责，它的内容是：表面清洁，紧固易松动的螺丝和零件，检查运转是否正常，零部件是否完整。日常保养的项目和部位较少，大多数在设备的外部。

（2）一级保养：由仪器保养人按计划进行，主要是内部清洁，检查有无异常情况（如声音、湿度、指示灯等），局部检查和调整。

（3）二级保养：是一种预防性的修理，由仪器保养人合同修理人员共同进行，检查设备的主体部分成立主要组件，调整精度，必要时更换易损部件。

二、医疗设备修理类别

（1）小修量：工作量最小的局部修理。在设备所在地点更换和修复少量零件，或调整设备的结构，以保证设备能够使用到下一次修理。

（2）中修理：要更换与修复设备的主要零件，或数量较多的其他损坏部件，或校正仪器以恢复精度，达到设备规定的技术参数。

（3）大修理：是工作量最大的一种修理，有需要设备全部解体、更换和修复全部损坏的零件、恢复设备原有的精度、性能和效率。

三、医疗设备的修理方法

（1）标准修理法（或称强制修理法）：是对设备的修理日期、类别和内容，都预先制订具体的计划，并严格照计划规定进行，而不管设备的技术状况如何。这种方法一般用于一些必须严格保证安全运转和特别重要、复杂的设备。

（2）定期修理法：根据设备使用情况，参考有关修理周期，制定设备修理工作的计划日期和大致修理工作量。其优点是有利于做好修理前的准备，缩短修理所占用的时间。

（3）检查后修理法：根据检查结果和以前的修理资料，确定修理的日期和内容，此法比较简单易行。

四、医疗设备完好率

医疗设备完好率表示一个医院或某一单位的医疗设备的完好程度，用百分比来表达。医疗设备完好率是衡量一个医疗单位对于医疗设备管理好坏的一项重要指标。它可用下列公式来计算：

$$完好率 = \frac{完好的医疗设备台数}{医疗设备总台数} \times 100\%$$

完好的医疗设备应达到如下标准：①设备完整，附件及技术资料齐全；②性能良好，测试数据准确，达到医学计量标准；③运转正常，不带故障；④完好天数每年 300 天／台以上。

一般来讲，一个医疗单位的医疗设备完好率应在 95% 以上。保证医疗设备的完好率，应着重抓好三个环节：①设备购置选型应充分论证比较，把好质量关；②建立管理责任制，制定严格的规章制度并认真贯彻执行，保证设备附件及技术资料的齐全，保证废旧仪器的及时更新报废；③做好医疗设备的保养、维修工作。

第九篇　后勤管理

第三十章　医院后勤管理

第一节　医院物资管理

一、医院后勤

医院后勤工作是医院设备、物资、总务、财务和基本建设工作的总称。它包括：衣、食、住、行、水、电、煤、气、冷、热等诸方面。它是构成医院整体工作的重要组成部分，是医院三大运行系统中的支持系统，是医疗服务得以完成的条件保障。医院后勤工作还具有先行性、经济性、服务性、综合性和社会性的特点，应从医院全局出发，全心全意为医疗第一线服务，处处为病人、为职工着想，搞好主动服务。

二、医院后勤范畴

医院后勤范畴系指医院后勤工作范围与任务。主要任务包括：①财务管理；②经济管理；③建筑计划，基建仓库和房产、家具的修理、分析和管理；④设备的购置、保养和维修；⑤物资的采购、保管和供应；⑥供热和制冷；⑦供电和安全用电管理；⑧给水与排水；⑨负责全院的生活供给服务；⑩环境卫生、绿化美化和三废处理；⑪安全保卫和门卫秩序；⑫负责太平间的管理；⑬负责动物饲养；⑭负责后勤部门人员的培养和管理；⑮不断完善后勤管理体制，探讨医院后勤管理规律，以达到后勤管理的科学化、制度化、规范化。

三、医院后勤管理

医院后勤管理是运用现代管理学的理论和方法，按照医院工作的客观规律，对医疗设备、物资、总务和财务等后勤工作进行科学的管理。现代医院后勤管理是以医学科学、管理学为基础，由多学科组成的一门综合性、实用性很强的应用科学，是医院管理学的一个分支，并正在逐步形成一个新兴学科。医院后勤管理的目的是使医院财力、物力得到合理使用，发挥最佳的效益，提高工作效率和效果。

四、医院总务管理

医院总务管理系指对医院医疗工作的职工提供生活保障的管理，在医院中承担着后勤服务保障任务。它是我国现阶段医院整体结构中不可缺少的一个重要组成部分。它随着现代化医院建设的发展和医学模式的转变，总务管理正在自然科学与社会科学相互交叉、相互渗透的基础上，形成一门新兴的管理学科。这一学科涉及现代医学、医院管理学、卫生学、营养学、烹调学、园艺学、会计学、建筑学、物资学、电子学、机械学、卫生经济学、心理学等方面的知识领域。因此，研究医院总务管理，包括理顺总务管理体制，加强总务队伍建设，明确总务工作岗位职责和工作规范，不仅是总务工作实施规范化、科学化管理的需要，而且也是建设现代化医院的需要。

五、医院物资管理

医院物资管理是指根据国家有关政策、法规，遵循医院运行的规律，对医院所需要的物资进行采购、供应、保管、分配、维修等各项组织工作。医院物资管理是现代医院科学管理的重要内容，在医院系统中属于支持分系统范畴，是运行分系统的支持力量，对保障惯性运行有重要作用。医院的医疗、预防、科研、教学等各项功能都离不开物资的保障。医院物资科学管理的程度直接影响到医院功能的发挥和医院现代建设以及科学管理的进程。

六、医院物资分类

（1）固定资产：医院一般把单价在20元以上的一般设备和单价在50元以上的专业设备以及耐用时间一年以上的各类财产划归固定资产，对单价不足20元或50元，但耐用时间一年以上的大量同类财产，亦应按固定资产管理。固定资产包括：房屋和建筑物附属设备；专业用设备，如医疗器械、医疗仪器和制剂设备等；一般设备，如办公业务用的设备、家具、交通运输工具、通信设备、文体设备、被服装具、劳保用品、图书等，机械设备，如锅炉、发电机、洗衣机等。

（2）低值易耗品：医院通常把不同时具备固定资产两个条件的物资作为低值易耗品管理。低值易耗品包括办公用品、医疗用品、卫生维修工具、棉布用品、炊事工具等。

（3）材料：

①医用卫生资料，如医疗材料、化学材料和其他材料。

②基建和维修材料，如钢材、木材、水泥、砖瓦、油毡、水暖器材、车辆修理配件等。

③缝纫材料，如布匹、棉絮、针织等。

（4）药品：包括中药、西药。

（5）燃料：包括煤、燃油等。

七、医院物资管理的特点

（1）应急性比较强。

（2）物品种类繁多。

（3）管理技术要求高。

（4）使用维修分散。

（5）占用资金比重大。

八、物资需要量

物资需要量是指医院完成业务任务所需要的物资数量，对非一次性消耗的物资则是指投入使用的物资数量。正确核定物资需要量，是编制物资供应计划的一个重要环节。医院物资需要量，由各科室根据物资消耗定额，根据各科室实际需要或历年使用的平均量估算，由物资部门负责汇总，提交财务部门审核是否符合财务计划。物资需要量按每一种类和每一品种规格的物资分别计算。

物资需要计算方法有以下两种。

（1）直接计算法：又称定额计算法，是用计划任务量和物资消耗定额两者相乘来确定物资需要量，计算公式为：

完成某项任务或某种物资的需要量＝计划任务 × 单项任务物资消耗定额 － 废品回用量。

（2）间接计算法：按照一定的比例和系数，确定各种物资的需要量。

计算公式为

某种任务对某种物资的需要量 － 报告期完成该项任务耗用某种物资总量 ÷ 报告期该项任务收入总额

九、物资消耗定额

物资消耗定额是指在一定的医疗技术和组织形式下，完成某项医疗或其他任务所合理消耗物资的数量标准。制定物资消耗定额的原则是：①先进：在保证和提高工作质量的前提下，做到物资消耗最低而又足够使用；②合理。所制定的定额，应是有科学依据，切实可行的，并经过努力可以达到的水平。制定物资消耗定额过去物资消耗的统计资料，确定消耗定额。

十、物资储备定额

物资储备定额是指在保障医疗、科研和教学任务完成的前提下，制定的物资储备的数量标准。在进行物资储备时应按每一物资品种、规格分别确定储备定额，而且确定储备定额时，既要保证医疗业务活动正常开展，又要使物资储备管理符合标准要求。

十一、物资管理人员应建立的岗位责任制

（1）供应人员应负责组织医疗器械、敷料的制备、登记、保管和供应，应做好物品回收和修旧利废、物品的请领报销，检查物品使用情况等项工作。

（2）计划工作人员应负责编制物资供应的年、季、月度计划，指导院内各科室的物资使用保养，组织废旧物品回收变价，防止损失浪费。

（3）采购人员应负责采购，计划用款，做好物资采购用款申请报销工作，履行验收入库

手续，做到钱、物、凭证三对口，保证急需物资供应。

（4）仓库保管人员应做好保养、维修工作，定期盘点，建账建卡，使账物相符，要验收入库物资，防止物资积压、浪费、变质，要送货上门、计划供应。

（5）会计人员应负责建账、核算及物资统计工作。

第二节 医院综合服务管理

一、医院综合服务管理

医院综合服务管理，包括食堂、托儿所、幼儿园、职工宿舍、被服间、洗衣房以及太平间等的管理。既有后勤行政事务管理，又有后勤专项技术职能的管理。工作具体、复杂、涉及面广，敏感性强，与全院职工和病人都有着密切的联系。因此，要求综合业务管理掌握其工作特点，加强工作的计划性和科学性，及时、准确地提供各项保障工作。

二、食堂管理

食堂管理要求食堂在建筑时要有科学、合理的布局，配备与本院就餐要求相适应的食堂设施，同时要严格执行食品卫生制度、为职工和患者提供美味、可口、营养的饭菜。

三、托儿所、幼儿园管理

（1）行政管理：建立领导班子，健全岗位责任制，制定切实可行的长期规划和近期目标。工作中应有计划和总结，保证工作的连续性和科学性。

（2）业务管理：主要是婴幼儿健康管理和婴幼儿启蒙教育管理。

四、职工宿舍管理

（1）为职工提供舒适、安静、有利于生活和学习的住宿环境。

（2）加强公用物品的管理。

（3）做好公用设施的检修和维护。

五、被服间管理

（1）建立被服领发和核销制度。

（2）建立个人被服使用卡。

（3）部门、科室设立被服管理员。

（4）健全被服报废更新制度。

六、洗衣房管理

（1）加强业务技术培训。

（2）重视工作质量。

（3）建立健全物资保管及洗衣房管理制度。

七、太平间管理

（1）太平间设专职管理人员，未经许可，任何人不得随意进入。需进太平间的人员，必须办理登记手续。

（2）太平间应保持清洁、整齐、有专用通风设备，防止老鼠与苍蝇进入。

（3）送入太平间的尸体，必须衣着整齐，做好尸体处理，符合卫生要求。家属在取走尸体时，管理人员要核对无误。

（4）尸体为传染性疾病者，应将尸体存放干隔离室或隔离柜内，严禁将传染性疾病者的尸体与非传染性疾病者尸体混合存放。尸体送走后，对尸体存放的床位或尸体柜及时进行严格消毒。

第三节　医院建筑管理

一、医院建筑管理

医院建筑管理研究的对象主要是医院建筑的功能及卫生学方面的合理性，即医院建筑的特点和原则，建筑的合理设计（计划）、合理布局、合理使用，充分发挥医院建筑的效能，使之有利于医疗活动，有利于病人，有利于科学管理，以提高工作效率，提高医疗服务质量，为医院现代化发展创造条件。

医院建筑管理的任务：根据医院的任务、特点和医疗技术发展的需要，对新建医院提出合理的计划和设计要求；合理地使用已建成的医院，对旧有医院建筑的改造和扩建进行合理的规划并合理地组织实施。

二、医院建筑的特点

（1）医院建筑是一个整体功能体系。

（2）医院建筑要符合卫生学要求和有良好的医疗环境。

（3）医院建筑要与医院工作日夜不间断的特点相适应。

（4）医院建筑要方便病人，方便医疗护理工作并有发展余地。

三、医院建筑区域划分

（1）医疗区：即门诊部、住院病房及其附属建筑和医技部门。医疗区又可分为传染楼与非传染楼两个区。行政办公室可单独设一个区，如门诊部、病房与行政办公室等均在一个建筑物内，则必须从建筑上分成两部分，使到医院联系工作的人和门诊病人不能来到病房，以保证病房的安静以及治疗的正常进行。

（2）后勤区：包括厨房、洗衣房、锅炉房、仓库、车库等，这些房间最好设在医院一侧或主要建筑的后面，但要临街，并有单独的出入口。

（3）职工生活区：宜与医院分设，并充分考虑环境和卫生等因素。

第四节 医院环境管理

一、医院环境管理

医院环境管理是运用环境卫生学原理采用行政的、法律的、经济的、教育的和科学技术的各种手段，为达到上述目的而进行有系统的管理。

二、医院环境管理的作用

（1）为病人恢复健康创造重要的条件。

（2）防止院内感染发生。

（3）保障医疗安全和防止社会公害。

（4）预防为主，提高社会与经济效益。

三、医院环境管理的内容

（1）制定各项医院环境卫生学标准，考核评价卫生学管理效果，依据国家颁布的有关法规，指令、政策等实现监督。

（2）制定医院卫生学管理规划，并组织实施，不断提高医院内外环境卫生质量，提高医疗、护理、康复效果。

（3）制定严格消毒隔离制度，污物，污水处理制度，采取科学措施，防范医院有害因素对环境的污染，减少公害，防止院内感染，保护医患及社会人民群众健康。

（4）做好病人生活卫生和心理卫生管理，尤其要做好医院高危人群及易感人群的管理，如重危病人、手术病人、使用激素病人、化疗及老幼病人等的卫生学管理。

（5）加强医院职工的劳动保护，进行医疗作业劳动卫生监督。

（6）开展医院环境管理研究，不断提高医院环境管理水平。

第十篇　行政职能、临床医技、教学、
　　　　护理部门工作职责（附件）

第三十一章　行政职能工作职责

一、院长职责

（1）院长是医院的法人，在现行法律、法规的框架内，履行法人的职能，承担法人的责任，应当具有相关管理知识与技能。

（2）贯彻党的路线、方针政策、法规和上级指示，在上级卫生主管部门的指导下，全面领导医院的医疗、教学、科研、预防、保健和行政管理等工作。按上级党委和主管部门的要求，准确、及时有效地完成各项任务，不断进行改革创新，使医院的各项工作高效有序地进行。

（3）根据医院的功能任务，使医院的医疗资源，为患者提供有质量和安全保证的、适宜的医疗技术服务。

（4）负责制订医院发展规划、改革方案和工作计划，按期布置、检查、总结工作，并向领导机关汇报。

（5）负责制定并保持医院的质量方针和质量目标、指标，并有具体实施的措施。

（6）负责组织、检查医疗护理工作，定期深入门诊、病房及其他科室，并采取积极有效措施，不断提高医疗质量。

（7）负责组织、检查临床教学、人才培养和业务技术学习。

（8）负责领导、检查医院重要科研计划的拟订和开展情况，采取积极措施，支持新技术，新项目的引进和应用。

（9）负责组织、检查本院担负的分级分工医疗工作和社区医疗工作。

（10）教育职工树立全心全意为人民服务的思想和良好的医德，加强职工思想政治工作，改进医疗作风和工作作风，改善服务态度，开展优质服务，促进医院精神文明建设。

（11）经常督促检查以岗位责任制为中心的规章制度和技术操作规程的执行，严防差错事故的发生。

（12）根据国家人事制度，组织领导对医院工作人员的考核、任免、奖惩、调配及晋升等工作。

（13）加强对后勤工作的领导，检查督促财务收入开支，审查预决算，对开支较大的物资采购计划要严格审查把关，关心职工生活，创造条件，改善职工生活和福利设施。

（14）主持召开医院办公会及其他行政会议；领导医院质量与安全管理委员会、医疗质量与安全管理委员会、医疗护理质量管理委员会、药事管理与药物治疗学委员会、医院感染管理委员会、病案管理委员会、医疗事故鉴定委员会等全院性委员会；决定医疗、教学、科研、行政管理和后勤工作中的重大问题，批准各项重大改革措施，并组织贯彻实施。

（15）结合医院日常工作，做好职工思想教育工作。支持职代会、工会、共青团、民主党派等群众组织的活动，发挥它们在医院工作中的作用。

（16）批准建立、修改、废除医院内部的各种行政管理规章制度。

（17）决定医院的经费预算，审批医院重大项目的经费开支。

（18）带头搞好院党政领导班子团结、协作，充分发挥副院长和职能科长的作用，做到信任、放权、督促、检查、民主、集中、协调管理，充分调动副院长和职能科科长的积极性。

（19）组织落实社会监督制度，及时研究处理职工及人民群众对医院工作的意见。

（20）抓好分管的工作，因事外出或缺勤时，应指定一位副院长代替院长职务。

二、业务副院长职责

（1）在院长领导下，协助分管全院的医疗、护理、教学、科研、预防保健等业务工作。

（2）督促检查医疗制度，医护常规和技术操作规程的执行情况。

（3）深入科室，了解和检查诊断、治疗和护理情况，领导重危病员的会诊、抢救工作，定期分析医疗指标，采取措施，不断提高医疗、护理质量。

（4）领导制订临床教学计划和人才培养计划，组织全院医务人员的业务技术学习，经常检查教学工作的完成情况及挂钩医疗机构的业务指导工作。

（5）负责领导全院的医学科学研究工作，组织新成果推广应用、新技术开展和科技开发。

（6）领导医疗业务统计、病案统计工作。

（7）负责组织、检查门诊、急诊工作，以及急重病员的入院情况。

（8）负责组织、检查本院担负的分级分工医疗工作，指导所负担的机关、工厂等单位的职业病、多发病的防治工作。

（9）组织、检查本院门诊的转诊、会诊、疫情报告及医院预防保健和卫生宣教工作。

三、行政副院长职责

（1）在院长领导下，协助分管全院的行政和部分财务工作。

（2）负责组织拟定医院各项行政工作制度，并经常督促检查执行情况。

（3）负责审查预决算，掌握财务收入开支、超劳务和业务服务的收入分配、基建、维修以及医院财产物资的管理工作。

（4）负责督促检查全院的经济管理工作。

（5）负责督促检查全院工作人员的生活福利工作。

四、教学副院长职责

（1）在院长领导下，协助分管第一临床医学院临床教学管理工作，组织贯彻执行上级有关教学方面的方针、政策、规定和任务。

（2）组织制订全院的教学计划交院办公会议（或党政办公会议）讨论通过，报请学校批准后组织实施。每学期两次（期中、期末各一次）检查执行情况，并提出改进措施。

（3）布置教学任务，审定任课教师名单，督促检查各教研室组织好开新课教师的预讲工作，督促检查教学各个环节的落实和教师工作规范执行情况，确保教学任务的完成。

（4）组织教学查房，了解和解决教学中存在问题，每学期两次。

（5）组织研究、改进教学和辅导工作，主持全院性教学法、经验交流活动。

（6）领导和组织制订全院教职工的继续教育和培养计划，负责组织对各级人员的业务考核工作，审批全院教职工外出进修学习的计划，参与对教学人员的使用、晋级晋职、奖惩等项工作的讨论，并提出意见。

（7）领导和组织制订全院进修生的招生工作计划，督促有关部门和科室加强对进修生的培养和管理工作。每学期检查两次执行情况，并提出改进措施。

（8）领导和组织制订临床毕业实习教学工作计划，定期组织临床教师到各实习点进行毕业实习教学辅导和考核，加强与教学医院进行双边联系，确保毕业实习教学质量。

（9）教师积极开展教书育人活动。

（10）督促检查教务人员做好教学文件、资料的收集、整理、保管、归档以及学生学习成绩资料和教师工作量计算、统计和上报等日常教务工作。

（11）负责处理和完成院长和上级交给的有关教学方面的其他工作。

五、后勤副院长职责

（1）在院长领导下，协助分管全院的后勤、医疗设备、爱国卫生、保卫、物业管理、洗涤中心等后勤保障工作。

（2）负责组织制定后勤各项规章制度和工作计划，并督促检查执行情况。

（3）组织指导医院各项经营活动，负责对行政后勤部门的经济合同、招标采购，经济合作的审核管理。

（4）负责医院的院容院貌、清洁卫生等工作。

（5）负责医院安全、保卫、防火、防盗工作。

（6）检查、督促所分管部门及科室负责人的工作。

（7）大力推进后勤社会化的改革，并做好已经实行后勤社会化项目的管理工作。

六、医院办公室职责

医院办公室是在院行政、党委领导下的综合性办事机构，围绕医院行政和党委中心工作进行具体组织和实施，其职责范围包括以下两大方面。

（一）行政工作方面职责

（1）在院长领导下执行党和政府的方针、政策、上级的有关指示、规定和医院的决定、决议，重要通报、通知等，负责布置督促，检查执行情况并催办落实。

（2）做好"三服务"（院领导、科室、全院职工）。

（3）当好院长的参谋和助手，协助院长了解情况、调查研究。

（4）根据院长指示、医院办公会决议，负责组织起草全院综合性行政工作的计划、报告、总结、规划、决议等文件，组织拟定有关全院性规章制度，发布有关行政事项的布告、通告、通知等。

（5）负责组织安排医院办公会、全院性行政会议以及院长召开的其他专门会议，做好记录、整理纪要，根据医院办公会会议的决定，发出决定通知书，并检查会议决定的贯彻执行情况。

（6）负责协调各个部门共同办理的综合性工作，管理医院办公室日常事务。

（7）受理院内各职能部门的请示、报告，及时呈送有关领导批示和转有关部门处理。

（8）负责院行政信息收集和信息反馈工作。

（9）负责全院行政公文、公函的登记、批办、转送、催办、归档及保密工作，负责督促检查各部门公文利用保管情况。

（10）统管印信工作，掌握院印及正、副院长的印章使用，负责审定行政部门印章的刻制，出具对外行政介绍信。

（11）负责接待上级领导机关或院外兄弟单位院级行政领导成员的参观工作（后勤部门负责安排食宿、交通）。

（12）负责接待院内外群众来信、来访事宜，并根据来信、来访内容，转交有关部门办理。

（13）负责全院有关资料的收集和统计工作。

（14）负责管理综合档案室，管理全院文书档案。

（15）领导收发室、打字室、探视管理处，负责全院行政公文的打印、信件、汇款单、电报的收发及刊物的递送；协助院长组织院志编纂。

（二）党委工作方面职责

（1）组织安排党委主持的各种会议和开展的活动，做好会议记录。

（2）根据党委会研究的意见，负责起草和制定党委的决议、决定、报告、工作计划、总结等各类文件。

（3）根据党委各个时期的中心工作，深入基层调查研究，给党委提建议、当参谋。

（4）做好信息的收集、整理和反馈工作，及时向上级领导部门和院党政负责人反映情况。

（5）督促和了解各单位、各部门贯彻执行党的路线、方针、政策以及上级党委的决议、决定的情况，及时报告党委。做好上情下达、下情上传工作。

（6）按照有关规定和要求，做好党政之间、党群之间和党委各部门之间的协调工作。

（7）根据上级规定和党委的意见，负责组织传达上级党委的指示精神，组织安排党员和党员干部学习党的方针、政策，做好集中传达和组织、安排阅读党内文件的工作。

（8）负责中央、区党委以及上级有关单位制定的党内文件和内部刊物的收发、传递、催办、清退、保管、归档、销毁和党委的机要通信工作。

（9）做好来信、来访、群众接待和督办工作。

（10）在党委的领导下，积极做好统战工作；做好民主党派、各级政协委员、归侨、侨眷、港澳台同胞、少数民族等统战对象的有关事务；做好华侨、港澳台胞来大陆观光、旅游、探亲的接待工作。

（11）贯彻执行党的干部路线和干部政策，定期或不定期考核副科级以上干部，合理配备和使用干部，做好副科级以上干部考查、选拔、培训工作。

（12）做好党员的教育管理工作，定期分析党员的思想状况，针对存在的问题，会同纪委抓好党员轮训、组织生活和党课教育，认真抓好端正党风的工作，开展创先进党支部、争当优秀党员活动，交流经验，表彰先进。

（13）建立健全党内生活的各种制度，经常了解基层党组织贯彻民主集中制、组织生活和党员发挥作用的情况。

（14）认真搞好党的基层组织的整顿和建设，不断提高基层党组织的战斗力。

（15）在党委领导下，负责宣传党的路线、方针和政策，提出全院宣传计划和措施，组织和实施各种重大的全院性的宣传教育活动。督促和检查各支部宣传工作的落实。

（16）负责党员教育工作，会同纪委办公室有计划地对党员进行党的基本知识、理想、宗旨、党性、党风、党纪教育。

（17）负责职工的思想政治教育，对职工进行党的基本路线、形势政策、社会主义、爱国主义、道德和法制教育等。制订政治学习计划，组织辅导，检查学习效果。经常了解和研究职工思想动态，有针对性地做好职工思想政治工作。

（18）负责对内对外的宣传报道。建立全院通信报道网，组织报道骨干集训，当好通讯员的业务指导，做好全院重大报道稿件的审查，办好宣传栏。

（19）负责全院公费报刊订阅。

（20）协调、配合工会、团委组织的全院性文体娱乐活动。

（21）完成上级机关和党委临时交办的其他工作。

七、医院办公室主任职责

在院行政和党委领导下，按照医院办公室的职责范围，主持全面工作，其主要职责包括三大方面：

（一）行政工作方面职责

（1）协助院长调查研究，了解情况，并提出处理意见和建议，供领导决策参考，在特殊情况下，受院长委托代理院长行使职权。

（2）协助院长抓好全院性的行政管理工作，组织全院性的工作会议，做好会议记录，并督促检查贯彻执行情况。

（3）按照院长指示，负责组织起草医院工作报告、发展规划和年度工作计划、总结和其他各类全院性文件资料的文秘工作，审核和修改各科上报的文稿。

（4）协助院长组织制定行政各科室职责范围以及全院性的规章制度等。

（5）承办处理日常综合性事宜，并协助各科室完成院领导交办的各项任务。

（6）及时处理文件，及时批阅上级文件，急件随到随批。

（7）负责协调各职能科室工作，并审核各职能科室以医院名义发出的各种报告文件，力求做到文字通顺，符合公文规格。

（8）经常深入科室，了解职工、患者和群众对医院的意见和建议，及时向领导反映，以便改进工作。

（9）负责本室人员的政治业务学习。领导有关人员做好印鉴、文印、车辆、外勤、通信联络、群众来信、来访处理、参观及外宾的接待工作。

（10）负责院务公开目录制定及信息发布工作。

（11）负责院长临时交办的其他工作。

（12）办公室副主任协助主任负责相应的工作，主任外出时代理主任工作。

（二）党委工作方面职责

（1）处理党委日常工作，及时传达上级党委、院党委的指示、决定、通知，并负责了解执行情况。

（2）草拟党委工作报告、计划、总结、决议。

（3）负责党委会议记录，负责机要文件的收发管理，并组织阅读，负责党委文书档案的立卷归档，保管党委印章。

（4）负责党的宣传、统战工作。具体安排政治学习和思想教育。

（5）调查研究，收集情况，及时向党委汇报。

（6）接受党委临时交办的其他工作。

（7）办公室副主任协助主任负责相应的工作，主任外出时代理主任工作。

（8）负责贯彻执行医院《行风建设目标管理责任制》，落实《医疗机构从业人员行为规范》，抓好本科室医德教育和医德考评，廉洁自律，杜绝收"红包"、拿回扣、乱开方、滥检查等行为。

八、文秘秘书职责

（1）在办公室主任领导下，协助组织安排全院性会议，做好记录，整理会议摘要或纪要，并了解贯彻落实情况。

（2）受院长和医院办公室主任委托，围绕中心工作做好调查研究，注意搜集掌握情况，及时、准确地提供各种信息、意见和建议。

（3）负责审核以医院名义上报或下发的公文，报告和其他文件等，做好文字把关工作，协助主任组织拟定全院性规章制度，发布有关行政事项的布告、通告、通知等。

（4）根据院领导批示，做好综合性材料的调查、收集、整理、上报，起草各种文稿，审核和安排需要打印的各种文件资料，及时上报或下发。

（5）受理院内各职能部门的请示、报告，及时呈送有关院领导批示和转有关部门，负责协调各个部门共同办理的综合性工作。

（6）做好信息收集和信息反馈工作，认真处理院内外来信，协助做好全院综合性资料统计和分析工作。

（7）负责抓好全院行政公文、公函的登记拟办、转递、催办、归档及保密工作，负责督促检查各部门公文利用和保管情况。

（8）协助主任抓好打字室、收发室及闭路电视办公室工作。

（9）负责本室各级人员的考勤工作和安排全院行政总值班工作。

（10）协助主任主持本室的政治学习和业务学习，认真做好会议记录。

（11）完成院领导和医院办公室主任交办的其他行政工作。

（12）依法执业，严谨求实，尊重患者，优质服务，团结协作。严格遵守《医疗机构从业人员行为规范》，廉洁自律，不向服务对象索取或收受"红包"等财物；不利用执业之便谋取不正当利益；不收受医疗器械、药品、试剂等生产、销售企业或人员以各种名义、形式给予的回扣、提成；不违规参与医疗广告宣传和药品医疗器械促销。

九、行政秘书（干事）职责

（1）在办公室主任领导下，负责管理和使用院印、院领导印章和介绍信、公函。

（2）负责学术厅和行政会议室的使用管理工作。

（3）协助主任负责收发室的工作。

（4）协助主任做好对外联系工作。

（5）负责办公室整洁，参与院爱卫会工作。

（6）负责院领导、全院重大活动的车辆安排、客餐安排。

（7）负责全院行政系统印章的刻制、登记、发放，旧章回收、保管等。

（8）负责接待院内、外来访者，将反映的问题分类登记、解答、分转。

（9）负责院领导出差经费的预支、报销，联系购买车、船、机票。

（10）负责医院办公室行政管理经费的开支、结算工作。

（11）负责医院办公室内部行政事务的管理和做好院领导召集的各种会议的通知及会场布置。

（12）负责接待院外来宾，包括迎送、联系食宿、代订返程票等。

（13）负责各种来文的登记及呈办工作。

（14）负责做好群众来信、来访的登记及处理。

（15）负责完成院领导交办的临时性工作。

（16）依法执业，严谨求实，尊重患者，优质服务，团结协作。严格遵守《医疗机构从业人员行为规范》，廉洁自律，不向服务对象索取或收受"红包"等财物；不利用执业之便谋取不正当利益；不收受医疗器械、药品、试剂等生产、销售企业或人员以各种名义、形式给予的回扣、提成；不违规参与医疗广告宣传和药品医疗器械促销。

十、通讯员职责

（1）在办公室主任的领导下，负责医院办公室的通信工作。

（2）负责院领导办公室、接待室、会议室、医院总值班室的清洁卫生、茶水供应和财产管理。

（3）负责院领导室和医院办公室信件、报刊的发收、整理、保管和办公用品的供应。

（4）负责以医院及医院办公室名义下发的各科文件的分发工作。

（5）协助办公室秘书做好来访接待工作。

（6）协助办公室秘书做好各种会议的准备工作。

（7）协助主任、秘书做好院办公室经费的管理。

（8）完成主任交办其他工作任务。

（9）依法执业，严谨求实，尊重患者，优质服务，团结协作。严格遵守《医疗机构从业人员行为规范》，廉洁自律，不向服务对象索取或收受"红包"等财物；不利用执业之便谋取不正当利益；不收受医疗器械、药品、试剂等生产、销售企业或人员以各种名义、形式给予的回扣、提成；不违规参与医疗广告宣传和药品医疗器械促销。

十一、综合档案室职责

（1）拟定全院各类档案的归档和管理制度，提出档案业务建设的规划和建议。

（2）负责全院文书档案的收集、整理、立卷、归档和检查监督工作。

（3）负责各类档案的保管、统计、利用工作，编制档案目录、索引、卡片、汇编等检索工具，积极开展利用工作，行政、医疗、教学、科研、后勤工作服务。

（4）定期检查库存档案，做好安全保密工作，对损坏的档案要及时修裱和复制。

（5）定期进行档案的鉴定工作，对已过保管期限的档案提出存毁意见，报请院领导审批。

（6）定期向院领导汇报工作，提出计划、总结。

（7）负责完成院领导及院办交办的其他工作。

十二、分管档案工作的院领导职责

（1）贯彻执行国家关于档案工作的法令、政策和规定，领导、规划全院档案管理工作。

（2）加强对医院档案工作的领导，把档案工作纳入医院的整体发展规划，并列入医院议事日程，督促分管部门按上级和医院档案部门要求做好应做的工作。

（3）关心档案工作和综合档案室的建设与发展，从人力、财力、物力上给予支持，及时解决工作中的重大问题和困难，逐步改善工作条件，使综合档案室更好地为医院开展各项工作服务。

十三、分管档案工作的部门领导职责

（1）组织本部门人员学习档案法规，执行医院档案工作制度，把档案工作纳入本部门年度工作计划。

（2）制定和健全有关管理制度，切实做到把档案工作纳入各项管理工作之中，并督促做好本部门归档工作。

（3）加强与医院综合档案室联系，共同做好业务监督、指导、检查工作，保证归档档案的质量。

（4）关心、支持本部门文秘工作人员和兼职档案员的工作，切实解决工作中遇到的实际问题。

（5）组织参与对部门档案组卷质量及保管情况的检查工作。

十四、综合档案室工作人员岗位职责

（1）贯彻执行国家关于档案工作的法令、政策和规定，规划全院档案工作。

（2）制定本院关于档案工作的规章制度，并负责监督、指导和检查院内各职能科室的执行情况。

（3）负责接收、整理、分类、鉴定、统计、保管全院的各类档案及有关资料。

（4）开展档案的开放或利用工作。开展多方面协作，进行档案信息交流。

（5）负责编辑档案参考资料，编制检索工具，积极开发档案信息资源。

（6）负责对全院档案兼职工作人员（不含人事、病历档案工作人员）的业务指导，开展档案宣传工作。

（7）切实做好档案的保密、防盗、防潮、防蛀、防火等工作，确保档案安全。

（8）开展档案学术研究和交流活动。

（9）依法执业，严谨求实，尊重患者，优质服务，团结协作。严格遵守《医疗机构从业人员行为规范》，廉洁自律，不向服务对象索取或收受"红包"等财物；不利用执业之便谋取不正当利益；不收受医疗器械、药品、试剂等生产、销售企业或人员以各种名义、形式给予的回扣、提成；不违规参与医疗广告宣传和药品医疗器械促销。

十五、兼职档案员职责

（1）认真学习档案法规，执行医院档案工作制度，负责本部门文件材料的形成、积累、保管和整理立卷归档工作，保证归档文件材料齐全、完整、系统。

（2）坚持平时立卷，根据本部门不同种类文件材料形成的特征，制定其案卷类目，合理分卷存放，便于利用和立卷归档。

（3）归档案卷做到组卷合理，编写页号准确，卷内目录填写清楚。

（4）主动接受综合档案室的业务指导和监督检查，按规定时间及时向综合档案室移交档案。

（5）积极参加业务学习，不断提高档案工作水平。

（6）注意文件材料的安全与保密工作。

十六、医院总值班职责

（1）医院总值班代表医院负责处理医院非办公时间的业务和行政等临时性紧急公务和及时传达上级指示与通知等。

（2）坚守岗位，对遇到的各种问题，做到接待热情、服务周到、主动积极地设法处理、对某些特殊的问题不能解决时，应及时同有关部门负责人取得联系并及时报告值班院领导共同商量解决办法。

（3）负责做好院外来访的接待工作和医院业务与行政管理的咨询工作。

（4）保持值班室内的卫生。

（5）值班人员应严格履行值班职责，认真做好值班和交接记录，凡本班未处理完的事情，均向下一班认真交接，对重要事项要及时报知院领导和有关科室及时处理。

十七、组织人事科职责

在院长、书记和学校组织部、人事处领导下，负责全院人事、组织工作的职能机构，其主要职责如下：

（一）人事工作

（1）负责各类人员的编制、人事、工资统计、人员调配（包括录用毕业生，转业军人的接收和安置）的具体工作。

（2）执行国家制定的劳动工资政策，做好工资调整，职工福利费使用及录用高校毕业生、职工探亲的车船费报销等审核工作。

（3）办理职工报到、离院手续。

（4）办理职工请假、休假、销假手续。

（5）办理职工退休、辞退、辞职、自动离职及高级专家返聘工作。

（6）会同有关部门办理在职人员工伤、残、死亡的善后工作。

（7）负责医院岗位设置、定岗定编、岗位聘用、绩效考核、人才引进和录用工作。

（8）负责医院非编人员管理，核定在岗职工、聘用制员工的定岗、定员和调配工作，负责聘用制员工招聘、合同管理、社会保险工作。

（9）处理上级批办的和基层科室上报的各类报告、报表、文件等。

（10）执行医院办公会的有关人事决议，参与医院人员调配工作。

（11）负责出具与人事相关的证明材料。

（12）负责全院职工年度考核及各类专业技术人员的职称评定、职称考试、职称聘任、职称资格证书办证、验证、教师资格认定、补办执业医师资格等工作。

（13）负责新职工（含聘用制员工）上岗前培训学习，会同医务部、护理部、教务部负责在职专业技术人员培训、继续教育工作。

（14）负责卫生专业技术人员下基层锻炼的人员安排、到岗和考勤工作。

（15）负责人事档案的管理及政审。

（16）完成上级下达或院领导交办的其他工作任务。

（二）组织工作

（1）认真贯彻执行党的干部路线和干部政策，认真做好干部任职考核工作并协助上级部门做好干部任职考核工作，协助医院配备干部和使用干部。

（2）协助院党委搞好党员教育管理工作，开展党支部各项组织活动，交流经验，表彰先进等。

（3）组织贯彻党内生活的各种制度，了解和督促基层党组织贯彻民主集中制，开展组织生活和党员发挥作用的情况。

（4）做好党员发展工作，制订年度发展计划，抓好积极分子入党前教育培养工作，做好发展对象的政审、公示及入党前谈话。抓好对预备党员的教育、考查及转正工作。

（5）协助校党委党校承办第一附属医院、附属肿瘤医院、附属口腔医院、护理学院等附属单位教职工入党积极分子培训班。

（6）负责党员统计、接转党员组织关系、党费收缴及组织工作的文件管理和文书归档工作。

（7）执行院党委会的有关决议。

（8）完成学校组织部交办的其他工作。

十八、组织人事科科长职责

（1）在院长、书记领导下，根据国家人事工作政策、卫生行政部门规范、制度和有关规定，承担医院的人事管理工作。全面负责科内各项工作，组织全科同志按照各自的职责范围，积极完成各项工作任务。

（2）负责掌握各类人员编制计划，并按计划做好职工调配工作。

（3）负责人才引进，录用毕业生、转业军人的接收和安置工作。

（4）负责工资计划管理和执行情况。

（5）负责搞好调资、福利费、奖金、补助金的使用和调整工作。

（6）根据国家人事制度改革有关政策并结合医院具体情况，拟定医院人事制度改革议案。

（7）会同有关部门办理职工的奖惩事宜。

（8）负责办理聘用员工的聘用、续聘考核审批工作。

（9）负责办理职工退休、辞退、辞职、自动离职及高级专家返聘工作。

（10）负责办理到国外进修、考察、探亲的政审工作。

（11）做好全院职工年度考核及各类专业技术人员的职称评定、职称考试、职称聘任及职称资格证书办证、验证等工作。

（12）认真做好干部考核工作并协助上级部门做好干部考核工作，协助医院配备干部和使用干部。

（13）做好党员发展工作，制订年度发展计划，抓好积极分子入党前教育培养工作，做好发展对象的入党前谈话。抓好对预备党员的教育、考察及转正工作，协助院党委做好党员教育管理工作。

（14）及时处理群众来信及来访接待工作。

（15）执行院党委会、院办公会的有关决议。

（16）完成院领导和学校组织部、人事处交办的其他工作。

（17）做好人事档案管理工作。

（18）负责贯彻执行医院《行风建设目标管理责任制》，落实《医疗机构从业人员行为规范》，抓好本科室医德教育和医德考评，廉洁自律，杜绝收"红包"、拿回扣、乱开方、滥检查等行为。组织人事科副科长职责：积极配合科长做好科内各项工作，科长不在时，受科长委托主持日常工作。

十九、组织人事科档案工作职责

（1）人事档案室工作：

①保管人事档案，加强保密制度。

②做好档案材料的收集、补充、鉴别、整理、归档和装订，保证档案材料齐全、准确。

③办理档案的查阅、借阅和转递。

④做好档案各种材料登记和统计。

⑤做好人力资源库信息的添加、修改及维护工作，及时准确地为有关部门提供干部档案情况。

⑥做好人力资源库信息安全、保密工作。

⑦做好人事档案室的建设和管理。

（2）建立健全人事档案工作的各项规章制度，包括干部档案目录管理制度，档案材料收集、归档、整理制度，档案转递制度，档案借阅制度，安全保密制度，工作人员守则等。

（3）收集整理和保管有关人事档案工作方面的文件和资料。

（4）办理出国人员政审、外调接待等工作。

（5）调查研究档案工作情况，为更好地实现档案管理科学化、现代化创造条件。

二十、监察室职责

监察室是医院内设监察机构，与纪委办公室、医德医风管理办公室合署办公，实行"三块牌子，一套人马"。其主要职责是：

（1）在医院党委、行政和纪委的领导下，依据有关法规、制度，监督检查监察对象贯彻执行国家法律、法规、政策、决定和命令的情况，贯彻执行学校和医院决议、决定和规章制度的情况，并依法保护其行使职权。

（2）受理对监察对象违反政纪和医院规章制度行为的检举、控告，保护检举人的合法权利。受理监察对象不服从政纪处分的申诉，保障监察对象的合法权益。

（3）调查处理监察对象违反政纪和医院规章制度行为，提出监察建议或监察决定。

（4）发挥监察职能作用，参加医院对监察对象的考核、评议，参加医院的基建工程、药品、设备、物资招标采购等监督工作。

（5）协助医院行政，会同有关部门对监察对象进行遵纪守法、职业道德、医德医风教育。

（6）深入调查研究，制定和完善有关规章制度。

（7）承办上级监察机关、医院党委、行政和纪委交办的其他工作。

二十一、监察室主任职责

（1）在主管院领导的领导下，负责医院监察室全面工作，组织制定和实施纪检监察工作计划，监督检查各项工作的执行和落实情况。

（2）掌握医院监察对象在贯彻落实国家法律、法规、政策及条规方面的情况。

（3）参加医院对监察对象的考核、评议，参加医院的基建工程、药品、设备、物资招标采购等监督工作，提出加强管理、完善制度的建议。

（4）受理监察对象的来信来访，调查处理监察对象违反政纪和医院规章制度行为，提出监察建议或监察决定。

（5）协助纪委书记抓好廉政制度建设和宣传教育工作。

（6）协助纪委书记抓好纪检监察干部队伍的思想建设、组织建设、作风建设和业务建设。

（7）完成上级交办的其他任务。

（8）负责贯彻执行医院《行风建设目标管理责任制》，落实《医疗机构从业人员行为规范》，抓好本科室医德教育和医德考评，廉洁自律，杜绝收"红包"、拿回扣、乱开方、滥检查等行为。

（9）副主任协助主任做好相应工作。

二十二、医德医风管理办公室职责

医德医风管理办公室属医院行政职能部门，与院纪委、监察室合署办公，实行"三块牌子，一套人马"。其主要职责是：

（1）在院党委、行政的领导下，负责全院医德医风日常管理工作。

（2）根据上级的要求和医院的中心工作，制订行风建设工作计划并具体组织实施。

（3）会同有关部门组织学习、宣传上级和医院有关行风建设的管理规定，不断增强全体员工的文明服务意识，提高文明服务水平。

（4）对全院医德医风工作开展调查研究，并做出分析讲评，及时发现工作缺陷，为领导决策和各部门改进工作缺陷提供具体、真实的第一手材料。

（5）受理病人有关医德医风投诉并做好处理工作，对涉及多个部门或受理范围以外的投诉，要及时做好移交和协办工作。

（6）负责收集、登记、统计全院各部门、科室收到的病人赠送的感谢信、表扬信、锦旗、镜屏以及全院各级各类人员拒收、上缴"红包"工作。

（7）负责将病人综合满意度调查中病人所提意见以及意见箱、电话投诉内容反馈给有关科室和部门，协调、督促和检查科室、部门对病人的意见进行整改。

（8）负责对违反医德医风管理规定的职工进行调查核实和思想教育转化工作；负责对离岗学习人员的学习安排、思想教育和学习表现的鉴定工作。

（9）完成医院交办的其他工作任务。

二十三、医德医风管理办公室主任职责

（1）在院主管领导的领导下，负责医德医风管理办公室全面工作。

（2）根据主管领导的指示，起草办公室年度工作计划、总结、专题材料等。负责本办公室的工作安排、年度考核，组织办公室人员进行理论及业务学习。

（3）协助主管领导组织实施医院行风建设工作计划，贯彻执行上级和医院行风建设各项规章制度。

（4）组织办公室人员深入调查了解医院医德医风建设情况，及时提出改进工作的建议。向有关科室和部门反馈病人的意见和建议，协调、督促有关科室、部门对病人提出的合理意见进行整改。

（5）受理并组织办公室人员调查处理有关医德医风投诉问题。

（6）负责对违反医德医风管理规定的职工进行调查核实和思想教育转化工作；负责对离岗学习人员的学习安排、思想教育和学习表现的鉴定工作。

（7）完成领导交办的其他工作任务。

（8）负责贯彻执行医院《行风建设目标管理责任制》，落实《医疗机构从业人员行为规范》，抓好本科室医德教育和医德考评，廉洁自律，杜绝收"红包"、拿回扣、乱开方、滥检查等行为。

（9）副主任协助主任做好相应工作。

二十四、离退休职工管理办公室职责范围

（1）认真宣传贯彻执行党中央、国务院关于离退休职工的方针、政策和有关规定，做好离退休职工的政治、生活待遇的具体落实工作。

（2）协助医院党委做好离退休党员的思想政治工作。

（3）组织离退休职工的政治学习、文件传达和例会。

（4）组织适合离退休职工特点的、有益于身心健康的活动，丰富精神文化生活。

（5）配合有关部门组织离退休职工参加力所能及的工作，继续发挥他们的余热。

（6）代表院领导探视和慰问住院治疗的离退休职工，并做好节日慰问等工作。

（7）不定期、有重点地对离退休职工进行走访，了解他们的生活、健康状况，听取他们合理的意见和建议，努力解决他们的实际问题。

（8）负责离退休职工活动经费的管理和使用。

（9）掌握离退休职工的具体情况，做好离退休职工登记、造册统计年报工作。

（10）完成上级有关部门及医院交办的有关离退休的其他工作。

二十五、离退休职工管理办公室主任职责

（1）在医院领导下，负责离退休职工的管理工作。

（2）认真贯彻执行党中央、国务院关于离退休职工的有关政策规定。

（3）负责组织好离退休职工的例会及身体力行的有关活动。

（4）配合有关部门组织离退休职工参加力所能及的工作，继续发挥他们的作用。

（5）不定期组织对离退休职工进行走访和慰问活动，了解离退休职工的身体、学习和生活状况，及时反映他们的意见。

（6）按有关规定掌握、使用离退休职工的活动经费。

（7）定期向主管领导汇报工作。

（8）做好离退休职工的来信、来访工作并及时处理和反馈。

（9）会同有关部门做好离退休职工善后安抚工作。

（10）完成院领导交办的其他工作。

（11）负责贯彻执行医院《行风建设目标管理责任制》，落实《医疗机构从业人员行为规范》，抓好本科室医德教育和医德考评，廉洁自律，杜绝收"红包"、拿回扣、乱开方、滥检查等行为。副主任协助主任做好相应工作。

二十六、医务部职责

（1）在院长和主管副院长的领导下，具体组织实施全院的医疗质量和医疗安全及医疗行政工作。

（2）制订医疗制度和业务计划，经院长、副院长批准后，组织实施。并经常检查，定期总结、分析并向主管副院长、院长报告。

（3）深入各科室，了解和掌握医疗工作情况，督促各种医疗制度和医疗常规的执行，提高医疗安全和医疗质量，严防差错事故。

（4）组织院内外会诊、医疗抢救和临时性医疗工作。

（5）对发生的医疗纠纷、医疗差错事故进行调查，组织讨论，同时向副院长、院长报告，并提出处理意见。

（6）负责对重大手术、致残性手术、特殊检查、开展新技术、新疗法的审批。

（7）配合门诊办公室做好门诊、急诊医疗工作管理，督促检查药品及医疗器械供应和管理工作。

（8）做好日常行政管理工作，协调各科医疗工作关系和处理医疗中存在问题。

（9）负责组织全院卫生技术人员的"三基""三严"训练和技术考核，协助教务部组织住院医师规范化培训及考试。

（10）协助做好上级卫生行政部门举办的医师资格考试及其他医疗技术人员上岗资格考试。

（11）负责组织做好医师定期考核工作。

（12）抓好医疗统计、病案工作，健全微机管理，掌握医疗信息。分析医疗指标变动原因，找出问题，提出整改措施。

二十七、医务部部长职责

（1）在院长和主管副院长领导下，具体组织实施全院的医疗工作。

（2）拟订有关业务计划，经院长、副院长批准后组织实施。经常督促检查，按时总结汇报。

（3）经常深入各科室了解和掌握情况，组织好急、危重病人的抢救和院内外会诊，及搞好疑难病例讨论。每季度检查一次各种常规和制度执行情况，针对问题，采取有力措施，不断提高医疗质量，严防差错事故，保证医疗安全。协调临床、医技科室之间关系，加强门诊、急诊工作。

（4）认真处理好医疗差错、事故，实事求是地调查、组织讨论和鉴定，及时向副院长、院长汇报，并提出处理意见。

（5）负责实施和检查全院卫生技术人员的业务训练和技术考核，不断提高卫技人员的业务技术水平；协助人事科做好卫生技术人员的晋升、奖惩、调配工作。

（6）负责组织实施临时性院外医疗任务和对基层的技术指导工作。

（7）督促检查药品、医疗器械的供应和管理工作。发现问题及时与有关科室联系，予以解决。

（8）负责审批新技术、新疗法的开展工作。

（9）加强病案、统计、信息管理。

（10）做好印鉴和文件的管理和保密工作。

（11）加强科室自身建设，搞好政治学习和业务培训，不断提高科室工作人员的政治素质和管理水平。

（12）负责贯彻执行医院《行风建设目标管理责任制》，落实《医疗机构从业人员行为规范》，抓好本科室医德教育和医德考评，廉洁自律，杜绝收"红包"、拿回扣、乱开方、滥检查等行为。副部长协助部长负责相应的工作，在部长外出时，受部长委托，主持科室工作。

二十八、科研部职责

（1）承担医院科研工作的组织管理，拟定科研规划与计划。

（2）负责各级各类课题的组织和申报工作；负责立项课题的管理工作，做好对课题的跟踪调查、检查督促课题的执行情况，课题经费的管理和使用，协调处理有关问题。

（3）负责立项课题的结题、科研成果的审查，组织鉴定、申请奖励和申报专利；组织科研成果的推广应用和转让。

（4）建立健全医院科研管理制度，制定相关表彰制度和奖励办法：负责本院科研课题的调查与统计，加强本院科研课题、科研成果、发表论文、出版著作与教材等的管理，制定相关表彰制度和奖励办法。

（5）负责医疗卫生重点（建设）学科的建设与管理工作，包括组织重点学科的评选工作、指导重点学科建设工作、对重点学科实行经常性工作检查与阶段性检查，根据检查意见，向医院提出重点学科的建设措施和指导意见。

（6）负责国家药物临床试验机构的管理工作，包括组织医院伦理委员会对临床试验的评审和督促医院药物临床试验机构对我院药物临床试验的开展进行指导和质量管理。

（7）负责中国循证医学研究中心地区实践中心的管理工作，包括继续教育、人才培养、学术交流和开展循证医学研究及电子阅览室管理等工作。建设循证医学网络骨干医院。

（8）负责国家中医药管理局中医药防治传染病重点研究室、国家中医药管理局中医药免疫学三级实验室的管理工作。

（9）组织有关国内与国际科研、学术交流活动，根据实际情况，拟订科研培训计划，有目的、有计划地举办多种形式的培训活动，承担院际间以及与有关单位科研协作的组织管理。

（10）承担医院学术委员会秘书处工作，在学术委员会主任委员领导和主持下，组织学术委员会对医院科研工作中的重大问题进行审议表决。

（11）协同医院档案室建立科研档案和科研管理的文书档案，负责科技保密审查工作；负责审查、统计、汇总和上报全院科研工作的材料，负责起草撰写全院科研工作总结报告。

（12）协同学校科研处做好其他科研管理工作。完成主管领导交办的其他工作。

二十九、科研部部长职责

（1）协助主管科研的副院长确定科研工作发展战略和指导思想，制定本院的科研工作方针政策。

（2）组织起草科研工作计划及科研方面的有关规章制度，研究提出科研改革的意见，并组织实施。

（3）组织起草卫生厅重点（建设）学科建设规划，并组织实施。

（4）组织协调有关科研课题的申报、鉴定和科研成果的评审工作。

（5）负责指导、组织、协调、检查、督促院内各科室完成各项科研工作任务，负责做好科研业绩考核、各类科技优秀人才遴选等工作。

（6）主持科研部的日常管理工作，协调与相关职能部门的工作联系。

（7）作为秘书协助医院学术委员会主任委员做好该委员会的日常工作。

（8）完成院领导批办、交办的其他工作。

（9）副部长协助部长工作，部长外出或暂缺时代理部长工作。

（10）负责国家药物临床试验机构的管理工作。

（11）负责中国循证医学研究中心广西地区实践中心的管理工作。

（12）负责国家中医药管理局中医药防治传染病重点研究室、国家中医药管理局中医药免疫学三级实验室的管理工作。

（13）负责贯彻执行医院《行风建设目标管理责任制》，落实《医疗机构从业人员行为规范》，抓好本科室医德教育和医德考评，廉洁自律，杜绝收"红包"、拿回扣、乱开方、滥检查等行为。

三十、护理部职责

（1）在院长和主管副院长的领导下，负责全院的护理业务及其行政管理工作。护理部对科护长、护士长、护士实行垂直领导。

（2）负责制定护理工作计划和护理规章制度、护理常规、护理技术操作规程及护理质量监控标准，经院长、主管副院长批准后组织实施，检查指导各科室做好基础护理工作，督促执行分级护理制度，并定期进行总结向主管院长汇报、提出改进措施。

（3）不断对全院护理工作进行整改、提高，根据实际情况采取有效措施，解决存在的问题，使管理方法日臻完善，使工作做到制度化、规范化、标准化。

（4）协同有关部门，做好院内护理岗位人员的调配和培养工作。根据具体情况及时向院主管领导和行政主管部门提出对护理人员的奖惩、晋升、晋级和任免等考核、考评意见。

（5）参加医院学术委员会及事故鉴定委员会的有关工作。对护理人员发生的差错事故，应及时调查，提出处理意见，并将结果向院领导和有关部门报告。

（6）会同有关部门对全院护理人员进行职业岗位教育，使她们热爱护理专业，安心本职工作，培养良好的护士素质，努力提高护理质量。

（7）了解护理人员的思想，工作和生活情况，充分调动护理人员的积极性，对她们提出的有关生活、工作问题，配合有关部门积极处理。

（8）深入了解科室护理工作情况，经常参加危重病人抢救工作的指导，并定期组织护理质量检查和评估。

（9）审查各科室提出的有关护理用品申报计划和落实使用情况。

（10）组织领导全院护理人员的业务培训，制订各级护理人员考核培训计划，并有长远护理人员培养目标，以利提高护理队伍的业务水平。根据培训计划，定期对各级护理人员进行业务技术考核。

（11）结合医院医疗护理工作特点积极开展护理科研，不断总结临床护理经验，在科研工作中充分发挥护理人员的群体作用和个体优势，以推动全院护理工作适应新时期现代医学模式发展。

（12）组织护理进修、实习教学和管理工作。

（13）定期主持召开全院护士长例会，分析护理工作情况，并组织护士长相互检查学习，交流经验，不断提高护理质量。

（14）督促检查病房的清洁卫生和病区的管理工作。

（15）完成领导交办的其他工作。

三十一、护理部主任职责

（1）在院长和主管副院长领导下，负责医院全面护理工作。

（2）负责拟订医院护理发展规划、年度工作计划并组织实施。

（3）建立和健全护理组织系统，组织并修订各级护理人员的岗位职责、管理制度、技术操作规程、护理质量标准，并组织实施，督促检查及考评。

（4）负责护理人力资源的管理，合理配备人员，与人事部门合作做好护理人员的调动、任免、晋升、奖惩工作。

（5）负责制订护理人员继续教育培训计划并组织实施，定期进行考核，提高护理人员的整体素质。

（6）了解护理工作中存在的问题，提出改进的办法，深入科室对突发事件、危重病人的护理、抢救工作进行指导与协调。

（7）根据工作的需要召开护理部例会、科护士长及护士长会议，分析、反馈护理工作情况布置及商讨工作方案。

（8）组织开展护理科研和技术革新，应用和推广护理新业务、新技术，开展学术交流。

（9）根据教学目标，负责护理临床教学的管理，组织落实护理实习生实习计划和临床进修任务。

（10）参加院领导主持的行政会议及行政查房，反映情况，听取意见。

（11）关心护理人员思想、工作和生活，协助解决实际问题。

（12）密切与各科室、各部门的联系，协调和配合完成各项工作。

（13）配合医院完成各种突发事件的处理工作。

（14）完成医院及领导交办的临时性工作。

（15）负责贯彻执行医院《行风建设目标管理责任制》，落实《医疗机构从业人员行为规范》，抓好本科室医德教育和医德考评，廉洁自律，杜绝收"红包"、拿回扣、乱开方、滥检查等行为。

（16）副主任在护理部主任的领导下，负责所分管的工作，定期向主任汇报。主任外出期间代理主任主持日常工作。

三十二、护理部干事职责

（1）在护理部主任领导下进行工作，协助护理部主任分管相应的工作。

（2）护士注册：负责每年一度的护士注册材料收集，信息录入和材料送审及护士执照的发放工作及护士注册信息系统的维护工作。

（3）主管全院护士（包括进修护士）的工号管理工作（工号录入、转科、销户及维护管理）。

（4）负责护理部日常事务（请示、汇报和反馈），安排及准备护理部主持的会议事务。协助护理部主任完成全面工作。负责护理部办公用品的请领和保管工作。负责部门财产管理工作。

（5）负责护理资料（护理工作计划、制度、管理文件及培训资料）收集、登记、统计、保管和每年向医院综合档案室归档一次。

（6）指导护士长执行护理部制定的相关制度和护理工作流程。

（7）参与护理部三级护理质控工作，参加护理三级质控网络护理技能操作质量控制小组，并定期参加质控小组会议。

（8）主管护理部主持的护理健康教育讲座组织和协调工作。

（9）协助主管在职培训的护理部副主任主任完成护士在职培训工作。

（10）承担部分课程授课任务。

（11）指导和帮助护理部轮转干事完成本职工作。

（12）完成护理部主任交办的临时性工作。

（13）依法执业，严格遵守《医疗机构从业人员行为规范》，廉洁自律，不向服务对象索取或收受"红包"等财物；不利用执业之便谋取不正当利益；不收受医疗器械、药品、试剂等生产、销售企业或人员以各种名义、形式给予的回扣、提成；不违规参与医疗广告宣传和药品医疗器械促销。

三十三、财务办公室职责

财务办公室是在院长领导下，负责全院财会核算和财务管理的办事机构。财务办公室的主要职责是：

（1）按照规定程序和要求负责编制全院各项财务计划和年度预算、决算。

（2）负责全院财务收支的核算和监督工作，维护财经纪律，执行国家财政政策。

（3）依法组织收入，加强收费和票据管理，严格控制支出，提高资金使用效益，确保年度收支平衡。

（4）负责收费政策管理工作，对医院财务收费项目、收费标准进行检查监督。

（5）负责经济核算和绩效分配核算工作，开展经济活动分析和考核。

（6）做好固定资产账务管理和物资账务管理，协同后勤办、医疗设备科、药剂科做好财产物资清查和管理工作，管好各种流动资金。

（7）检查分析全院财务计划和预算执行情况，及时向领导提出建议。按时清理债权和债务，及时组织催收，防止拖欠。

（8）按《会计档案管理办法》的规定，做好会计资料的收集、整理、装订工作，妥善保管会计档案，按时向院档案室移交，做好保密工作。

（9）负责全院财务人员和财会机构的管理，加强财会队伍建设。

（10）完成院领导交办的其他工作。

三十四、单位领导对会计工作的领导职责

（1）单位财务工作由院长直接领导，院长对本单位的会计工作和会计资料的真实性、完整性负责，财务办公室主任在院长的领导下开展各项工作。

（2）院长负责组织领导本单位的财务管理，包括预算管理、成本管理、会计核算、会计监督等方面的工作，对本单位财务会计内部控制制度的建立和有效实施负责。

（3）院长必须在对外提供的财务会计报表上签名和盖章，承担相应法律责任。

（4）院长按照《会计法》规定对本单位财务机构的安全和会计人员的配备，会计专业职务的设置和聘任提出方案并实施。

（5）院长必须保证会计机构、会计人员依法履行职责。

（6）院长对会计工作中的违法行为，除追究直接责任人员的法律责任外，还要承担单位负责人的责任。

三十五、财务办公室主任职责

（1）在院长领导下，负责本院的财务工作。领导财务人员认真履行职责，做好各项财务

管理工作，为医疗第一线提供优质的服务，保证医疗任务的完成。

（2）贯彻国家财政财务相关法律法规制度，遵守国家财政纪律。按照《会计法》《医院财务制度》和《医院会计制度》的要求，建立相应的部门管理制度以及岗位责任制。

（3）根据事业计划和按照规定的统一收费标准，合理地组织收入。根据医院特点、业务需要和节约原则，精打细算，节约各项开支，监督资金使用的合理性、合法性和效率效果性。

（4）根据医院收入增减因素和事业需要、业务活动需要和财力可能，正确、及时地编制年度和季度（或月份）的预算，定期对预算执行情况进行分析，并按照国家规定编制和上报预决算。

（5）按照医院财务管理需要和内部控制的要求合理设置财务人员工作岗位，按照医院会计制度组织财务人员进行会计核算，按照规定的格式和期限报送会计月报和年报。

（6）对医院的财务工作进行研究、布置、检查、总结，根据本单位的实际情况，制定各项内部会计控制制度和财务制度。督促财务人员严格遵守财经纪律和各项规章制度，保证本单位各项财务制度健全有效。

（7）保证房屋及建筑物、设备、家具、材料、现金等国家财产的安全，进行经常的监督和必要的检查并经常清查库存，克服浪费和物资积压，以防止不良现象的发生。

（8）按照按劳分配、效率优先、兼顾公平的原则，组织好单位的奖金分配工作。

（9）按照国家物价制度，做好本单位的物价管理工作。

（10）定期或不定期对单位财务状况进行分析，及时向医院管理层提供全面、真实、可靠的财务信息。对修建工程、大型设备购置、对外投资，从财务角度进行可行性分析和论证，为领导决策当好参谋。

（11）负责医院的经济管理及其他有关财务制度之掌握和财务管理工作。

（12）负责贯彻执行医院《行风建设目标管理责任制》，落实《医疗机构从业人员行为规范》，抓好本科室医德教育和医德考评，廉洁自律，杜绝收"红包"、拿回扣、乱开方、滥检查等行为。

（13）副主任协助主任负责相应的工作，在主任外出时，受主任委托主持全办工作。

三十六、会计人员职责

（1）在财务部门负责人的领导下，严格按照国家和医院的各项制度和经费开支标准对医院的各项开支进行核算，对各种原始凭证进行审核。

（2）编制记账凭证。根据审核无误的原始凭证等，按照医院会计制度规定的会计科目，编制记账凭证。要做到科目准确，数字真实，凭证完整，装订整齐，记载清晰，处理及时，账证、账实相符。

（3）登记账簿。按会计制度的要求设置并及时登记总分类账、明细分类账，及时进行核对，做到账证、账实相符。

（4）及时、正确地编制会计报表。每月根据总账和有关明细分类账的账户余额及其他有关资料，按国家统一的报表格式和要求编制会计报表，并对重大事项进行说明。

（5）经常检查收支情况，分析费用升降原因，提出改进意见，及时向领导反映情况。

（6）做好往来账款的管理。对各往来款项，要严格审核其真实性，并按收付单位、个人设置明细账。严格执行结算纪律，及时清理债权债务。

（7）管好会计档案。按《会计档案管理办法》做好会计资料的收集、整理、装订、保管和销毁等管理工作。

（8）定期或不定期与资产管理部门核对各类资产。对各类资产的采购、出入库、领用、调拨、报废、盘亏或盘盈进行核算。

（9）认真贯彻执行国务院颁发的"会计员职权条例"和有关规定。

（10）完成领导交给的其他工作。

（11）依法执业，严谨求实，尊重患者，优质服务，团结协作。严格遵守《医疗机构从业人员行为规范》，廉洁自律，不向服务对象索取或收受"红包"等财物；不利用执业之便谋取不正当利益；不收受医疗器械、药品、试剂等生产、销售企业或人员以各种名义、形式给予的回扣、提成；不违规参与医疗广告宣传和药品医疗器械促销。

三十七、主办会计职责

（1）在财务办公室主任领导下，担任财务办公室主办会计工作，熟悉并能正确执行有关财经方针、政策和财务会计法规、制度以及《医院会计制度》《医院财务管理办法》，完成本岗位会计工作。

（2）严格执行各项收入制度和费用开支标准，控制预算定额，分析、合理使用资金。

（3）负责审核原始凭证，编制记账凭证、登记总账、核对账户科目。做到账目清楚，内容真实，数字准确。

（4）严格按会计制度的规定，计提各种专用基金，遵守专用基金的使用范围。考核分析专用基金使用效果。

（5）负责每月及时、准确地编制会计报表和年终会计决算，负责编制年度财务预算报表。按统一的医院会计制度的规定编制报表，做到数字真实，内容完整，说明清楚，报送及时。

（6）负责清理债权、债务，及时催回借款和偿付应付款。

（7）组织收集、整理、装订会计资料及会计凭证，从电脑打印纸质账簿并归档。

（8）负责保管会计档案和会计资料文件。严格执行医院《会计档案借阅管理办法》。

（9）认真完成领导临时交办的会计业务任务。

（10）认真遵守财务安全和财务保密制度。

（11）协调和支援财务科各岗位有关会计事务，共同完成全院财会工作任务。

（12）依法执业，严谨求实，尊重患者，优质服务，团结协作。严格遵守《医疗机构从业人员行为规范》，廉洁自律，不向服务对象索取或收受"红包"等财物；不利用执业之便谋取不正当利益；不收受医疗器械、药品、试剂等生产、销售企业或人员以各种名义、形式给予的回扣、提成；不违规参与医疗广告宣传和药品医疗器械促销。

三十八、报账会计职责

（1）熟悉党和国家的财经制度，严格执行财经纪律，坚持原则，按照政策制度办事，对不合理的开支有权拒付办理。

（2）坚决执行财务收支计划和预算制度，控制用款指标，熟悉掌握会计核算内容，熟悉财务开支标准，根据有关规定逐笔审核各项收支，发现特殊事项和严重违反财经纪律收支业务，必须及时向科领导反映。

（3）严肃认真审核每笔收支业务的原始凭证和其他附件（如原始凭证的七要素）的正确性以及报销凭证的经办、验收、证明、主管和单位公章的可靠性。

（4）负责各种应收款账务及其清理催欠工作，不得拖延，年终必须按单位和个人进行清理，编报明细表，年末编报往来账余额表。

（5）根据审核无误的原始凭证填制记账凭证，正确运用会计科目和明细科目，记账凭证内容必须完整、真实、准确，手续齐备。

（6）严格审核会计凭证，对记载不正确、不完整、不符合规定的原始凭证，应退回补填或更正，对伪造、涂改或经济业务不合法的原始凭证，应拒绝受理，并及时报告领导处理。

（7）依法执业，严谨求实，尊重患者，优质服务，团结协作。严格遵守《医疗机构从业人员行为规范》，廉洁自律，不向服务对象索取或收受"红包"等财物；不利用执业之便谋取不正当利益；不收受医疗器械、药品、试剂等生产、销售企业或人员以各种名义、形式给予的回扣、提成；不违规参与医疗广告宣传和药品医疗器械促销。

三十九、稽核会计职责

（1）严格遵守国家的财经纪律，熟悉《会计法》《医疗机构财务会计内部控制规定（试行）》和执行医院各项财务管理制度。

（2）负责出纳票据、会计凭证、账簿、报表和门诊收费、住院收费等的稽核工作。

（3）稽核人员相对独立，不得兼任出纳、记账和票据保管等工作。

（4）稽核人员应完成下列工作：

①财务稽核。

a. 出纳票据的复核和现金、账簿的查对。对出纳已使用回收的票据存根进行复核，检查票据使用是否符合规定，号码是否衔接，有无跳号、漏号等情况，并交票据管理岗位办理注销等相关手续。随机抽查银行对账单和银行日记账及调节表，核对银行实有数和相关银行账余额是否相符；随机抽查出纳现金日记账，核对其与库存盘点数是否相符。做好抽查情况记录。

b. 会计凭证的稽核。审核原始凭证是否合法、真实、完整和准确，记账凭证是否符合会计制度及规范化的要求。

c. 会计账簿的稽核。审核会计账簿是否账证、账账、账实相符。

d. 会计报表的稽核。审核报表是否数字真实、计算准确、内容完整和报送及时等。

②门诊收费稽核。

a. 复核收费员当天门诊收入票据起止号码是否衔接，有无跳号、漏号现象，定期将上述票据办理注销等相关手续。

b. 复核门诊收、退金额，收费票据金额和当天收入日报表金额是否相符。

c. 复核收费员应上缴现金金额（包括支票张数和金额）是否与门诊收入日报表及银行缴款单金额相符。

d. 建立长短款登记簿，发现长款或短款情况，及时通知收款人员，按时向收款员办理长、短款退还、补交手续。

e. 不定期抽查门诊收费员库存现金和备用金情况。

f. 按照医院财务管理需要，完成相关工作。

③住院结算稽核。

a. 复核收费员当天预交金票据和收入票据的起止号码是否衔接，有无跳号、漏号现象，定期将上述票据办理注销等相关手续。

b. 复核住院收、退费金额，收费票据金额和当天收入和预交金日报表金额是否相符。复核住院收、退费明细账与收入和预交金日报表金额是否相符。

c. 复核收费员应上缴现金金额（包括支票张数和金额）是否与住院收入和预交金日报表及银行缴款单金额相符。

d. 建立长短款登记簿，发现长款或短款情况，及时通知收款人员，按时向收款员办理长、短款退还、补交手续。

e. 不定期抽查住院收费员库存现金和备用金情况。

f. 按照医院财务管理需要，完成相关工作。

（5）依法执业，严谨求实，尊重患者，优质服务，团结协作。严格遵守《医疗机构从业人员行为规范》，廉洁自律，不向服务对象索取或收受"红包"等财物；不利用执业之便谋取不正当利益；不收受医疗器械、药品、试剂等生产、销售企业或人员以各种名义、形式给予的回扣、提成；不违规参与医疗广告宣传和药品医疗器械促销。

四十、工资核算会计职责

（1）根据人事部门的通知，对人员工资按规定进行调整，不得随意增减人员工资。

（2）执行各项法律、政策，做好各种福利、补贴的发放与管理。

（3）按时、准确地打印工资汇总表、发放单等，并负责与银行办理工资转存手续。

（4）工资核算人员要紧密配合人事部门，审核发放全院各类人员工资及随工资发放的各种补贴，进出人员工资增减、内部工资调整或变动应有根据，并及时上册准确计算。

（5）审核、发放有关部门核定的奖金、扣款或变动应有根据并及时上册准确发放。

（6）及时完成职工住房公积金、房租、水电、医疗保险、失业保险等扣款项目并及时上册，准确发放。

（7）真实准确及时地编制工资及各种有关统计报表并交工资复核会计复核。

（8）负责工资方面有关问题的查询和解释以及工资存折及工资卡的挂失办理手续。

（9）每月按时发放工资，每月按时上报上月职工人数及工资报表。

（10）依法执业，严谨求实，尊重患者，优质服务，团结协作。严格遵守《医疗机构从业人员行为规范》，廉洁自律，不向服务对象索取或收受"红包"等财物；不利用执业之便谋取不正当利益；不收受医疗器械、药品、试剂等生产、销售企业或人员以各种名义、形式给予的回扣、提成；不违规参与医疗广告宣传和药品医疗器械促销。

四十一、成本及奖金核算会计职责

（1）在财务办公室主任的领导下履行本会计岗位职责。

（2）拟订成本支出管理办法。根据国家的有关规定，结合本单位的特点和需要拟定成本管理办法。

（3）拟定成本核算程序。根据医院成本支出的特点和成本管理的目标，确定各项成本归集方法、成本对象和成本中心、成本分摊的程序和方法。

（4）加强成本管理的基础工作。会同有关部门建立标准成本、内部结算价格等制度，为正确计算医院成本提供可靠的依据。

（5）及时收集、整理科室核算的有关资料，按期结账、报账、对账，做到手续完备，数字准确，账目清楚。

（6）每月负责及时、准确地编制全院及各科室成本项目月报表。

（7）负责编制全院及各科年费用预算表，并考核分析各科费用预算的执行情况。

（8）按月对各科的经营成果进行分析。分析各项费用升降的原因，并提出整改措施。

（9）实施项目成本核算，定期对重点项目进行分析预测。

（10）按照医院奖金核算办法认真及时、准确地计算和发放各科室奖金。

（11）负责对全院及各科室发生的成本费用进行监督和控制。及时准确提供有关部门所需的会计资料。

（12）认真完成领导临时交办的会计业务任务。

（13）依法执业，严谨求实，尊重患者，优质服务，团结协作。严格遵守《医疗机构从业人员行为规范》，廉洁自律，不向服务对象索取或收受"红包"等财物；不利用执业之便谋取不正当利益；不收受医疗器械、药品、试剂等生产、销售企业或人员以各种名义、形式给予的回扣、提成；不违规参与医疗广告宣传和药品医疗器械促销。

四十二、财务部门固定资产及材料会计岗位职责

（1）熟悉固定资产和物资材料的管理办法、负责固定资产、物资材料账务处理。

（2）每季与固定资产归口部门和材料管理部门进行对账，做到账卡（本）物三相符。

（3）对购置、调入、转移、报损、报废的固定资产和材料，要督促有关部门办理手续，检查各个管理部门的建卡建账工作。

（4）负责固定资产和材料的清查盘点、报损、报废工作，审核报损报废表并入账，督促财产部门按规定办理报废手续。

（5）配合有关部门制定材料消耗定额和储备定额，分析库存材料储备情况。

（6）参与固定资产、物资材料计划的拟订，对材料、财产的管理发现问题及时提出合理化建议。

（7）参与固定资产清查及药品、材料的盘点工作。发现盘盈、盘亏和毁损情况要监督查明原因，弄清责任，提出处理意见，按规定的审批权限办理报批手续。

四十三、财产部门固定资产及材料会计岗位职责

（1）严格执行国家医院资产管理的有关规定。

（2）负责设备和材料的验收、入库、发放等复核工作。

（3）严格监督招标设备及材料的价格实行情况，发现问题及时上报相关职能部门。

（4）做好设备及材料的验收入库及退货工作。

（5）负责固定资产的验收入库、内部调拨、清理报废等管理工作。

（6）负责会同有关部门做好固定资产建账、建卡工作，做到账账、账证、账实三相符。

（7）按财务制度的规定认真管理，随时掌握固定资产在全院各科的分布情况及使用完好程度。

（8）定期做好固定资产清查及材料的盘点工作并编制盘点表。发现盘盈、盘亏和毁损情况要查明原因，弄清责任，提出处理意见，按规定的审批权限办理报批手续。

（9）每月负责编制各种材料月报表，上报财务部门。

（10）负责制定材料消耗定额，严格控制材料消耗。

（11）认真完成领导临时交办的会计业务任务。

四十四、收费稽核会计职责

（1）及时审核收费发票的金额与号码，审核收费日报表的填报金额及缴款金额是否一致。如发现不符立即通知有关人员予以更正。

（2）具体负责有价票证的审核、缴销。

（3）定期或不定期组织清查收费员库存金额和发票使用情况。

（4）建立长短款登记簿，发现长款或短款情况，及时通知收款人员，按时向收款员办理长、短款退还手续。

（5）依法执业，严谨求实，尊重患者，优质服务，团结协作。严格遵守《医疗机构从业人员行为规范》，廉洁自律，不向服务对象索取或收受"红包"等财物；不利用执业之便谋取不正当利益；不收受医疗器械、药品、试剂等生产、销售企业或人员以各种名义、形式给予的回扣、提成；不违规参与医疗广告宣传和药品医疗器械促销。

四十五、个人所得税扣缴会计职责

（1）执行国家税收法律、政策、制度的有关规定，做好个人所得税代扣代缴申报工作。

（2）负责收回个人所得的各类发放明细表，按照税法，正确计算，个人所得税实行全员全额扣缴申报。

（3）每月按时扣款，及时申报，及时缴款，不拖欠。

（4）做好政策咨询和服务工作。

（5）依法执业，严谨求实，尊重患者，优质服务，团结协作。严格遵守《医疗机构从业人员行为规范》，廉洁自律，不向服务对象索取或收受"红包"等财物；不利用执业之便谋取不正当利益；不收受医疗器械、药品、试剂等生产、销售企业或人员以各种名义、形式给予的回扣、提成；不违规参与医疗广告宣传和药品医疗器械促销。

四十六、基建会计职责

（1）严格执行基建财务制度，监督基建资金批准工程项目进度付款，监督及时收回垫付资金。

（2）按照基建会计制度规定，设置会计账簿，办理审核原始凭证、编制记账凭证，登记账目，编制基建月报，季报的年度决算报表。

（3）会同基建部门审核施工预算与施工合同的签订，审核工程验收和竣工结算。

（4）经常到基建部门和建筑工地了解和熟悉情况，学习有关建筑的一般业务知识，掌握资金的使用情况。

（5）经常检查了解基建材料的支出和使用情况，定期检查库存物资。

（6）对基建设备投资要归口管理部门制订购买计划，报院长、主管副院长审批后执行。在执行中要经常了解和掌握订货和到货情况，督促按时完成投资计划。

（7）定期和建筑部门核对账目，按工程实际进度结算工程进度款，工程竣工后对应扣水电、运输、材料款及预付备料款计算扣清，组织基建财产管理部门办理固定资产交付使用。

（8）及时清理债权、债务，加强资金管理。

（9）依法执业，严谨求实，尊重患者，优质服务，团结协作。严格遵守《医疗机构从业人员行为规范》，廉洁自律，不向服务对象索取或收受"红包"等财物；不利用执业之便谋取不正当利益；不收受医疗器械、药品、试剂等生产、销售企业或人员以各种名义、形式给

予的回扣、提成；不违规参与医疗广告宣传和药品医疗器械促销。

四十七、出纳职责

（1）在财务办公室主任领导下，办理现金收付和银行结算业务，严格遵守国家财经纪律。

（2）复核会计填制的支出凭单与附件单据金额是否相符，认真做好银行存款及库存现金的收付，并随时记账，每日终向会计提交银行存款及库存现金日报，做到日清月结。

（3）及时登记现金和银行日记账，编制出纳日报表。根据已办理完毕的凭证，按顺序逐笔登记现金和银行存款日记账。

（4）每日将住院处、门诊收费处收款入库，并当日存入银行，逐笔核对当日收付款项，随时核对库存现金和银行存款余额。

（5）严格执行国家现金管理制度，按核定限额使用现金。

（6）工作时间要集中精力，减少差错，认真填写各种银行凭证，字迹、内容清楚，金额正确。

（7）每月与银行核对账面余额，发现问题及时查找，编制银行存款余额调节表，做到月底账面余额与银行账面余额相符。

（8）随时掌握银行存款情况，不准开具空头支票。

（9）做好出纳印章和空白支票的管理。保证库存现金不超过银行规定的库存限额。

（10）依法执业，严谨求实，尊重患者，优质服务，团结协作。严格遵守《医疗机构从业人员行为规范》，廉洁自律，不向服务对象索取或收受"红包"等财物；不利用执业之便谋取不正当利益；不收受医疗器械、药品、试剂等生产、销售企业或人员以各种名义、形式给予的回扣、提成；不违规参与医疗广告宣传和药品医疗器械促销。

四十八、票据专管员职责

（1）票据专管员由财务办公室指定一名会计人员兼任。

（2）负责到财政厅票据中心、税务局领购各种收据、发票，以及联系印制内部使用的票据。领回的票据做好登记，要分门别类存放好，做好防火、防盗、防蛀等工作，保证收据的安全性。

（3）对领用的票据应限额发放，将领用人、领用收据数量、号码、时间登记在专门的领用登记本上，并由领用人签名确认领用。《票据管理登记本》要完整地记录日期、数量、使用部门名称和领用人签章等信息。督促领用人检查收据是否缺号、缺联，发现有缺号、缺联的票据应当即收回，及时送相关部门处理。

（4）解释、指导、监督、检查票据使用方法和规定。发现不当使用收据及时指出纠正。及时收回未使用到期票据，做到不遗漏，不过期使用。

（5）负责收回核销票据存根，须向财政厅票据中心、税务局核销票据的及时核销，保管好票据存根，年末造册归档。按档案保管年限规定，会同档案管理员销毁票据存根。

（6）发现票据遗失，应及时报告财办主任，并书面报告遗失原因，办理声明作废，上报财政厅票据中心或者税务局。

（7）不允许擅自销毁、借出、买卖票据的行为发生。否则按照《收据管理办法》有关规定进行处罚，构成犯罪的，依法追究刑事责任。

（8）依法执业，严谨求实，尊重患者，优质服务，团结协作。严格遵守《医疗机构从业人员行为规范》，廉洁自律，不向服务对象索取或收受"红包"等财物；不利用执业之便谋取不正当利益；不收受医疗器械、药品、试剂等生产、销售企业或人员以各种名义、形式给予的回扣、提成；不违规参与医疗广告宣传和药品医疗器械促销。

四十九、会计档案管理人员职责

（1）会计档案管理人员要根据《会计档案管理办法》的规定和要求，对本单位的会计凭证、会计账簿、会计报表、财务计划、单位预算和重要的经济合同等合计资料要进行定期收集，审查核对，整理立卷，编制目录，装订成册。

（2）采用电子计算机进行会计核算的，应同时保存打印出的纸质和电子介质的会计档案。采用磁盘、磁带、硬盘、软盘、光盘等磁性介质保存会计档案的，需存放在安全、防热、防潮、防磁的场所。重要的会计档案保存双份，异地存放，并定期检查和复制。

（3）院内各单位人员调阅会计档案，要经财务负责人同意，外单位调阅会计档案，要有正式介绍信并经医院办公室批准。

（4）要详细登记调阅的档案名称，调阅日期，调阅人员的姓名、单位、调阅理由，归还日期。

（5）会计档案不得携带外出，需要复制的，要经科室负责人同意。

（6）严格执行安全和保密制度，维护会计档案的完整和安全，严防损坏、丢失，泄密。做好防火、防潮、防失、防尘工作。

（7）依法执业，严谨求实，尊重患者，优质服务，团结协作。严格遵守《医疗机构从业人员行为规范》，廉洁自律，不向服务对象索取或收受"红包"等财物；不利用执业之便谋取不正当利益；不收受医疗器械、药品、试剂等生产、销售企业或人员以各种名义、形式给予的回扣、提成；不违规参与医疗广告宣传和药品医疗器械促销。

五十、住院、门急诊收费处收费员职责

（1）对病人热情服务，文明礼貌。使用"窗口文明用语"，禁用"服务忌语"，不与病人争执，落实首接负责制，不得推诿病人，做好窗口服务工作。

（2）收取现金要开具财政部门监制的票据，票据的书写或打印应清晰、工整；收付现金要"唱收唱付"，与病人当面点清，留有存根复核和备查。

（3）按时开窗收费，坚守岗位，提高工作效率，减少病人排队时间。

（4）四、在工作中严格执行财务部门制定的内部操作规程，熟悉收费和物价管理中的相关专业知识。严格按照规定的物价收费标准进行收费，做到不漏收、不重收、不多收。严格遵守收费部门收退费操作的相关管理规定，不得私自将收费项目互换。

（5）严格遵守国家财经纪律和现金管理规定，每日下班前要编制当日收入日报表，当日现金当日交财务收款出纳或本院开户银行，做到账款相符。交款凭证必须与收入、预交金报表同时报稽核人员复核。每日盘点备用金，盘库存时要账款相符，严禁贪污挪用公款。

（6）严格执行医保政策，认真为各类医保病人服务，收费项目准确，严格审查，需审批项目必须按规定办理。

（7）按规定办理病人退费手续，对正当的退费要求不得拒退，不得推诿。

（8）收费员配备的备用金定为 3000 元，只限于每天业务的周转金用，不得私自坐支和挪用。

（9）收费员使用的收据和印章要遵守领用、缴销的规定，并妥善保管；如有遗失，按情节轻重处罚。收据和印章要专用并妥善保管，不准丢失、借用或挪用他人收据，不准任意作废、涂改收据。

（10）收费员必须保管好自己的收费工号和密码，不得随意泄露。

（11）收费员下班前必须锁存好所有的款、票与印章；妥善保管好公用锁匙；不得将现金、保险箱锁匙放在抽屉过夜。

（12）发生电脑故障时，当班人员应及时通知电脑维护人员维修，在确认不能快速修复的情况下，应在电脑维护人员的指示下启用备用服务器或用手写票据解决危急重病人的交费。

（13）依法执业，严谨求实，尊重患者，优质服务，团结协作。严格遵守《医疗机构从业人员行为规范》，廉洁自律，不向服务对象索取或收受"红包"等财物；不利用执业之便谋取不正当利益；不收受医疗器械、药品、试剂等生产、销售企业或人员以各种名义、形式给予的回扣、提成；不违规参与医疗广告宣传和药品医疗器械促销。

五十一、办理入院人员职责

（1）在财务办公室主任领导下，负责办理住院病人的入院手续。

（2）使用电脑开具预交款收据不错名、不错项、无涂改、签名负责，根据医生开具的"住院手续通知单"的预交款数额收取病人预交款，提醒病人保存好预交款收据，以便办理出院手续。

（3）入院病人病案首页各项信息，按规定及时输入电脑，确保录入信息准确、清晰、不漏项。

（4）按医保规定认真办理各类医保病人入院手续，对医保病人提出的问题耐心解答。

（5）熟悉病人医疗付费方式，认真填写病人付费类型及信息，便于病人出院结算，属于社会救助的特殊病人，须取得医务部书面通知方可办理。

（6）认真履行住院、门急诊收费处收费员职责：

①对病人热情服务，文明礼貌。使用"窗口文明用语"，禁用"服务忌语"，不与病人争执，落实首接负责制，不得推诿病人，做好窗口服务工作。

②收取现金要开具财政部门监制的票据，票据的书写或打印应清晰、工整；收付现金要"唱收唱付"，与病人当面点清，留有存根复核和备查。

③按时开窗收费，坚守岗位，提高工作效率，减少病人排队时间。

④在工作中严格执行财务部门制定的内部操作规程，熟悉收费和物价管理中的相关专业知识。严格按照规定的物价收费标准进行收费，做到不漏收、不重收、不多收。严格遵守收费部门收退费操作的相关管理规定，不得私自将收费项目互换。

⑤严格遵守国家财经纪律和现金管理规定，每日下班前要编制当日收入日报表，当日现金当日交财务收款出纳或本院开户银行，做到账款相符。交款凭证必须与收入、预交金报表同时报稽核人员复核。每日盘点备用金，盘库存时要账款相符，严禁贪污挪用公款。

⑥严格执行医保政策，认真为各类医保病人服务，收费项目准确，严格审查，需审批项目必须按规定办理。

⑦按规定办理病人退费手续，对正当的退费要求不得拒退，不得推诿。

⑧收费员配备的备用金定为 3000 元，只限于每天业务的周转金用，不得私自坐支和挪用。

⑨收费员使用的收据和印章要遵守领用、缴销的规定，并妥善保管；如有遗失，按情节轻重处罚。收据和印章要专用并妥善保管，不准丢失、借用或挪用他人收据，不准任意作废、涂改收据。

⑩收费员必须保管好自己的收费工号和密码，不得随意泄露。

⑪收费员下班前必须锁存好所有的款、票与印章；妥善保管好公用锁匙；不得将现金、保险箱锁匙放在抽屉过夜。

⑫发生电脑故障时，当班人员应及时通知电脑维护人员维修，在确认不能快速修复的情况下，应在电脑维护人员的指示下启用备用服务器或用手写票据解决危急重病人的交费。

（7）依法执业，严谨求实，尊重患者，优质服务，团结协作。严格遵守《医疗机构从业人员行为规范》，廉洁自律，不向服务对象索取或收受"红包"等财物；不利用执业之便谋取不正当利益；不收受医疗器械、药品、试剂等生产、销售企业或人员以各种名义、形式给予的回扣、提成；不违规参与医疗广告宣传和药品医疗器械促销。

五十二、办理出院人员职责

（1）在财务办公室主任领导下，负责办理住院病人的出院手续。

（2）电脑打印的收费收据字迹清楚、不错名、不错项。收缴的预交款单要与存根核对。

（3）按医保规定办理医保病人出院手续。

（4）有关病人疾病证明须认真核对后盖章，涉及劳动能力鉴定或特殊鉴定证明由医务部盖章。

（5）落实住院费用清单制度，耐心解答病人有关医疗费用的问题。

（6）为病人打印结算单、费用明细单等。

（7）认真履行住院、门急诊收费处收费员职责：

①对病人热情服务，文明礼貌。使用"窗口文明用语"，禁用"服务忌语"，不与病人争执，落实首接负责制，不得推诿病人，做好窗口服务工作。

②收取现金要开具财政部门监制的票据，票据的书写或打印应清晰、工整；收付现金要"唱收唱付"，与病人当面点清，留有存根复核和备查。

③按时开窗收费，坚守岗位，提高工作效率，减少病人排队时间。

④在工作中严格执行财务部门制定的内部操作规程，熟悉收费和物价管理中的相关专业知识。严格按照规定的物价收费标准进行收费，做到不漏收、不重收、不多收。严格遵守收费部门收退费操作的相关管理规定，不得私自将收费项目互换。

⑤严格遵守国家财经纪律和现金管理规定，每日下班前要编制当日收入日报表，当日现金当日交财务收款出纳或本院开户银行，做到账款相符。交款凭证必须与收入、预交金报表同时报稽核人员复核。每日盘点备用金，盘库存时要账款相符，严禁贪污挪用公款。

⑥严格执行医保政策，认真为各类医保病人服务，收费项目准确，严格审查，需审批项目必须按规定办理。

⑦按规定办理病人退费手续，对正当的退费要求不得拒退，不得推诿。

⑧收费员配备的备用金定为 3000 元，只限于每天业务的周转金用，不得私自坐支和挪用。

⑨收费员使用的收据和印章要遵守领用、缴销的规定，并妥善保管；如有遗失，按情节轻重处罚。收据和印章要专用并妥善保管，不准丢失、借用或挪用他人收据，不准任意作废、涂改收据。

⑩收费员必须保管好自己的收费工号和密码，不得随意泄露。

⑪收费员下班前必须锁存好所有的款、票与印章；妥善保管好公用锁匙；不得将现金、保险箱锁匙放在抽屉过夜。

⑫发生电脑故障时，当班人员应及时通知电脑维护人员维修，在确认不能快速修复的情况下，应在电脑维护人员的指示下启用备用服务器或用手写票据解决危急重病人的交费。

（8）依法执业，严谨求实，尊重患者，优质服务，团结协作。严格遵守《医疗机构从业人员行为规范》，廉洁自律，不向服务对象索取或收受"红包"等财物；不利用执业之便谋取不正当利益；不收受医疗器械、药品、试剂等生产、销售企业或人员以各种名义、形式给予的回扣、提成；不违规参与医疗广告宣传和药品医疗器械促销。

五十三、住院、门急诊收费处审核人员职责

（1）在财务办公室主任领导下，负责住院病人医疗费用抽查审核工作。

（2）严格按照物价局规定的收费标准，督促病房认真做好住院病人医疗费用收费工作。检查医嘱费用是否齐全，发现有漏项、错项、多收、少收情况，应及时更正。力争做到出院病人医疗费用准确无误，杜绝错收及漏收现象。

（3）配合医院做好物价检查监督及上级有关部门的物价检查工作。

（4）坚守岗位，提高工作效率。如患者或家属对住院费用提出疑问，应及时复核，耐心解释。

（5）负责病人退费合理性的审核。

（6）负责对病人费用医保报销比例、自费比例等的审核。及时审核医保病人的住院费用，检查医保病人费用是否符合医保规定，发现问题，及时解决。

（7）负责病人欠费的审核并及时催交。

（8）依法执业，严谨求实，尊重患者，优质服务，团结协作。严格遵守《医疗机构从业人员行为规范》，廉洁自律，不向服务对象索取或收受"红包"等财物；不利用执业之便谋取不正当利益；不收受医疗器械、药品、试剂等生产、销售企业或人员以各种名义、形式给予的回扣、提成；不违规参与医疗广告宣传和药品医疗器械促销。

五十四、物价人员职责

（1）严格遵守国家收费政策，结合医院实际情况，建立健全收费管理制度。

（2）认真贯彻、严格执行物价政策和《医疗服务收费标准》及药品价格管理的有关规定。遇有不明确价格问题及时向上级主管部门请示。

（3）具体指导划价收费人员工作；组织制订核价、收费工作计划，并督促贯彻执行；组织检查划价、收费执行情况。

（4）定期或不定期对各科医疗服务收费进行监督检查，及时将结果向主管院领导报告，并提出整改意见及措施。

（5）负责接待与调查患者对医疗服务价格的投诉，及时协调与处理，并向相关科室通报，各项工作记录完整。

（6）按物价部门的要求，做好医院的明码标价工作。价格调整的，要及时准确地进行更新。落实做好明码标价制度和病人费用查询、住院费用清单制度，树立良好的行业形象。

（7）熟练掌握医疗收费的成本测算方法，对医院新开展的项目认真测算成本，准确填写价格项目申报表，及时上报上级物价部门审批。批准后及时下发执行。

（8）积极配合上级物价部门开展的物价监督检查工作，以及医院内部的自查工作。

（9）按照医院财务管理需要，完成相关工作。

（10）依法执业，严谨求实，尊重患者，优质服务，团结协作。严格遵守《医疗机构从

业人员行为规范》，廉洁自律，不向服务对象索取或收受"红包"等财物；不利用执业之便谋取不正当利益；不收受医疗器械、药品、试剂等生产、销售企业或人员以各种名义、形式给予的回扣、提成；不违规参与医疗广告宣传和药品医疗器械促销。

五十五、审计科职责

（1）拟定内部审计规章制度，对医院的内部控制制度的健全性和有效性以及风险管理进行评审。

（2）审计预算的执行和决算。

（3）审计财务收支及有关经济活动。

（4）严格按照《卫生系统内部控制审计实施细则》开展内部控制审计；配合有关部门开展的经济责任审计。

（5）审计医院的基本建设投资、修缮工程项目。

（6）审计医疗、卫生、科研、教育和各类援助等专项经费的管理和使用。

（7）开展固定资产购置和使用、药品和医用耗材购销、工资分配等专项审计调查工作。

（8）审计经济管理和效益情况。定期或不定期地检查医院各部门（科室）遵守国家财经纪律，情况和是否存在"小金库"。

（9）审计内部有关管理制度的落实；加强对被审计部门审计结果的落实整改情况的监督检查；委托社会审计和对被委托的社会审计机构审计业务质量实施全过程管理。

（10）在审计中发现有违反财经制度情况，应及时向主管院领导报告，提出纠正、处理违法违规行为的意见以及改进经济管理、提高经济效益的建议；对违法违规和造成损失浪费的单位和人员，给予通报批评或者提出追究责任的建议；对模范遵守财经法规的被审计部门和人员，提出表彰建议。

（11）法律、法规规定和院长或上级业务主管部门要求办理的其他审计事项。

五十六、审计科科长（副科长）职责

（1）在院长领导下，负责组织对本院各部门财务收支及其经济行为进行审计监督和评价，以促进加强经济管理和实现经济目标。依照国家法律、法规以及本院规定开展审计工作。

（2）负责拟订医院审计工作计划、规章制度，经院长批准后实施。

（3）定期做好审计工作总结，并向院长或上级审计部门报告。

（4）在审计中发现有违反财经制度情况，应及时向主管院领导报告，提出纠正、处理违纪违规行为的意见以及改进经济管理、提高经济效益的建议；对严重违反法律、法规、财经纪律和造成严重损失的，与纪检、监察等部门提出给予通报批评或追究责任的建议。

（5）在审计工作中，要认真贯彻执行国家方针、政策、财经和规章制度，组织本科人员学习，提高科室人员职业道德规范水平和业务水平。

（6）副科长协助科长做好各项工作，完成分管的各项工作，在科长外出时，主持全科工作。

（7）负责贯彻执行医院《行风建设目标管理责任制》，落实《医疗机构从业人员行为规范》，抓好本科室医德教育和医德考评，廉洁自律，杜绝收"红包"、拿回扣、乱开方、滥检查等行为。

五十七、审计人员工作职责

（1）在院长的领导下依照国家法律、法规以及本院规定开展审计工作。

①内部审计人员应当具有审计、会计、经济管理、工程技术等相关专业知识和业务能力。内部审计人员实行岗位资格准入，取得内部审计人员岗位资格证书上岗。

②实行后续教育制度，按照《内部审计具体准则第29号——内部审计人员后续教育》进行后续教育。

③办理审计事项，严格遵守内部审计职业规范，忠于职守，做到客观、公正、保密。

④与被审计单位或者审计事项有关利害关系，可能影响审计公正的，报告科室或医院院长提出回避。

（2）做好审计工作

①做好审计的准备工作。

②下达审计通知书，办理有关凭证、账簿、报表资料的借阅手续并将其妥善保管，用后及时归还。

③认真审核有关凭证、账簿报表资金财产，查阅有关的文件资料，及时调查取证，做好审计工作记录，准确编制审计工作底稿。

④对审计证据材料进行综合分析，及时撰写审计报告。发现问题及时向科室负责人汇报并提出建立健全管理制度的建议。

（3）认真听取与审计事项有关单位和个人对审计报告或审计结论的意见。

（4）做好审计范围内的各项审签工作。审计项目负责人对审计项目的管理负直接责任，并对项目审计工作进行现场督导。

（5）及时完成审计资料的立卷、归档工作。

（6）办理上级审计部门或本院（科）领导交办的审计工作。

（7）依法执业，严谨求实，尊重患者，优质服务，团结协作。严格遵守《医疗机构从业人员行为规范》，廉洁自律，不向服务对象索取或收受"红包"等财物；不利用执业之便谋取不正当利益；不收受医疗器械、药品、试剂等生产、销售企业或人员以各种名义、形式给予的回扣、提成；不违规参与医疗广告宣传和药品、医疗器械促销。

五十八、后勤办公室职责

后勤办公室是在主管后勤的副院长领导下，负责医院后勤工作的办事机构。其工作职责是：

（1）根据我院医疗、教学、科研、保健工作发展的需要，编制本院基本建设的总体规划和制订年度计划。负责提出单项工程的建设方案和可行性研究报告。做好设计、监理和施工单位的招标工作，对于新建工程，配合监理及施工单位在质量、工期、成本进行三大控制，保证新建项目均达到合格工程。

（2）负责对全院房屋维修和维护，建立房屋建筑档案，对竣工的项目资料及时整理归档，交院档案室。

（3）根据职工住房管理委员会的有关规定，负责职工住房分配、调整、出售以及办证等工作，并建立住户档案。

（4）负责对职工住房二次装修工程的审批，对个人装修住房安全进行监督和管理，保证房屋的安全稳定。

（5）负责对水、电、空调、道路等公共设施、设备的日常维护、保养、维修与管理，保障医院医疗、教学、科研、保健工作的正常进行。

（6）负责全院水、电、气的保障工作，建立供电、供水、排污、空调、消防等设施的资料档案，对其种类、分布、走向、变动情况要记录清楚。

（7）负责被服、家具、办公用品、水电、五金材料、燃料等物资的计划、采购、供应和管理。

（8）负责车辆的养护、维修与管理工作，确保行车安全。

（9）负责全院排污防尘达到排放标准工作。

（10）根据院爱国卫生运动委员会、交通安全委员会、生产安全委员会的要求，完成上述三委布置的任务。

（11）负责对下辖水电组、动力组、电梯组、水站、车队、电话室、仓库的管理，负责对食堂、锅炉房、洗涤中心等带承包性质部门进行监督和指导。

（12）完成院领导交办的其他任务。

五十九、后勤办公室主任职责

（1）在院长的领导下，全面负责后勤保障工作，实施全方位的组织管理，并满足医院建设和发展，以及医疗、教育和科研的需要。

（2）根据医院确定的年度目标和发展计划，对本办工作的发展目标提出总体设想和意见，报院部审核同意后，积极组织实施。重视和加强制度建设，结合本办实际情况，不断建立健全各项规章制度，积极探索符合新时期现代医院管理模式的后勤社会化管理形式，逐步使后勤保障管理达到制度化、规范化、科学化。

（3）教育后勤职工树立为临床一线服务的思想，组织后勤各班组为临床一线和其他相关部门提供后勤保障服务。坚持下巡、下送、下修，及时协调各部门之间的关系。解决后勤管理中出现的矛盾和问题，指导二级班组和有关人员积极开展工作，督促本办人员定期对工作进行检查考核；落实各项岗位职责，使后勤保障服务水平得到全面提高。

（4）参与医院基本建设和发展规划的论证，实施后勤其他重大项目计划的论证活动，发挥职能部门参谋作用，并根据院部意见，指导有关人员做好基建项目立项前的论证方案，办理项目立项所需的相关手续，按照基建项目管理规定，负责对基建工程施工和其他事项的管理。

（5）负责组织后勤资产管理、物资供应、设施维修、监督外包项目部门服务、房屋维修、交通、通信、生活等工作，保证医疗、教学、科研、预防工作的顺利进行。

（6）定期检查后勤保障设施运行情况，指导有关人员编报大型水、电、气等后勤设施维修保养计划。确保大型后勤设备设施完好率达标，水电供应正常。

（7）坚持勤俭节约原则，督促有关人员按期编制上报物资采购计划，按要求做好物资采购供应工作，把好采购、领用和消耗监督审核关。

（8）组织后勤员工学习相关业务，提高后勤员工专业理论水平和实际工作能力。

（9）督促、检查太平间员工做好太平间的管理工作。

（10）负责贯彻执行医院《行风建设目标管理责任制》，落实《医疗机构从业人员行为规范》，抓好本科室医德教育和医德考评，廉洁自律，杜绝收"红包"、拿回扣、乱开方、滥检查等行为。

（11）副主任协助主任处理（负责）相应的工作。

六十、后勤办公室管理员职责

（1）在后勤办公室主任领导下负责全院财产、物资、家具等的管理工作，主动配合医疗，保证其任务顺利完成。

（2）深入科室调查了解医疗、教学、科研、保健的需要，听取意见，发动群众参加管理，不断改进工作。

（3）组织锅炉、水、电等的工作。

（4）组织物资、燃料运输工作，做到合理使用车辆。

（5）指导各科室物资设备的使用管理工作，组织废旧物资的回收变价，修旧利废，防止损失浪费。

（6）掌握所属范围的勤杂工人的思想、学习和工作情况及人员调配使用等。

（7）依法执业，严谨求实，尊重患者，优质服务，团结协作。严格遵守《医疗机构从业人员行为规范》，廉洁自律，不向服务对象索取或收受"红包"等财物；不利用执业之便谋取不正当利益；不收受医疗器械、药品、试剂等生产、销售企业或人员以各种名义、形式给予的回扣、提成；不违规参与医疗广告宣传和药品医疗器械促销。

六十一、后勤办公室采购员职责

（1）在后勤办公室主任的领导下负责对全院的家具设备、办公、劳保、生活用品、电气、基建维修材料等物资的采购工作。

（2）根据各科室需要，制订各类物品的年度、季度、月份的和临时的采购计划，报请领导审批后即时采购。

（3）计划采购，计划用款，注意采购质量，注意勤俭节约。

（4）做好物资采购用款申请、报销工作，严格执行财经制度，履行验收入库手续，做到物、钱、凭证三对口，一次借款，一次清账。

（5）对医疗、教学、科研、保健急需的物品等必须全力以赴，积极采购。

（6）依法执业，严谨求实，尊重患者，优质服务，团结协作。严格遵守《医疗机构从业人员行为规范》，廉洁自律，不向服务对象索取或收受"红包"等财物；不利用执业之便谋取不正当利益；不收受医疗器械、药品、试剂等生产、销售企业或人员以各种名义、形式给予的回扣、提成；不违规参与医疗广告宣传和药品医疗器械促销。

六十二、后勤办公室保管员职责

（1）在后勤办公室主任的领导下负责全院被服、办公用品、医疗表格、劳动、生活、电气、基建维修材料等物资的保管工作。

（2）对库存物资要定期盘点，建立账本，做到账物相符。入库物资要验收入账，细心保管，防止积压浪费、霉烂、损坏、变质和盗窃。

（3）做好防火、防爆工作，在库房内禁止吸烟。

（4）经常深入科室，了解需求、使用情况，实行送货上门，并做到计划供应，满足需要。

（5）勤俭节约，修旧利废，物尽其用。

（6）依法执业，严谨求实，尊重患者，优质服务，团结协作。严格遵守《医疗机构从业人员行为规范》，廉洁自律，不向服务对象索取或收受"红包"等财物；不利用执业之便谋取不正当利益；不收受医疗器械、药品、试剂等生产、销售企业或人员以各种名义、形式给予的回扣、提成；不违规参与医疗广告宣传和药品医疗器械促销。

六十三、水电工职责

（1）负责与供水供电部门业务联系，根据医院生产、生活需要，申报用电用水计划。

（2）掌握变配电的一、二次接线和继电保护，熟悉自动装置工作原理及保护规范，认真填写各种运行记录和抄表，严格执行安全操作规程和停送电操作程序，保证安全供电。

（3）因故停水停电，应提前两天报后勤办，经同意后方能停电。

（4）负责全院所有工作场所及生活区的各种线路、开关、插座等的安装（不含基建房屋）及维修工作。每月进行一次巡检，送修上门，有记录可查。紧急维修做到随叫随到，一般维修任务当天完成。

（5）监督全院各用户安全用电，及时处理违章电路和电器装备。负责处理各种偷水偷电行为。认真做好节约用水用电工作。节约器材和原料。

（6）每周对全院配电房进行一次安全检查，每月对全院各楼房配电间进行一次安全检查，每两周试运转一次备用发电机组，发现问题及时处理，及时报告。

（7）负责全院各种管道的安装（不含基建）和维修，每月对各科室和生活区的管道巡回检修一次（有记录），防止跑、冒、滴、漏。

（8）接到水电维修通知后，应在15分钟内赶到现场处理，不能及时处理的应与有关人员解释清楚，并约定好维修时间。

（9）认真做好供水站水泵的维修、保养工作。充分发挥储水设备的作用，确保全院安全卫生正常供水。

（10）负责每两个月抄报一次各用户和单位的用水用电数，将报表交财务办公室。

（11）完成领导交给的其他工作。

（12）依法执业，严谨求实，尊重患者，优质服务，团结协作。严格遵守《医疗机构从业人员行为规范》，廉洁自律，不向服务对象索取或收受"红包"等财物；不利用执业之便谋取不正当利益；不收受医疗器械、药品、试剂等生产、销售企业或人员以各种名义、形式给予的回扣、提成；不违规参与医疗广告宣传和药品医疗器械促销。

六十四、汽车驾驶员职责

（1）严格遵守驾驶员守则，遵守交通法规。

（2）做好车辆保养，保持车况良好、车容清洁。平时车辆应入库落锁，防止车辆损坏和发生意外。

（3）忠于职守，服从调动，按派车单准时出车，任务完成后迅速返院，不得随意在外逗留或驶往他处。如因擅离职守或拖延出车，造成延误抢救或经济损失，要追究责任。

（4）救护车司机实行24小时值班制，并应做好随时出车准备，接到传呼或出车通知后，5分钟内出车。出车回后及时做好清洁和消毒工作。

（5）备用配件、工具保持齐全，确保安全行驶，杜绝事故，减少差错。

（6）节约能源，油耗与行车公里成正比，不得超过标准的3%。不得私自出车。

（7）认真填写运输单及出车日记。

（8）文明礼貌，服务热情。

（9）完成领导交给的其他任务。

（10）依法执业，严谨求实，尊重患者，优质服务，团结协作。严格遵守《医疗机构从业人员行为规范》，廉洁自律，不向服务对象索取或收受"红包"等财物；不利用执业之便谋取不正当利益；不收受医疗器械、药品、试剂等生产、销售企业或人员以各种名义、形式给予的回扣、提成；不违规参与医疗广告宣传和药品医疗器械促销。

六十五、电梯维修人员职责

（1）负责全院电梯的维护、维修、保养及年检联系、协助工作，确保电梯安全正常运行。

（2）负责联系、监督各电梯维保公司对本院电梯的维保工作，并做好记录。

（3）认真钻研业务，了解电梯设备性能、结构和原理，保存好设备图纸、资料和使用工具。

（4）负责电梯临时应急处理工作，解救电梯困人等。

（5）完成领导交给的其他任务。

（6）依法执业，严谨求实，尊重患者，优质服务，团结协作。严格遵守《医疗机构从业人员行为规范》，廉洁自律，不向服务对象索取或收受"红包"等财物；不利用执业之便谋取不正当利益；不收受医疗器械、药品、试剂等生产、销售企业或人员以各种名义、形式给予的回扣、提成；不违规参与医疗广告宣传和药品医疗器械促销。

六十六、太平间工作人员职责

（1）负责接尸体、保管尸体，保持室内外清洁，通风。

（2）领取尸体时要认真核对死亡卡片，防止差错，并做好书面记录。

（3）尸体接走后及时清洗消毒铺位。

（4）经常检查存放尸体的低温效能，发现问题立即报告。

（5）完成领导交给的其他任务。

六十七、动力站工作人员岗位职责

（1）熟悉中央空调和中央供气系统的机械设备、供气供水设备（水泵、管道、阀门、控制设施等）情况，严格执行操作规程，掌握维护保养知识。

（2）负责动力站的日常清洁，及时排除常见的故障，保证空调机组和三气系统处于良好运转状态。

（3）当班期间每2小时巡视检查一次空调机组和三气系统设备和其他设备的运转情况，并做好巡检记录。

（4）及时进行设备的维修保养，维修保养要及时，质量要保证，记录要完整并存档保管。

（5）遇到紧急情况（漏气、漏水、火险等），迅速奔赴现场，及时进行抢修，重特大故障的抢修应在领导和工程师的指导下进行。

（6）接听值班电话，积极配合氧气房值班和二线维修人员工作。

（7）完成领导交办的其他工作。

（8）依法执业，严谨求实，尊重患者，优质服务，团结协作。严格遵守《医疗机构从业人员行为规范》，廉洁自律，不向服务对象索取或收受"红包"等财物；不利用执业之便谋取不正当利益；不收受医疗器械、药品、试剂等生产、销售企业或人员以各种名义、形式给予的回扣、提成；不违规参与医疗广告宣传和药品医疗器械促销。

六十八、氧气房工作人员岗位职责

（1）听从后勤办公室领导的指挥，熟悉氧气和各种医用气体的情况，掌握气瓶操作规程和维护保养知识，按要求正确使用。

（2）负责气体库房的日常清洁，及时排除气瓶故障并摆放整齐，留出足够的安全间距和消防通道，保证气体的安全正常供应。

（3）当班期间气瓶入库应严格验收，出库应严格核对无误后双方签字发放。

（4）每月填报出库表格，不定期对气瓶进行统计和检查是否合格。

（5）及时运送供给各种气体，做好记录并存档保管。

（6）协助接听值班电话，并积极配合动力站岗位工作。

（7）完成领导交办的其他工作。

（8）依法执业，严谨求实，尊重患者，优质服务，团结协作。严格遵守《医疗机构从业人员行为规范》，廉洁自律，不向服务对象索取或收受"红包"等财物；不利用执业之便谋取不正当利益；不收受医疗器械、药品、试剂等生产、销售企业或人员以各种名义、形式给予的回扣、提成；不违规参与医疗广告宣传和药品医疗器械促销。

六十九、医疗设备科职责

（1）认真贯彻执行国家有关医疗器械、物资工作的方针、政策、法令和各项规章制度，根据医院实际情况，组织制定有关医疗器械、设备管理的规章制度，负责监督、检查、评价、持续改进。

（2）根据医院的发展和临床科室的需求，合理制定医疗器械和设备采购计划，组织采购。

（3）负责医疗器械和设备的到货验收、入库、出库、发放等仓库管理工作。

（4）负责医疗器械和设备的安装、性能验收、使用培训、维修、保养、报废、质控、安全质量监测和评估、处置等技术保障工作，参与医疗设施工程的设计、施工管理工作。

（5）负责医疗器械、设备的配置许可、使用许可、工作许可等相关证件的办理工作。

（6）负责组织计量器具、特种设备、射线与同位素装置等国家强制检定设备的定期检定、检测工作。

（7）负责贵重设备的成本效益分析工作。

（8）负责医疗器械和设备的明细账核算、清点盘存、统计报表、事故审查、资料档案管理，以及办理调拨、变价、提取折旧、报废等有关报批手续，并组织实施，促进大型精密仪器的协作共用，及考核、检查、评比、奖惩等工作。

七十、医疗设备科科长职责

（1）在院长和分管院长的领导下，负责领导本科室各项工作，作为本科室服务质量与安全管理和持续改进第一责任人，对院长和分管院长负责。

（2）认真贯彻执行国家有关医疗器械和设备管理工作的法规、政策，组织制修订相应制度、流程、职责，并监督落实。

（3）负责组织全院医疗仪器设备、器械、卫生材料等医疗用品及其他设备的采购、供应、管理、维修工作，保证医疗、教学、科研、预防工作的顺利进行。

（4）审查各科室提交的请购计划，组织汇编、制订采购计划，报请主管院领导审批后实施。

（5）了解、检查各科室对医疗用品的需要和使用、管理情况，做好合理供应和调配，发现问题，及时处理。

（6）组织有关人员对购入、调入的国内、外贵重仪器设备进行验收、鉴定，组织建立贵重仪器管理和使用制度，督促使用人员严格执行操作规程，发挥仪器的应有效能。

（7）负责本科室业务训练，掌握本科室人员的工作、思想情况，做好思想工作，并向院长提出晋升、奖惩意见。

（8）定期讨论本科室在贯彻医院有关医疗器械和设备管理方面的质量方针和落实质量目标、执行质量指标过程中存在的问题，提出改进意见与措施，并有反馈记录文件。

（9）完成上级领导交办的其他工作。

（10）负责贯彻执行医院《行风建设目标管理责任制》，落实《医疗机构从业人员行为规范》，抓好本科室医德教育和医德考评，廉洁自律，杜绝收"红包"、拿回扣、乱开方、滥检查等行为。

七十一、医疗设备科副科长职责

（1）在科长领导下，协调、处理办公室、仓库工作流程中出现的问题。

（2）协助科长建立健全科室工作制度、岗位职责和评价标准，组织实施，检查落实情况。

（3）负责组织本科室管理的医疗器械、设备的配置许可、使用许可、工作许可等相关证件的办理工作。

（4）负责组织计量器具、压力容器、射线与同位素装置定期检测、检定工作。

（5）深入科室了解情况，听取医院各部门对本科工作的意见和建议，积极处理。

（6）注意调查研究，熟悉、了解本科室工作情况，提出意见和建议，供科长参考决策。

（7）协助科长开发管理团队，提升团队执行力，强化员工服务意识，提高工作质量和工作效率。

（8）完成领导交办的其他工作。

（9）依法执业，严谨求实，尊重患者，优质服务，团结协作。严格遵守《医疗机构从业人员行为规范》，廉洁自律，不向服务对象索取或收受"红包"等财物；不利用执业之便谋取不正当利益；不收受医疗器械、药品、试剂等生产、销售企业或人员以各种名义、形式给

予的回扣、提成；不违规参与医疗广告宣传和药品医疗器械促销。

七十二、医疗设备科工程技术部副科长职责

（1）在主管院长和科长的领导下，分管医疗设备科工程技术部工作。

（2）负责管理各类设备的安装、调试、验收、保养、维修等技术保障工作。

（3）负责院内各类由设备科管理的医疗设施工程的施工管理工作。

（4）负责设备维修档案的建立和管理工作。

（5）负责工程技术部技术人员的安全操作、安全知识的教育和培训工作。

（6）定期或不定期组织对各类设备的安全检查工作。

（7）对工程技术人员考核、评价、激励。

（8）对机器设备、设施的技术升级、改造和异常情况的处理。

（9）负责设备维修配件的购置和设备报废的审查。

（10）完成上级领导交办的其他工作。

（11）依法执业，严谨求实，尊重患者，优质服务，团结协作。严格遵守《医疗机构从业人员行为规范》，廉洁自律，不向服务对象索取或收受"红包"等财物；不利用执业之便谋取不正当利益；不收受医疗器械、药品、试剂等生产、销售企业或人员以各种名义、形式给予的回扣、提成；不违规参与医疗广告宣传和药品医疗器械促销。

七十三、医疗设备科工程技术部组长职责

（1）遵守《医疗设备科工作守则》，熟悉并模范执行《医疗器械和设备管理办法》《设备及医疗设施工程验收办法》《医疗器械和设备维修管理办法》等相关工作制度和管理办法。

（2）协助科室领导建立健全工程技术部管理制度，制定管理办法。

（3）熟悉工程技术部岗位职责，指导、督促组员有效履行职责。

（4）根据工作需要，调度组员的临时性工作。

（5）负责技术指导和技术培训工作。

（6）悉心听取意见和建议，积极协调、处理工作中出现的问题，提升团队执行力。

（7）对科室工作提出意见或建议，供科室领导参考。

（8）遇到不能解决的问题时，及时向科室领导汇报。

（9）完成科室领导交办的其他工作。

（10）依法执业，严谨求实，尊重患者，优质服务，团结协作。严格遵守《医疗机构从业人员行为规范》，廉洁自律，不向服务对象索取或收受"红包"等财物；不利用执业之便谋取不正当利益；不收受医疗器械、药品、试剂等生产、销售企业或人员以各种名义、形式给予的回扣、提成；不违规参与医疗广告宣传和药品医疗器械促销。

七十四、医疗设备科调度员职责

（1）遵守《医疗设备科工作守则》，严格执行《医疗器械和设备管理办法》《医疗器械和设备维修管理办法》《设备及医疗设施工程验收办法》等相关工作制度和管理办法。

（2）负责工程技术部办公室电话、电传的接、转、答复以及对外联络、协调工作，做好信息的收集、整理、反馈工作，重要事项要做好记录，并及时向主管科领导汇报。

（3）负责安排工程技术部日常技术保障工作，记录报修电话，及时调度维修，跟踪、反馈维修情况。

（4）负责设备维修工作登记、统计，报送维修月报表。

（5）负责设备送外维修报告和配额采购的送审工作。

（6）负责配件入库、出库工作。

（7）负责设备资料、验收资料、维修资料的登记、保管工作。

（8）负责工程技术部数据库的维护、完善工作。

（9）协助主管领导做好工程技术部日常工作接待，安排维修人员值班，处理其他日常事务。

（10）完成科室领导交办的其他工作。

（11）依法执业，严谨求实，尊重患者，优质服务，团结协作。严格遵守《医疗机构从业人员行为规范》，廉洁自律，不向服务对象索取或收受"红包"等财物；不利用执业之便谋取不正当利益；不收受医疗器械、药品、试剂等生产、销售企业或人员以各种名义、形式给予的回扣、提成；不违规参与医疗广告宣传和药品医疗器械促销。

七十五、医疗设备科维修技术人员职责

（1）遵守《医疗设备科工作守则》，严格执行《医疗器械和设备管理办法》《医疗器械和设备维修管理办法》《设备及医疗设施工程验收办法》等相关工作制度和管理办法。

（2）负责医疗仪器、设备及其配套设施的安装、维修、保养工作，对设备安装和工程施工进行监督管理。

（3）听从本科室调度员或组长的安排，及时维修，认真做好维修记录，妥善保管技术资料和维修工具。

（4）积极配合厂家工程师做好新购医疗设备的安装工作，学习和了解设备的原理、结构、维修技术等知识，对安装过程进行监督管理。

（5）负责对新购医疗设备和新建设备工程进行性能验收，出具验收报告。

（6）负责对设备使用科室设备操作人员进行设备使用知识培训。培训内容包括安全操作规程、日常维护方法、设备故障应急处理方法等。

（7）制订并执行设备巡检、保养计划，定期评价设备使用情况，提出整改意见，持续改进。

（8）负责对拟报废设备进行技术鉴定，签署鉴定意见。

（9）对一个工作日内无法完成的维修任务，应及时向临床科室设备管理人员进行口头通报，并向设备科维修调度人员或科室领导口头报告。

（10）完成科室领导交办的其他工作。

（11）依法执业，严谨求实，尊重患者，优质服务，团结协作。严格遵守《医疗机构从业人员行为规范》，廉洁自律，不向服务对象索取或收受"红包"等财物；不利用执业之便谋取不正当利益；不收受医疗器械、药品、试剂等生产、销售企业或人员以各种名义、形式给予的回扣、提成；不违规参与医疗广告宣传和药品医疗器械促销。

七十六、医疗设备科科秘书职责

（1）遵守《医疗设备科工作守则》，熟悉本科室相关工作制度和管理办法。

（2）负责办公室日常事务性工作。做好电话、电传的接、转、答复以及对外联络、协调工作，做好信息的收集、整理、反馈工作，重要事项要做好记录，并及时向科领导汇报。

（3）负责科领导交办的各类文件起草、打印工作。

（4）负责文件、报纸、杂志、信件等的收、发、征订、整理归档以及科室材料、单据的递送工作。

（5）负责医疗器械、设备的检测和办证以及证件管理工作。

（6）负责科室考勤工作。

（7）负责科室员工福利工作，领取、发放办公用品等。

（8）协助科领导组织安排会议、检查、谈判，做好记录，整理会议纪要，并了解贯彻落实情况。

（9）协助科领导做好检查、来访的接待工作。

（10）根据科领导指示，发布有关事项的布告、通告、通知等。

（11）完成科领导交办的其他工作。

（12）依法执业，严谨求实，尊重患者，优质服务，团结协作。严格遵守《医疗机构从业人员行为规范》，廉洁自律，不向服务对象索取或收受"红包"等财物；不利用执业之便谋取不正当利益；不收受医疗器械、药品、试剂等生产、销售企业或人员以各种名义、形式给予的回扣、提成；不违规参与医疗广告宣传和药品医疗器械促销。

七十七、医疗设备科采购员职责

（1）遵守《医疗设备科工作守则》，严格执行《医疗器械和设备管理制度》《医疗设备科采购制度》等相关工作制度和管理办法。

（2）协助科长做好全院医疗器械和设备的采购工作，及时采购，保证供应。

（3）负责根据耗材申购单审核采购品种、数量，根据有关采购办法进行询价、核价，填制送审单。

（4）负责根据设备论证报告同申购科室确认采购项目内容，询价，核价，初审合同、协议，登记合同、协议，移交。

（5）负责审核、保管"三证"（公司营业执照、生产或经营许可证、产品注册证）以及其他相关证件。

（6）负责与供应商协调订货、送货、换货、退货等相关事宜。

（7）对不能及时采购的物品，应向科领导汇报，并向申购科室说明情况。

（8）完成科室领导交办的其他工作。

（9）依法执业，严谨求实，尊重患者，优质服务，团结协作。严格遵守《医疗机构从业人员行为规范》，廉洁自律，不向服务对象索取或收受"红包"等财物；不利用执业之便谋取不正当利益；不收受医疗器械、药品、试剂等生产、销售企业或人员以各种名义、形式给予的回扣、提成；不违规参与医疗广告宣传和药品医疗器械促销。

七十八、医疗设备科配件采购员职责

（1）负责本科室所管辖的设备、设施所需零配件的采购工作。

（2）遵守医院和科室的工作制度，严格执行采购管理制度，及时采购，保证设备技术保障工作的正常开展。

（3）负责对配件供应商进行必要的资格审核（公司营业执照、经营范围等）。

（4）根据配件申购单填制送审单，报审计科审计、主管院长审批后采购。维修急需、费用在1000元以内的零配件，经请示分管科领导同意后，可现金采购。

（5）负责与供应商协调订货、送货、换货、退货等相关事宜。

（6）对不能及时采购的物品，应向科领导汇报，并向及维修工程师和申购科室说明情况。

（7）认真听取各方对采购工作的意见和建议，妥善处理。

（8）不得向无关人员泄露医院的采购信息和商业秘密。

（9）完成科室领导交办的其他工作。

（10）依法执业，严谨求实，尊重患者，优质服务，团结协作。严格遵守《医疗机构从业人员行为规范》，廉洁自律，不向服务对象索取或收受"红包"等财物；不利用执业之便谋取不正当利益；不收受医疗器械、药品、试剂等生产、销售企业或人员以各种名义、形式给予的回扣、提成；不违规参与医疗广告宣传和药品医疗器械促销。

七十九、医疗设备科财务会计职责

（1）遵守《医疗设备科工作守则》，严格执行《会计法》和《医院会计制度》，熟悉掌握会计核算内容。

（2）负责核对各类应付款合同、单据、凭证，三个工作日内制作付款通知单，送交科室领导和财务部门审核。

（3）负责对经院领导审批同意付款的单据，三个工作日内登记整理完毕，送交财务部门付款。

（4）负责现金发票的转账、报账工作。

（5）负责追讨发票、收据。

（6）负责提供有关财务数据、报表。

（7）负责与收款单位对账。

（8）及时对付款资料进行整理、归档。

（9）完成科室领导交办的其他工作。

（10）依法执业，严谨求实，尊重患者，优质服务，团结协作。严格遵守《医疗机构从业人员行为规范》，廉洁自律，不向服务对象索取或收受"红包"等财物；不利用执业之便谋取不正当利益；不收受医疗器械、药品、试剂等生产、销售企业或人员以各种名义、形式给予的回扣、提成；不违规参与医疗广告宣传和药品医疗器械促销。

八十、医疗设备科仓库组长职责

（1）遵守《医疗设备科工作守则》，熟悉并模范执行《医疗器械和设备管理办法》《医疗设备科仓库工作制度》《请购单及仓库票据处置办法》等相关工作制度和管理办法。

（2）协助科室领导建立健全仓库管理制度，制定管理办法。

（3）熟悉仓库岗位职责，指导、督促组员有效履行职责。

（4）根据仓库工作需要，调配仓库组员的临时性工作。

（5）悉心听取意见和建议，积极协调、处理仓库工作中出现的问题，提升团队执行力。

（6）参与仓库盘点，分析盘盈、盘亏和毁损情况，编制盘点报表，上交科室领导及财务科。

（7）对科室工作提出意见或建议，供科室领导参考。

（8）遇到不能解决的问题时，及时向科室领导汇报。

（9）完成科室领导交办的其他工作。

（10）依法执业，严谨求实，尊重患者，优质服务，团结协作。严格遵守《医疗机构从业人员行为规范》，廉洁自律，不向服务对象索取或收受"红包"等财物；不利用执业之便谋取不正当利益；不收受医疗器械、药品、试剂等生产、销售企业或人员以各种名义、形式给予的回扣、提成；不违规参与医疗广告宣传和药品医疗器械促销。

八十一、医疗设备科仓库保管员职责

（1）遵守《医疗设备科工作守则》，严格执行《医疗器械和设备管理办法》《医疗设备科仓库工作制度》等相关制度和管理办法。

（2）负责制订仓库采购计划，审核使用科室请购单。

（3）负责物品验收、到货登记、保管、发放工作。

（4）负责仓库安全工作，每日检查防火、防盗、防鼠患设施。

（5）根据物品发放情况，及时补充、调整库存，保证供应。

（6）定期盘点，发现问题及时处理。

（7）遇到不能解决的问题时，及时向仓库组长汇报。

（8）完成科室领导和仓库组长交办的其他工作。

（9）依法执业，严谨求实，尊重患者，优质服务，团结协作。严格遵守《医疗机构从业人员行为规范》，廉洁自律，不向服务对象索取或收受"红包"等财物；不利用执业之便谋取不正当利益；不收受医疗器械、药品、试剂等生产、销售企业或人员以各种名义、形式给予的回扣、提成；不违规参与医疗广告宣传和药品医疗器械促销。

八十二、医疗设备科仓库会计职责

（1）遵守《医疗设备科工作守则》，严格执行《医疗器械和设备管理办法》《医疗设备科仓库工作制度》和《请购单及仓库票据处置办法》等相关制度和管理办法。

（2）负责申购单的录入、登记和移交工作。

（3）负责物品的入库、出库工作。

（4）负责处置仓库票据，及时整理、核对、移交。

（5）负责制作有关报表和报表分析，送交有关部门。

（6）经常与保管员对账，发现问题及时处理。

（7）参与仓库盘点工作。

（8）负责仓库数据库的维护。每天工作结束后，应检查当天所录入的数据是否有误，发现问题及时解决。

（9）遇到不能解决的问题时，及时向仓库组长汇报。

（10）完成科室领导和仓库组长交办的其他工作。

（11）依法执业，严谨求实，尊重患者，优质服务，团结协作。严格遵守《医疗机构从业人员行为规范》，廉洁自律，不向服务对象索取或收受"红包"等财物；不利用执业之便谋取不正当利益；不收受医疗器械、药品、试剂等生产、销售企业或人员以各种名义、形式给予的回扣、提成；不违规参与医疗广告宣传和药品医疗器械促销。

八十三、医疗设备科仓库协管员职责

（1）遵守《医疗设备科工作守则》，严格执行《医疗器械和设备管理办法》《医疗设备科仓库工作制度》等相关制度和管理办法。

（2）负责医院物流工作。

①每天接收医院各科室的领物申请，两个工作日内须将申领货物送至医院，督促科室出库，三个工作日内将科室签收后的出库单递交仓库保管员。

②医院各科室自行申购的货物入库后，须在两天内将货物送至医院，督促申购科室出

库，三个工作日内将科室签收后的出库单递交仓库保管员。

③紧急情况须及时送货。

④处理医院各科室对领用物品的查询，并反馈结果。

（3）负责每天接收医院各科室的购物申请，当天将申请表递交仓库保管员。

（4）负责收取医院各科室对本科室工作的意见和建议，及时向仓库组长汇报，反馈处理结果。

（5）对于大件或大宗物品，供货商送货到使用科室的，须到场验货，签收送货单，交给仓库保管员；会计打印出库单后，须督促科室出库，三个工作日内将科室签收后的出库单交给仓库保管员。

（6）负责提货工作。接到提货通知后，须在两个工作日内将货物提领回来，交给仓库保管员。

（7）负责到使用科室办理补出库手续。

（8）参与仓库盘点工作。

（9）遇到不能解决的问题时，及时向仓库组长汇报。

（10）完成科室领导和仓库组长交办的其他工作。

（11）依法执业，严谨求实，尊重患者，优质服务，团结协作。严格遵守《医疗机构从业人员行为规范》，廉洁自律，不向服务对象索取或收受"红包"等财物；不利用执业之便谋取不正当利益；不收受医疗器械、药品、试剂等生产、销售企业或人员以各种名义、形式给予的回扣、提成；不违规参与医疗广告宣传和药品医疗器械促销。

八十四、医疗设备科资产管理员职责

（1）遵守《医疗设备科工作守则》，严格执行《医疗器械和设备管理制度》《档案管理办法》等相关制度和管理办法。

（2）负责医疗器械、设备等资产管理工作。

①经领导同意，办理设备的外借、报损、报废、调拨和事故处理等事项。

②定期与设备使用科室核查设备财产，每个科室每年至少应核对一次。

③及时收集设备出库单，整理保存。

④制作有关报表。

⑤接待有关查询、检查。

（3）负责贵重设备的成本效益分析工作。

（4）负责设备档案的整理归档，保证设备档案的完整和安全。

（5）参与仓库盘点工作。

（6）遇到不能解决的问题时，及时向仓库组长汇报。

（7）完成科室领导和仓库组长交办的其他工作。

（8）依法执业，严谨求实，尊重患者，优质服务，团结协作。严格遵守《医疗机构从业

人员行为规范》，廉洁自律，不向服务对象索取或收受"红包"等财物；不利用执业之便谋取不正当利益；不收受医疗器械、药品、试剂等生产、销售企业或人员以各种名义、形式给予的回扣、提成；不违规参与医疗广告宣传和药品医疗器械促销。

八十五、保卫科职责

保卫科的主要职责是维护内部秩序，预防各种犯罪分子破坏活动，同治安灾害事故做斗争，确保重点要害部位安全，为医疗、教学、科研等业务活动和职工生活创造一个良好的、稳定的工作和生活环境。

根据国家公安部颁发的《机关团体企业事业单位保卫组织细则》和国家公安部 61 号令有关《机关团体、企业、事业单位消防安全管理规定》的规定，结合我院实际情况拟定如下职责：

（1）认真贯彻"预防为主、单位负责、突出重点，保障安全"的内保工作方针和贯彻"谁主管谁负责"的原则，认真落实内保条例，严格依法管理。督促、指导各科室治安责任人落实治安保卫责任制，实行"四防"（防火、防盗、防破坏、防治安灾害事故）目标管理，依靠群众，落实各项安全防范措施，维护好院内治安秩序，保障内部安全。

（2）开展调查研究，分析院内治安情况，加强信息反馈，调整治安防范力量，积极当好领导的参谋。

（3）协助公安机关、国家安全机关依法查处各类治安案件和各类刑事案件及危害国家安全的案件，配合司法机关协查其他案件。

（4）依法协助有关部门追查破坏事故和破坏嫌疑事故，参与事故的调查。

（5）根据国家规定，督促有关科室对有毒、有害、易燃、易爆、强酸、强碱、放射源等危险品的管理，防止各类事故的发生。

（6）密切与医院办公室、医务部、干部保健科联系配合，共同做好高级干部、专家、外宾、华侨住院、参观、教学等安全工作。

（7）组织人员进行日常的消防巡查防范和重点部位的消防安全检查，发现隐患及时提出整改意见和措施，将隐患消灭在萌芽状态，并组织义务消防队员进行消防技能方面的训练和职工及新职工的消防知识和消防技能培训。

（8）协助公安机关监督考察在本单位的被依法判处管制、剥夺政治权利、缓刑、假释、监外执行的犯罪和取保候审的被告人。

（9）运用各种形式，结合实际，经常开展法制、"四防"、安全、保密等方面的宣传教育工作。

（10）督促落实财务办公室、食堂、营养室及其他使用现金科室，将每天的现金按规定存入银行，取存时必须有两人以上护送，超 10 万元巨款负责协同保护取送。

（11）督促有关科室加强对医院动力、能源、物资、仪器、电器设备等安全管理，防止被盗丢失事件或意外事故发生。

（12）完成党政领导和公安机关交办其他任务。

除完成本职工作外，协助有关部门做好下列工作：

①配合协助有关科室做好保密工作，同盗窃、出卖机密的行为做斗争；

②与用工科室配合辖区派出所，加强对临时工、暂住人口的治安管理；

③协助后勤部门对集体宿舍的治安管理；

④与后勤部门一道，协助公安机关依照法规加强对出租屋的管理；

⑤协助城区政府做好综合治理、治安防范工作。

八十六、保卫科科长职责

（1）负责主持科室全面工作。

（2）不定期向分管院长汇报治安、消防防范工作开展情况。

（3）定期听取下属各部工作情况汇报，并做出下一步工作安排。

（4）负责起草科室年度工作计划、总结及安全保卫方案等。

（5）负责组织科室人员共同研究并解决医院治安、消防等安全防范工作中存在的问题。

（6）负责公共突发事件应急处理、协调工作（如协助解决医患纠纷问题）。

（7）负责本科室干部、员工教育管理及新职工安全培训等工作。

（8）指导副职解决保安队伍中存在的问题。

（9）协调与友邻单位开展联防工作。

（10）负责接待上级公安、安全部门的检查安保工作、案件查破。

（11）完成医院领导交给的其他工作任务。

（12）负责贯彻执行医院《行风建设目标管理责任制》，落实《医疗机构从业人员行为规范》，抓好本科室医德教育和医德考评，廉洁自律，杜绝收"红包"、拿回扣、乱开方、滥检查等行为。

八十七、门诊办公室职责

（1）在业务副院长领导下，负责门诊部各科的医疗、教学、科研、护理及行政管理工作。

（2）组织制订门诊部的工作计划，经院领导批准后组织实施，经常督促检查门诊各科工作情况，研究提高医疗护理质量等问题，按期总结汇报。

（3）定期召开门诊系统会议协调各科关系，督促检查门诊工作人员贯彻执行各项规章制度、医护常规和技术操作规程，整顿门诊秩序，改进医疗作风、改善服务态度，简化各种手续，优化门诊就诊流程，方便患者就诊，不断提高医疗护理质量，防止差错事故发生。

（4）负责组织、检查门诊患者的诊治和疑难患者的会诊工作及门诊区域内发生意外的抢救工作。

（5）负责组织、检查门诊工作人员做好卫生宣教、清洁卫生、消毒隔离，防止交叉感染，协助保健科做好疫情报告工作。

（6）接待和处理门诊方面的来信、来访、参观，并做好登记、统计，协助做好门诊患者就诊、住院、转科、会诊、转诊等工作。

（7）做好门诊疾病诊断证明及休假证明盖章的管理工作。

（8）严格遵守《医疗机构从业人员行为规范》，廉洁自律，不向服务对象索取或收受"红包"等财物。

（9）认真执行医疗保险、新农合等有关政策和规定。

（10）组织完成上级或医院临时性工作任务。

八十八、门诊办公室主任职责

（1）在院长和主管副院长领导下，负责门诊的医疗、护理、预防、教学、科研和行政管理工作。

（2）组织制订门诊部的工作计划，经院长、主管副院长批准后组织实施，经常督促检查，按期总结汇报。

（3）配合有关科室组织检查门诊病员的诊治，疑难病员的会诊抢救工作。

（4）定期召开门诊系统会议，协调各科关系，督促检查医务人员贯彻各项规章制度、岗位责任制、医护常规；技术操作规程及检查门诊病历、医疗质量等；整顿门诊秩序，提高医疗护理质量，严防差错事故。

（5）负责组织、检查门诊工作人员做好卫生宣传、安全、清洁卫生、消毒隔离，加强小儿科、感染性疾病科门诊的领导，协助保健科做好疫情报告等工作。

（6）接待和处理门诊方面的群众来访、来信、住院、转科、会诊、转诊等工作。

（7）会同医务部处理门诊的医疗差错事故。

（8）负责贯彻执行医院《行风建设目标管理责任制》，落实《医疗机构从业人员行为规范》，抓好本科室医德教育和医德考评，廉洁自律，杜绝收"红包"、拿回扣、乱开方、滥检查等行为。副主任协助主任做好各项工作，在主任外出时，主持门诊全面工作。

八十九、门诊建卡员职责

（1）在物业管理公司及门诊办公室的双重领导下，遵守医院各项规章制度，做好门诊患者的就诊建卡工作。

（2）做好建卡前的准备工作，保证门诊开诊前半小时建卡。

（3）仪表端庄，文明用语，唱收唱付，热情接待患者，对患者提出的问题耐心解答。

（4）工作认真负责，仔细核对建卡患者的有效证件与"门诊新病人信息登记表"内容一致，防止差错现象发生。

（5）电脑操作熟练敏捷，建卡做到快、准、好，不断提高建卡质量和工作效率，缩短患者建卡排队等候时间。

（6）做好各项建卡登记和工作量统计报表。

（7）不泄露患者就诊信息。

（8）严格遵守财务制度，每天必须向财务科上交售卡金额并清点余卡数量，做到账目清楚无误。

（9）依法执业，严谨求实，尊重患者，优质服务，团结协作。严格遵守《医疗机构从业人员行为规范》，廉洁自律，不向服务对象索取或收受"红包"等财物；不利用执业之便谋取不正当利益；不收受医疗器械、药品、试剂等生产、销售企业或人员以各种名义、形式给予的回扣、提成；不违规参与医疗广告宣传和药品、医疗器械促销。

九十、门诊导医职责

（1）在物业管理公司及门诊办公室的双重领导下，做好门诊患者的就诊指导服务工作。

（2）仪表端庄，文明用语。

（3）执行首问负责制，热情、认真、如实解答患者的疑问和咨询。

（4）帮助老年人、儿童、残疾人以及行动不便的患者就诊。

（5）协助对急诊患者的抢救工作，如：推抢救车、交费、挂号等。

（6）报告并协助保安制止外来人员在院内做宣传、调查、推销药械等行为。

（7）做好各负责区域内的秩序维持、环境整洁的维护、公共物品的维护工作。

（8）引导需要投诉的患者到相关部门。

（9）及时向门诊办公室汇报突发事故及意外情况。

（10）宣传卫生知识及防病知识。

（11）依法执业，严谨求实，尊重患者，优质服务，团结协作。严格遵守《医疗机构从业人员行为规范》，廉洁自律，不向服务对象索取或收受"红包"等财物；不利用执业之便谋取不正当利益；不收受医疗器械、药品、试剂等生产、销售企业或人员以各种名义、形式给予的回扣、提成；不违规参与医疗广告宣传和药品、医疗器械促销。

九十一、门诊挂号员职责

（1）在门诊办公室（主任）领导下，负责门诊挂号工作。

（2）（挂号员在）门诊开诊前半小时开始挂号（并随时宣传看病的注意事项及制度等），尊重患者，文明用语，唱收唱付。

（3）指导（帮助）初诊患者（病人）填写门诊病历首页：姓名、性别、年龄、职业、籍贯、工作单位等项目。

（4）挂号员必须做好（当天）挂号前（与次日的挂号）的准备工作，如备足门诊病历本、挂号凭条、零钞等。

（5）挂号员必须了解（一周内）所负责挂号（的）科室一周内出诊医师的诊疗特长等情况，为病人提供准确的挂号服务。

（6）积极配合医院开展预约诊疗工作，做好门诊患者的预约挂号、取号服务。

（7）严格遵守财务制度，每天必须向财务科上交挂号金额并清点挂号票据，做到账目清楚无误。

（8）依法执业，严谨求实，尊重患者，优质服务，团结协作。严格遵守《医疗机构从业人员行为规范》，廉洁自律，不向服务对象索取或收受"红包"等财物；不利用执业之便谋取不正当利益；不收受医疗器械、药品、试剂等生产、销售企业或人员以各种名义、形式给予的回扣、提成；不违规参与医疗广告宣传和药品、医疗器械促销。

九十二、医院感染管理科职责

根据 2006 年卫生部颁布的《医院感染管理办法》的规定，医院感染管理科具体负责医院感染预防与控制方面的管理和业务工作，主要包括：

（1）对有关预防和控制医院感染管理规章制度的落实情况进行检查和指导。

（2）对医院感染及其相关危险因素进行监测、分析和反馈，针对问题提出控制措施并指导实施。

（3）对医院感染发生状况进行调查、统计分析，并向医院感染管理委员会或者主管副院长报告。

（4）对医院的清洁、消毒灭菌与隔离、无菌操作技术、医疗废物管理等工作提供指导。

（5）对传染病的医院感染控制工作提供指导。

（6）对医务人员有关预防医院感染的职业卫生安全防护工作提供指导。

（7）对医院感染暴发事件进行报告和调查分析，提出控制措施并协调、组织有关部门进行处理。

（8）对医务人员进行预防和控制医院感染的培训工作。

（9）参与抗菌药物临床应用的管理工作。

（10）对消毒药械和一次性使用医疗器械、器具的相关证明进行审核。

（11）组织开展医院感染预防与控制方面的科研工作。

（12）完成医院感染管理委员会或者医院领导交办的其他工作。

九十三、医院感染管理科主任职责

（1）担任医院感染管理委员会的副主任委员。

（2）根据国家和本地区卫生行政部门有关医院感染管理的法规、标准，组织拟订预防医院感染的全院性规划、工作计划，组织制定医院及各科室医院感染管理规章制度，经批准后，具体组织实施、监督和评价。

（3）参与全院医疗质量管理工作，组织科室工作人员对医院感染发生状况及其危险因素进行监测、分析和反馈，针对存在的问题提出控制措施并指导实施，并向医院感染管理委员会或者主管副院长报告。

（4）组织科室工作人员对医院的清洁、消毒灭菌与隔离、无菌操作技术、医疗废物管理、传染病的医院感染控制以及感染预防相关的职业卫生安全防护等工作进行指导，并协调相关部门具体落实。

（5）组织科室工作人员对医院感染暴发或疑似医院感染暴发的事件进行初步调查，提出控制措施，必要时在主管副院长的组织和领导下，协调相关部门对事件进行处理。

（6）负责组织和协调全院各级各类人员预防、控制医院感染知识与技能的培训、考核。

（7）参与医院抗生素合理使用指导小组的工作，协助拟定合理用药的规章制度，并参与监督实施。

（8）组织科室工作人员对消毒药械和一次性使用医疗器械、器具的相关证明进行审核，并对产品的储存、使用及用后处理进行监督。

（9）学习国内外医院感染控制新进展和先进技术，组织开展科学研究，提升感染预防与控制水平。

（10）检查科室内部任务完成和制度执行情况，及时向主管院领导和医院感染管理委员会汇报医院感染控制的动态，并组织科室工作人员向全院通报。

（11）负责贯彻执行医院《行风建设目标管理责任制》，落实《医疗机构从业人员行为规范》，抓好本科室医德教育和医德考评，廉洁自律，杜绝收"红包"、拿回扣、乱开方、滥检查等行为。

九十四、医院感染管理委员会职责

（一）医院感染管理委员会的组成

医院感染管理委员会由医院感染管理科、医务部、护理部、门诊部、临床科室（内科、外科、妇产科、儿科）、消毒供应室、手术室、预防保健科、临床医学实验部、药剂科、医疗设备科、后勤办公室和临床微生物室的主要负责人组成，主任委员由主管医疗工作的副院长担任。

（二）医院感染管理委员会的职责

委员会在业务副院长领导下开展工作，其主要职责是：

（1）认真贯彻医院感染管理方面的法律法规及技术规范、标准，制定本医院预防和控制医院感染的规章制度、医院感染诊断标准并监督实施。

（2）根据预防医院感染和卫生学要求，对本医院的建筑设计、重点科室建设的基本标准、基本设施和工作流程进行审查并提出意见。

（3）研究并确定本医院的医院感染管理工作计划，并对计划的实施进行考核和评价。

（4）研究并确定本医院的医院感染重点部门、重点环节、重点流程、危险因素以及采取的干预措施，明确各有关部门、人员在预防和控制医院感染工作中的责任。

（5）研究并制定本医院发生医院感染暴发及出现不明原因传染性疾病或者特殊病原体感染病例等事件时的控制预案。

（6）建立会议制度，定期研究、协调和解决有关医院感染管理方面的问题。

（7）根据本医院病原体特点和耐药现状，配合药事管理委员会提出合理使用抗菌药物的指导意见。

（8）其他有关医院感染管理的重要事宜。

九十五、医院感染管理科专职工作人员职责

医院感染管理科专职工作人员在科主任的领导下，具体完成以下工作：

（1）根据国家和本地区卫生行政部门有关医院感染管理的法规、标准，协助科主任拟订全院医院感染控制规划、工作计划，制定医院及各科室医院感染管理规章制度。经批准后，具体参与实施、监督和评价。

（2）具体负责医院感染发生状况及其危险因素的监测、分析和反馈，针对存在的问题提出控制措施并指导实施，并定期向科主任和科室工作人员通报。

（3）具体负责对医院的清洁、消毒灭菌与隔离、无菌操作技术、医疗废物管理、传染病的医院感染控制以及感染预防相关的职业卫生安全防护等工作进行指导，发现问题及时解决，对存在问题提出改进意见，向科主任汇报并监督相关科室落实相关要求，持续改进。

（4）具体负责协助相关科室医院感染暴发或疑似医院感染暴发事件的初步调查，形成初步调查报告，并提出控制措施，及时向科主任报告，参与整个事件的全程调查和处理并在最后完成调查报告，向科室通报并向涉及的科室进行反馈，必要时向全院通报。

（5）具体负责医院各级各类人员预防、控制医院感染知识与技能的培训、考核。

（6）参与抗菌药物使用的调查、分析和反馈；协助科主任拟定抗菌药物合理应用的规章制度，并参与监督实施。

（7）具体负责对消毒药械和一次性使用医疗器械、器具的相关证明进行审核，并对购入产品的储存、使用及用后处理进行监督和指导。

（8）学习医院感染控制新进展、新知识，参与或组织开展医院感染控制相关的专题研究。

（9）及时向科主任报告医院感染控制的动态，并向全院通报。

（10）完成医院和科主任安排的其他工作任务。

（11）依法执业，严谨求实，尊重患者，优质服务，团结协作。严格遵守《医疗机构从业人员行为规范》，廉洁自律，不向服务对象索取或收受"红包"等财物；不利用执业之便谋取不正当利益；不收受医疗器械、药品、试剂等生产、销售企业或人员以各种名义、形式给予的回扣、提成；不违规参与医疗广告宣传和药品医疗器械促销。

九十六、医院感染管理小组职责

（1）医院感染管理小组组成临床医技科室应建立医院感染管理小组，由科主任、护士长及本科兼职感染监控医师、感染监控护士或监控员组成。

（2）医院感染管理小组职责医院感染管理小组在科主任的领导下开展工作，主要职责是：

①负责本科室医院感染管理的各项工作，根据本科室医院感染的特点，制定结合科室工作实际的控制方案和流程，并组织实施。

②对医院感染病例及感染环节进行监测，采取有效措施，降低本科室医院感染发病率；发现有医院感染暴发或疑似医院暴发时，及时报告医院感染管理科，并积极协助调查。

③监督检查本科室抗感染药物使用情况。

④组织本科室预防、控制医院感染知识的培训。

⑤督促本科室医务人员执行无菌操作技术、消毒隔离制度、医疗废物管理规定。

⑥指导本科室医务人员经血传播病原体职业暴露的预防和处理。

⑦做好对卫生员、配膳员、陪护、探视者的卫生学管理。

九十七、预防保健科职责

全面贯彻"预防为主"的卫生工作方针，在主管院长的领导下，负责本院及市（县）卫生局划分责任地段辖区的预防保健工作。

（1）负责本院和辖区传染病的预防控制工作，贯彻执行《中华人民共和国传染病防治法》，重点做好法定传染病疫情的监测报告，按照国家规定，开展对艾滋病、结核病等重点传染病的专项管理。

（2）负责对严重危害人民身体健康的慢性非传染性疾病的监测和管理工作。负责对在本院及辖区内死亡病例的监测报告工作。

（3）负责开展辖区儿童的免疫规划以及其他人群的预防接种工作。

（4）负责本院和辖区的妇幼保健工作。重点做好孕产妇的系统管理，开展高危孕产妇的监测追踪管理；开展孕产妇及儿童死亡的监测报告；督促开展常见妇女病的普查普治工作；做好7岁以下儿童保健及儿童常见病的防治工作；定期到辖区托幼机构进行卫生保健与技术指导。

（5）依法开展院内职工和居民的计划生育管理工作，努力为群众提供良好的计划生育技术服务和指导。

（6）贯彻执行《中华人民共和国职业病防治法》，督促各临床、医技科室做好放射卫生防护工作。

（7）督促院内相关部门贯彻执行《中华人民共和国食品卫生法》。

（8）负责本院及辖区卫生宣教和健康教育管理工作。

（9）完成上级下达的临时性疾病预防控制及妇幼保健工作任务。

九十八、预防保健科科长职责

（1）全面贯彻"预防为主"的卫生工作方针。在主管院长的领导下，负责本院和院外地段辖区的疾病预防控制、妇幼保健、计划生育管理、健康教育管理工作。

（2）拟订预防保健和计划生育工作计划，经院领导批准后组织实施，做到定期检查督促，按时总结汇报。

（3）组织本科工作人员开展疾病预防控制、妇幼保健、计划生育、健康教育工作，完成上级下达的各项工作任务。

（4）督促检查全院职工严格执行《中华人民共和国传染病防治法》《中华人民共和国母婴保健法》《中华人民共和国人口与计划生育法》《中华人民共和国职业病防治法》及其他公共卫生法律、法规。

（5）督促本科人员认真履行岗位职责，遵守各项规章制度和操作规程，防范差错事故的发生。

（6）组织本科人员的业务学习和技术考核，并对本科工作人员的升、调、奖、惩向上级有关部门提出具体意见。

（7）负责贯彻执行医院《行风建设目标管理责任制》，落实《医疗机构从业人员行为规范》，抓好本科室医德教育和医德考评，廉洁自律，杜绝收"红包"、拿回扣、乱开方、滥检查等行为。

（8）副科长协助科长负责相应的工作，在科长外出时，主持全科工作。

九十九、医疗保险科职责

（1）在院党政和主管院长领导下，负责贯彻落实国家基本医疗保险及离休干部医疗管理的各项政策、规定和制度。

（2）制定医院基本医疗保险及离休干部医保管理措施，经院长、主管院长批准后组织实施。

（3）定期分析总结基本医疗保险及离休干部医疗动态管理的工作情况，汇报主管院长。

（4）监督、检查本单位基本医疗保险政策、规定和制度的落实执行情况。

（5）接受上级医疗保险部门的指导、监督和检查。

（6）定期向上级医疗保险主管部门报送基本医疗保险和离休干部医疗的有关报表及费用开支情况。

（7）制定、落实儿童统筹医疗管理的有关措施及规定。

（8）协调基本医疗保险工作中与各部门的关系。

（9）负责对"新型农村合作医疗"住院病人进行相关政策的宣传及解答。

（10）负责协调或落实本院基本医疗保险药品目录、诊疗项目、医疗服务设施范围"三个目录"的维护工作。

（11）审批医疗保险指定范围内的特殊检查、特殊治疗及用药项目。

（12）负责异地医疗保险病人的医疗保险管理工作。

（13）负责组织本院职工进行医疗保险政策的培训。

（14）负责社区卫生"双向转诊"病人的管理工作。

（15）完成上级领导交办的其他工作。

一百、医疗保险科科长职责

（1）在院党政及主管院长领导下，负责组织实施全院的医疗保险管理工作。

（2）拟定本院基本医疗保险管理的具体规定和实施细则，经主管院长批准后组织和指导实施。

（3）负责本院基本医疗保险实施的指导、协调和组织工作，研究解决医疗保险实施中出现的新情况，并及时提出解决问题的意见和措施，报主管院长同意后执行。

（4）负责对全院各科室贯彻执行医保管理制度的情况进行监督、检查和业务指导，发现问题，及时解决。对重大问题提出处理意见，报分管院长批准后执行。

（5）负责组织本科室的政治及业务学习。

（6）组织科内做好参保病人的信访接待工作，并根据信访内容及时解决或转至有关部门处理。

（7）明确科内管理人员的岗位职责，落实工作分工。

（8）负责接待医保主管部门的检查、监督，对医保工作中的医、保、患三方的矛盾和问题，提出意见和建议。

（9）负责协调基本医疗保险管理工作中与各部门的关系。

（10）完成上级交办的其他任务。

（11）负责贯彻执行医院《行风建设目标管理责任制》，落实《医疗机构从业人员行为规范》，抓好本科室医德教育和医德考评，廉洁自律，杜绝收"红包"、拿回扣、乱开方、滥检查等行为。

（12）副科长协助科长负责相应的工作，在科长外出时，受科长委托，主持科室工作。

一百零一、病案信息科主任职责

（1）在主管院长领导下，负责医院病案信息管理与持续改进工作；科主任是病案服务质量与安全管理和持续改进第一责任人。

（2）负责收集和管理全院出院病人的病案，保证医疗档案的完整性和连续性。

（3）负责完成全院病案信息、医疗业务、综合效益等统计分析工作。

（4）保证医院的各项规章制度在本科贯彻、执行。制订科室工作发展计划，促进病案管理学科的建设与发展。

（5）制定病案管理、使用等方面的制度、规范、流程等执行文件，并对相关人员进行培训教育。评估病案科各项工作质量，规范优化病案业务流程。

（6）负责科内人员配备、物资设备、业务管理的各项工作，规划。做好安全、防火防盗工作。

（7）支持、协调临床及流行病学的研究项目。

（8）支持医院信息系统及电子病案系统的开发与发展。设计开发、完善本科病案统计管理信息系统。

（9）组织全科人员学习、运用国内外病案管理先进经验，开展新技术、新方法，进行科研工作，及时总结经验。

（10）接受和完成上级交办的其他临时性工作。

（11）副主任协助主任负责相应的工作。

一百零二、病案管理员职责

（1）在病案信息科主任领导下进行工作。负责编报上级规定的报表和提供本院领导及医疗、教学、科研需要的统计资料，所需资料准确、完整，按期上报。

（2）负责全院出院病历的收集、整理、检查、编码、扫描、借阅、归档和存储工作。对存有缺陷或未完善的病历，应及时通知有关人员修改和补充，并按医院相关管理条例上报主管部门。

（3）对不按时回归的病案及时核查督促催还，死亡或医保病历，可建议病房先送病案科建档后再借出进行死亡讨论或医保结算，力争出院病案在 2 个工作日之内回归病案科达 ≥ 95%，7 个工作日之内回归病案科达 ≥ 100%。

（4）负责病案的索引登记、住院病案首页信息录入、病案检索和查询管理工作。

（5）采用卫生部发布的疾病分类 ICD-10 与手术操作分类 CD-9-CM3 对所有出院病历进行分类编码，建立出院病案信息库。疾病分类编码员应具有临床医学／医学信息本科学历，并经过国际疾病分类培训，或由具备国际疾病分类技能资格的其他专业人员担任。

（6）在严格遵循国家法律法规的基础上，为患者及其代理人、有关司法机关、医疗保险机构人员提供病案复印或复制服务；遵守病案供应制度，及时为医院教学、科研、临床经验总结及医院管理工作提供所需病案资料或相关数据。

（7）做好病案库房的管理工作，防止病案霉烂，虫蛀、火灾及丢失，保证病案的可获得性。

（8）学习并运用国内外先进的病案资料管理方法和计算机知识，努力开展新业务、新技术和科研工作。

一百零三、医疗统计人员职责

（1）在病案信息科主任领导下，编报上级规定的报表并提供医院领导、医疗、教学及科研需要的统计资料，统计资料缮写完毕后必须核对准确、完整、并加以必要的说明，按期上报。

（2）维持统计数字的严肃性，如实反映情况，杜绝瞒报或虚报数据的现象。

（3）每日深入门诊、病房及有关科室收集工作日志或原始数据报表，分别整理、核对，进行登记。

（4）每月将门诊、病房及各医技科室登记好的原始资料，分别进行统计，按月、季、半年、年度等分别对比分析，并做好疾病分类统计工作。

（5）每月终负责向各医技或有关行政职能科室催送交月报表并分别进行登记。

（6）各种报表须准确无误，日报表在次日中午前报出，月报表在次月8日前送达相关部门和领导。国家直报报表按照上级卫生行政部门要求的上报期限准时上报。

（7）督促全院各科室做好医疗登记、统计工作，并在必要时给予其帮助。

（8）负责指导和接待医院各科室的统计资料报告和查询，并严格遵守统计数字的保密制度。

（9）努力钻研业务，不断提高统计水平，保管好各种医疗统计资料。

一百零四、计算机管理中心主任职责

（1）在主管副院长的领导下，规划全院信息化项目，保证所做规划达到：

①符合国家卫生部医疗政策。

②符合并促进医改政策的施行。

③满足临床、管理的要求。

④全面提高医院医疗、服务、管理、质控效率。

⑤推动医院三年规划的总体目标的实现。

⑥满足医院长期发展的要求。

（2）组织各项信息系统的实施，细致全面，优质高效完成项目建设。

（3）在现有管理体制下，根据科室具体情况订立并切实执行管理制度与管理方法，实事求是做好科室管理。

（4）培训并督导科室的工程技术人员，保证全院信息系统的正常运行。

（5）做好信息安全的保障工作，实现医院信息系统的"法律安全""应用安全""数据安全"。

（6）完成学校交付的教学任务，做好医学信息学专业（本科）的各项教学工作与管理。

（7）负责贯彻执行医院《行风建设目标管理责任制》，落实《医疗机构从业人员行为规范》，抓好本科室医德教育和医德考评，廉洁自律，杜绝收"红包"、拿回扣、乱开方、滥检查等行为。

一百零五、计算机管理中心副主任职责

（1）在医院领导的指挥、部署下，协助中心主任对本中心的日常工作进行管理，以完成各项工作任务。

（2）对医院现有的信息化各个系统进行维护，保证系统正常运行，使医院相关工作能顺利进行。

（3）对医院信息化的新领域、新项目进行系统的、全面的分析调研，做出详细的分析报告，给院领导的相关决策提供有益的情况资料汇报。

（4）协助中心主任对本中心人员进行管理、针对各自的专长进行合理的分工和工作安排，充分发挥全科人员的积极性，更好地为医院服务。

（5）依法执业，严谨求实，尊重患者，优质服务，团结协作。严格遵守《医疗机构从业人员行为规范》，廉洁自律，不向服务对象索取或收受"红包"等财物；不利用执业之便谋取不正当利益；不收受医疗器械、药品、试剂等生产、销售企业或人员以各种名义、形式给予的回扣、提成；不违规参与医疗广告宣传和药品医疗器械促销。

一百零六、计算机管理中心科秘书职责

（1）在科室主任（副主任）直接领导下，协助领导完成日常科务管理工作。

（2）负责传达科室领导指示，通知科室召开会议的信息，做好会议记录。

（3）负责各类文件的登记、保管、转发、立卷、存档等，做好医院兼职档案员的相关工作。

（4）负责管理科室相关合同，对合同的送审、报批做好记录，并按合同条款办理相关财务手续。

（5）科室相关办公用品的领取及发放。

（6）负责科室的考勤，填报相关的考勤表格，并报给人事部门。

（7）按医院要求，负责科室与医院各部门间的文书往来等工作。

（8）做好科室的值班安排工作。

（9）根据出勤情况，计算劳务费分配。

（10）做好主管院领导和科室领导交办的其他各项工作。

（11）参与 HIS 系统的管理、维护。

（12）参与机房服务器的日常管理（包括：住院系统服务器、终端服务器住、全院 PACS 系统服务器、检验科系统服务器、区医保、离休医保、市医保、柳铁医保、各超声影像系统服务器等）。

（13）参与医院网站的管理。

（14）参与触摸屏系统的管理、维护。

（15）参与全院各终端与 PC 的检测与维护。

（16）完成教学任务。

（17）依法执业，严谨求实，尊重患者，优质服务，团结协作。严格遵守《医疗机构从业人员行为规范》，廉洁自律，不向服务对象索取或收受"红包"等财物；不利用执业之便谋取不正当利益；不收受医疗器械、药品、试剂等生产、销售企业或人员以各种名义、形式

给予的回扣、提成；不违规参与医疗广告宣传和药品医疗器械促销。

一百零七、计算机管理中心软件组组长职责

（1）负责住院管理系统的管理和维护。

（2）负责检验系统的管理和维护。

（3）软件项目的协调工作。

（4）负责医院信息系统数据的日常维护，备份。

（5）严格遵守《计算机管理中心保密制度》。

（6）承担学校的教学、实习任务。

（7）系统二次设计开发。

（8）科室24小时值班。

（9）领导交给的其他任务。

（10）依法执业，严谨求实，尊重患者，优质服务，团结协作。严格遵守《医疗机构从业人员行为规范》，廉洁自律，不向服务对象索取或收受"红包"等财物；不利用执业之便谋取不正当利益；不收受医疗器械、药品、试剂等生产、销售企业或人员以各种名义、形式给予的回扣、提成；不违规参与医疗广告宣传和药品医疗器械促销。

一百零八、计算机管理中心网络维修组组长职责

（1）负责办公区、宿舍区网络交换机的管理与维护。

（2）负责院内各处网络接入或连接的问题处理与管理。

（3）负责交换机汇聚层定期的安全检查工作。

（4）负责计算机硬件及外部设备维修维护的管理。

（5）负责中心机房各系统服务器维修维护。

（6）负责全院计算机系统的网络安全管理。

（7）负责手术会议视频转播的管理工作。

（8）负责中央存储的管理与维护。

（9）依法执业，严谨求实，尊重患者，优质服务，团结协作。严格遵守《医疗机构从业人员行为规范》，廉洁自律，不向服务对象索取或收受"红包"等财物；不利用执业之便谋取不正当利益；不收受医疗器械、药品、试剂等生产、销售企业或人员以各种名义、形式给予的回扣、提成；不违规参与医疗广告宣传和药品医疗器械促销。

一百零九、计算机管理中心西院组组长职责

（1）负责办公区、宿舍区网络和交换机的管理与维护。

（2）负责院内各处网络接入或连接的问题处理与管理。

（3）负责交换机进行定期的安全检查工作。

（4）负责计算机硬件及外部设备安装调试和维修维护的管理。

（5）参与中心机房各系统服务器安装调试和维修维护。

（6）参与全院计算机系统的网络安全管理。

（7）对现运行的各种应用软件进行维护。

（8）对西院其他工作人员进行管理。

（9）依法执业，严谨求实，尊重患者，优质服务，团结协作。严格遵守《医疗机构从业人员行为规范》，廉洁自律，不向服务对象索取或收受"红包"等财物；不利用执业之便谋取不正当利益；不收受医疗器械、药品、试剂等生产、销售企业或人员以各种名义、形式给予的回扣、提成；不违规参与医疗广告宣传和药品医疗器械促销。

第三十二章 临床医技工作职责

一、临床科室主任职责

（1）在院长领导下，全面负责科室医疗、预防、护理及行政管理工作，履行科室质量管理第一责任人的管理职责。

（2）制订本科工作计划，组织实施，经常督促检查，及时发现和解决实施中出现的各种问题。

（3）严格遵守落实医疗核心制度，领导全科人员，对病人进行正确的医疗护理工作。完成各项医疗工作，树立良好的医德医风，努力提高医疗护理质量，每月组织科内医疗护理质量分析，有计划组织安排科内医护人员的"三基""三严"训练，对所属医师的医疗工作质量进行检查，评分登记，每半月至1个月讨论一次本科发生的医疗问题。负责组织科内医护人员对发生纠纷或事故病例及时讨论总结，协助医务部做好纠纷病例的答复及应诉准备。

（4）负责组织疑难、死亡、术前、术后病例的讨论，及时总结经验教训。

（5）按时查房，对危重、疑难病人随时巡视，并及时组织科内医师共同检诊和抢救。

（6）领导全科人员的业务训练和技术考核，妥善安排和拟订研究生、医学生的教学、实习和青年医师、进修生的培训计划，并担任相应学科的临床教学任务。

（7）组织科研实施，审查科内人员论文投稿。

（8）有计划组织安排医师轮换、值班、会诊、出诊和参加其他医疗工作。

（9）督促本科人员执行各项规章制度和技术操作规程，严防差错事故。若科内发生医疗质量问题应及时向医疗质量主管部门和主管院长报告，并认真进行调查报告做出书面调查报告，提出处理意见。

（10）参加门诊、会诊、出诊、组织各种类型的临床病例讨论及医疗纠纷案件讨论。

（11）对科内各级人员提出升、调、奖、惩聘任意见。

（12）坚持请示汇报，认真上传下达，沟通信息，对科内各项工作情况按期总结汇报。

（13）科主任外出一天或一天以上，应先到医务部审核批准，同意后备案并向主管副院长报告，科主任外出时指派一名副主任负责科务。

（14）负责贯彻执行医院《行风建设目标管理责任制》，落实《医疗机构从业人员行为规范》，抓好本科室医德教育和医德考评，廉洁自律，杜绝收"红包"、拿回扣、乱开方、滥检查等行为。副主任协助主任负责相应的工作。

二、临床主任医师职责

（1）在科主任领导下，指导本科医疗、教学、科研及预防保健工作。

（2）按规定按时参加门诊及指导急、重疑难病例的抢救处理与疑难和死亡病例的讨论会诊。

（3）严格遵守落实医疗核心制度，指导和检查本科的副主任医师、主治医师和住院医师做好各项医疗工作。有计划地开展"三基"训练。

（4）指导及完成教研室交给的各项教学工作。

（5）定期参加门诊，指导急诊抢救工作。

（6）运用国内、外先进经验指导临床实践，不断开展新技术，提高诊疗水平。

（7）督促下级医师认真贯彻执行各项规章制度，端正服务态度，提高医疗质量。

（8）指导全科结合临床开展高水平的科学研究，掌握本学科的发展动态，定期开展和主持学术活动。

（9）指导硕士或博士研究生的工作。

（10）依法执业，严谨求实，尊重患者，优质服务，团结协作。严格遵守《医疗机构从业人员行为规范》，廉洁自律，不向服务对象索取或收受"红包"等财物；不利用执业之便谋取不正当利益；不收受医疗器械、药品、试剂等生产、销售企业或人员以各种名义、形式给予的回扣、提成；不违规参与医疗广告宣传和药品医疗器械促销。

三、临床副主任医师职责

（1）在科主任的领导下，协助主任医师开展本科医疗、教学、科研及预防保健工作。

（2）严格遵守落实医疗核心制度，按规定按时参加查房、门诊及指导急、重、疑难病例的抢救处理与疑难和死亡病例的讨论会诊。

（3）指导本科主治医师和住院医师做好各项医疗工作。

（4）指导及完成教研室交给的各项教学工作，积极参加各项教学活动。

（5）运用国内、外先进经验指导临床实践，不断开展新技术，提高医疗质量。

（6）参加并指导全科结合临床开展科学研究工作。

（7）定期参加门诊和指导急诊抢救工作。

（8）依法执业，严谨求实，尊重患者，优质服务，团结协作。严格遵守《医疗机构从业人员行为规范》，廉洁自律，不向服务对象索取或收受"红包"等财物；不利用执业之便谋取不正当利益；不收受医疗器械、药品、试剂等生产、销售企业或人员以各种名义、形式给予的回扣、提成；不违规参与医疗广告宣传和药品医疗器械促销。

四、临床主治医师职责

（1）在科主任的领导和主任、副主任医师指导下，负责本科一定范围的医疗、教学、科研、保健预防工作。

（2）按时查房，具体参加和指导住院医师进行诊断，治疗及特殊诊疗操作。

（3）掌握病员的病情变化，病员发生病危、死亡、医疗事故或其他重要问题时，应及时处理，并向科主任汇报。

（4）参加值班、门诊、会诊、出诊及医疗咨询工作。

（5）主持病房的临床病例讨论及会诊、检查、修改下级医师书写的医疗文件，组织疑难危重病人的诊疗及抢救，决定病员出院，审签出（转）院病历。

（6）严格遵守落实医疗核心制度，认真执行各项规章制度和技术操作常规，经常检查本病房的医疗护理质量，严防差错事故。协助护士长搞好病房管理。

（7）担任临床教学，指导进修，实习医师工作。

（8）自觉进行或接受"三基""三严"的学习及培训。

（9）担任临床教学，指导、实习医师工作。

（10）依法执业，严谨求实，尊重患者，优质服务，团结协作。严格遵守《医疗机构从业人员行为规范》，廉洁自律，不向服务对象索取或收受"红包"等财物；不利用执业之便谋取不正当利益；不收受医疗器械、药品、试剂等生产、销售企业或人员以各种名义、形式给予的回扣、提成；不违规参与医疗广告宣传和药品医疗器械促销。

五、临床总住院医师职责

（1）协助科主任或医疗秘书搞好本专科各项管理工作。

（2）严格遵守落实医疗核心制度，以本科室医疗工作为主，协助病房工作的上级医师制订医疗计划，检查修改住院医师、进修、实习医师的诊断、治疗方案及各项记录，指导各种特殊医疗操作，了解住院医师（包括进修医师）的技术情况，定期向科主任及有关上级医师汇报。

（3）随时掌握病人的病情变化，积极协助主治医师并参加危重病人的会诊和抢救，带领下级医师做好下午、晚间查房和巡视工作。当主治医师不在病房时，代理主治医师行使职权。

（4）协助病房负责医师及护士长管理病房工作。

（5）协助做好本专科之急诊工作。

（6）负责院内初级会诊、教授查房、科内大会诊的准备工作，参加出院病历讨论会并做好记录。

（7）协助科室主治医师做好其他医疗行政管理工作，如医疗统计（病死率、治愈率、病床周转率及医疗事故、差错）、派班、检查病历、安排手术，进行尸解及其他工作。

（8）协助主治医师、带教住院医师及进修实习医师的临床教学工作。

（9）负责与医务部联系日常医疗工作，按时参加医院总住院医师例会，并及时汇报科主任，保管和填写好医务部、教务部发放的有关记录本。

（10）总住院医师均需实行 24 小时负责制。

（11）自觉进行或接受"三基""三严"的学习及培训。

（12）完成教研室主任和医务部、教务部下达的其他工作任务。

（13）依法执业，严谨求实，尊重患者，优质服务，团结协作。严格遵守《医疗机构从业人员行为规范》，廉洁自律，不向服务对象索取或收受"红包"等财物；不利用执业之便谋取不正当利益；不收受医疗器械、药品、试剂等生产、销售企业或人员以各种名义、形式给予的回扣、提成；不违规参与医疗广告宣传和药品医疗器械促销。

六、临床住院医师职责

（1）在科主任领导和上级医师的指导下，严格遵守落实医疗核心制度，负责一定数量病员的医疗工作。新毕业的医师三年内实行 24 小时住院医师责任制。担任住院、急诊的值班工作以及带好实习医师的临床教学工作。

（2）对病员进行检查诊断治疗，书写医嘱，并检查执行情况。

（3）书写病历，新入院病人的病历应在病员入院后 24 小时内完成。检查和批改实习医师的病历记录，并负责病员住院期间的病程记录，及时完成出院病人的出院小结。

（4）严密观察病人的变化，及时向总住院医师、主治医师报告诊断、治疗上的困难，提出需要会诊转科或出院的意见。

（5）在担任住院医师时，对所管病员应全面负责，在下班以前，做好交接班工作，对需要特殊观察的重症病员，做到床旁用口头方式向值班医师交班，特殊病员应做好书面交班。

（6）参加科内查房，对所管病员每天至少上、下午、晚上各巡诊一次。科主任，主任医师查房（巡诊）时，应详细汇报病员的病情和诊治意见。请他科会诊时，应陪同诊视。

（7）认真执行各项规章制度和技术操作常规，亲自操作或指导实习医师，进修生、护士进行各种重要的检查治疗，严防差错事故。

（8）认真学习，运用国内外的先进医学科学技术，积极开展新技术、新方法，参加科研工作及时总结经验。

（9）随时了解病员的思想、生活情况，征求病员对医疗、护理工作的意见，做好病员的思想工作。

（10）在门诊或急诊工作时，应按门、急诊室工作制度、进行工作。

（11）自觉进行或接受"三基""三严"的学习和培训。

（12）根据工作需要，协助科主任，做好教学、医疗、科研和行政管理工作，完成规定的教学任务。见习医师协助住院医师负责相应的工作，见习期间，一切医疗活动均应在上级医师指导下，一切医疗文件需经上级医师签字。

（13）依法执业，严谨求实，尊重患者，优质服务，团结协作。严格遵守《医疗机构从业人员行为规范》，廉洁自律，不向服务对象索取或收受"红包"等财物；不利用执业之便谋取不正当利益；不收受医疗器械、药品、试剂等生产、销售企业或人员以各种名义、形式给予的回扣、提成；不违规参与医疗广告宣传和药品医疗器械促销。

七、临床实习医师职责

（1）服从上级医师领导，遵守各项规章制度，养成良好的医德医风。在上级医师督导下，负责管理一定数量病人的医疗及思想工作。

（2）接到病人入院或转科通知后，应及时与上级医师一起检查和处理病人，交代有关事项，在24小时内完成三大常规及完成病历和其他医疗文件的书写。

（3）除每日随同带领的上级医师早晚查房外，要经常巡视病人，上午要提前半小时上班，先巡视检查自己所管的病人，在查房时向上级医师报告病情。对急重病人应密切观察，及时向上级报告病情变化及各种检查结果，做好病程记录，并根据上级医师指示填写各种医疗申请单，开处方。

（4）严格遵守操作规程，经上级医师允许并在其指导和帮助下，完成可能胜任的有关检查、治疗、临床手术，在无上级医师在场的情况下，不得自行进行。

（5）实习医师应服从学习安排，严格要求自己，刻苦钻研，努力完成学习任务。实习医师在临床学习期间，原则上应书写完整病历。

（6）实习医师写的各项医疗文件，只有在上级医师签名后才能有效，并由上级医师负责。

（7）依法执业，严谨求实，尊重患者，优质服务，团结协作。严格遵守《医疗机构从业人员行为规范》，廉洁自律，不向服务对象索取或收受"红包"等财物；不利用执业之便谋取不正当利益；不收受医疗器械、药品、试剂等生产、销售企业或人员以各种名义、形式给予的回扣、提成；不违规参与医疗广告宣传和药品医疗器械促销。

八、进修医师职责

（1）在进修期间，要服从领导，遵守各项规章制度．培养良好的服务态度和工作作风。

（2）在上级医师和护士长领导下，负责管理一定数量的病床。

（3）自己分管的病床收住新病人后，要和上级医师一起及时检查病人，并认真书写病历和各项记录。

（4）除每天随同上级医师查房外，要经常巡视病人。对急症、危重病人应随时向上级医师报告病情变化和各项检查结果，并做好病程记录，根据上级医师指示填写各种医疗申请单和开医嘱、处方，特殊情况须给上级医师签字后方能生效。

（5）根据技术水平情况经科主任审查并请示医务部批准后，给予处方权，方能单独处理病人。同时有责任带好实习医师。

（6）在上级医师指导下，完成可以胜任的检查、治疗及手术操作。

（7）病人出院、转院或转科应及时和上级医师一起检查和处理病人，交代有关事项，并及时完成病历书写，请上级医师审阅签字。

（8）依法执业，严谨求实，尊重患者，优质服务，团结协作。严格遵守《医疗机构从业

人员行为规范》，廉洁自律，不向服务对象索取或收受"红包"等财物；不利用执业之便谋取不正当利益；不收受医疗器械、药品、试剂等生产、销售企业或人员以各种名义、形式给予的回扣、提成；不违规参与医疗广告宣传和药品医疗器械促销。

九、门诊组长职责

（1）在门诊工作期间，接受本科室和门诊办公室的双重领导。

（2）负责本科门诊日常工作，包括派班、考勤、疫情报告，组织会诊，检查了解门诊医师工作。

（3）按时开诊并检查本科门诊完成任务情况、医疗质量，工作作风、服务态度及仪表等情况，定期向门诊办公室及科室汇报。

（4）督促检查门诊医师严格执行医院规章制度，严防差错事故发生，防止互相推诿，如遇紧急情况，随时与急诊科联系，及时抢救患者。

（5）负责每周讨论一次本科门诊发生的医疗问题，按时参加每月一次的门诊病历抽查工作。

（6）加强卫生宣传，注意消毒隔离，避免交叉感染。

（7）处理本科室门诊医疗纠纷及本科室门诊遇到的其他特殊问题，并报告科室主任及门诊办公室主任。

（8）依法执业，严谨求实，尊重患者，优质服务，团结协作。严格遵守《医疗机构从业人员行为规范》，廉洁自律，不向服务对象索取或收受"红包"等财物；不利用执业之便谋取不正当利益；不收受医疗器械、药品、试剂等生产、销售企业或人员以各种名义、形式给予的回扣、提成；不违规参与医疗广告宣传和药品、医疗器械促销。

十、医疗科秘书职责

（1）科室根据工作需要，经院长批准可设一名专职或兼职医疗秘书，协助科主任安排全科日常医疗、护理等工作，在科主任、副主任不在时，行使其职权。

（2）负责科内和科间的日常联系，记录、答复整理、归档有关医疗行政管理方面的文件书信和资料。

（3）掌握和咨询全科危重病人的情况，协助主治医师进行抢救，必要时可组织各种类型的会诊，并向科主任、医务部汇报。

（4）陪同并协助科主任做好查房、会诊和疑难危重病人的咨询工作。

（5）在科主任指导下草拟工作计划与工作总结，检查本科各项规章制度和操作规程的执行情况。

（6）指导并检查、考核医疗、护理人员的工作，会同医务部对医疗差错、事故进行调查、处理及善后工作。

（7）依法执业，严谨求实，尊重患者，优质服务，团结协作。严格遵守《医疗机构从业

人员行为规范》，廉洁自律，不向服务对象索取或收受"红包"等财物；不利用执业之便谋取不正当利益；不收受医疗器械、药品、试剂等生产、销售企业或人员以各种名义、形式给予的回扣、提成；不违规参与医疗广告宣传和药品医疗器械促销。

十一、ICU 主任职责

（1）在院长领导下承担临床科主任的全部职责，是 ICU 诊疗质量与安全管理和持续改进第一责任人，应当对院长负责。确保 ICU 为病人提供优质、安全及合理的治疗。

（2）ICU 科主任应是医院医疗质量管理组织的成员，参与医院医疗质量与病人安全管理工作。

（3）本岗位基本要求与能力。

①是具有相应危重病医学执业资格的副主任医师及以上人员。

②在 ICU 病房工作至少 5 年以上，具有相应 ICU 训练水准、熟练的专业技术、丰富的临床经验，了解危重病医学的进展情况。

③在病房从事 ICU 临床及管理工作，或是授权一名具有同样资格的副主任医师从事上述工作。

④具有与各临床与医技科室间协调的能力，能参与检查、评价医院内合理利用 ICU 医疗资源的情况。

（4）负责贯彻执行医院《行风建设目标管理责任制》，落实《医疗机构从业人员行为规范》，抓好本科室医德教育和医德考评，廉洁自律，杜绝收"红包"、拿回扣、乱开方、滥检查等行为。

十二、ICU 主诊（管）医师职责

（1）在科主任领导下，负责本科相应的医疗、教学、科研等工作，并协助科主任做好行政管理工作。

（2）主管分管床位的一切医疗工作。安排每日工作（转入、转出等）。每日查房，随访转出病人，负责手术前、转科前病人的检查。检查每日医嘱及执行情况。做好家属的日常解释沟通工作。

（3）具体负责教学和指导下级医生进行诊断、治疗、特殊技术操作（如各种血管穿刺、插管术或心导管术）。检查、修改下级医生书写的病史、病程记录和医疗文件。复核、绘制图表及监测数据。审签出院及转科病历。考核住院医生的日常工作能力和水平。

（4）及时掌握病人的病情变化，病人发生病危、死亡、医疗事故或其他重要问题时，应当及时处理，并向科主任汇报。

（5）参加会诊、出诊，参加夜班和节假日值班工作。紧急呼叫，不论是夜间或休息日必须及时赶到病房或立即与病房取得电话联系。

（6）危重病人转入或者病情发生突变时（如心搏骤停等），负责现场指挥、组织并保证各项急救工作有条不紊地进行。

（7）主持临床病历讨论、死亡病历讨论及重要会诊。

（8）认真执行各项规章制度、操作常规，经常检查医疗、护理质量。

（9）检查重要仪器的保管、使用和维修等情况。检查进口物资储备及消耗情况，制订年度的仪器设备的订购计划。

（10）检查特种药品的保管、使用情况，制订年度的特种药品订购计划。

（11）积极钻研业务，并指导住院医生的文献阅读，努力进行科研工作，做好资料积累、汇总、整理并保存各种监测资料，填写登记卡片，及时总结经验。指导进修医师工作。

（12）本岗位基本要求与能力。

①具有相应危重病医学执业资格的副主任医师（或至少直接从事 ICU 专业 5 年以上的高年主治医师）及以上人员。

②在 ICU 病房工作至少 5 年以上，具有相应 ICU 训练水准、熟练的专业技术、丰富的临床经验，了解危重病医学的进展情况。

③能够负责分管病人的医疗全过程，每天 24 小时、每周 7 天能够随时在病房从事 ICU 临床及管理工作。

④具有组织指导下级医师开展 ICU 病人诊疗活动的能力、与各临床与医技科室间的协调能力和相应教学与科研能力。

（13）依法执业，严谨求实，尊重患者，优质服务，团结协作。严格遵守《医疗机构从业人员行为规范》，廉洁自律，不向服务对象索取或收受"红包"等财物；不利用执业之便谋取不正当利益；不收受医疗器械、药品、试剂等生产、销售企业或人员以各种名义、形式给予的回扣、提成；不违规参与医疗广告宣传和药品医疗器械促销。

十三、ICU 住院医师职责

（1）在科主任及病房主诊（管）医师的领导下工作，参加日常、夜班和节假日值班。紧急呼叫，不论是夜间或休息日，必须赶到病房或立即与病房取得电话联系。培养吃苦耐劳、勤奋好学的作风和对病人生命安全高度负责的精神。

（2）新毕业住院医师应当经过麻醉科、普通外科、心血管内科、呼吸内科、心电图、血液净化等有关科室轮转，能较全面系统地掌握危重病医学的基础及专业理论知识，并培养一定急救应变能力，为医治危重病人打好基础。

（3）病历书写（转科记录或住院记录）要求 24 小时内完成。要求条理清晰、重点突出、字迹清楚、语言通顺、完整准确。病程记录及时，准确反映病情变化、治疗效果及上级医师的查房意见，死亡、转科、病人会诊，交接班以及出院病人，都要有完整的病历手续。各项监测数据定期记录在规定表格上，字迹清楚，及时绘制各种图表。

（4）熟悉各项基本技术操作（如急救复苏术、心导管术、动静脉插管术等），熟悉各种重要仪器（呼吸机、除颤器、床边监测仪等）的使用操作常规。保管好仪器、爱护公物，损坏要赔偿。

（5）对所管病人应当全面负责。随时了解观察病人病情变化，及时向主任、主诊（管）医师汇报，提出初步的诊治意见。第一年参加工作的住院医师必须实行 24 小时住院医师负责制。因随访、出诊或去图书馆等要向值班医生报告去向。下班前应当向值班医生交好班，应当床头交班，不交班不能离去。在主治医师指导下开医嘱，并每日检查医嘱执行情况。特种药品（白蛋白、脂肪乳等）须在主治医师指导下开出医嘱和处方。严防差错事故。主任、主治医师查房时汇报病人病情。他科会诊时应陪同诊视。

（6）在接到手术室、急诊室或其他科室通知后，应当守候在病室内，做好接收病人的准备（如安装并检查呼吸机及必要的急救器械）。在病人到达后，接收有关科室转来的全部病历资料。手术后病人的转入，必须了解手术情况，麻醉方式、术中出血量、尿量、输液成分、输液量，并标记各种引流管和记录引流量，做好交接班。重点患者转出后 3 ～ 5 天内进行随访，必要时向主治医师汇报病情。

（7）家属探视时，主管病人的医师应当主动及时与家属沟通。

（8）自觉遵守医院各项工作制度，严格无菌操作，做好隔离消毒工作。

（9）不断学习国内外医学科学先进经验及进展，较好地掌握一门外语，阅读外文书籍。在主治医师指导下，每年完成一篇文献综述。参加病历资料整理和分析，不断总结临床经验。

（10）本岗位由经过 ICU 专、业培训，并经技能考核合格的执业医师担任。

（11）依法执业，严谨求实，尊重患者，优质服务，团结协作。严格遵守《医疗机构从业人员行为规范》，廉洁自律，不向服务对象索取或收受"红包"等财物；不利用执业之便谋取不正当利益；不收受医疗器械、药品、试剂等生产、销售企业或人员以各种名义、形式给予的回扣、提成；不违规参与医疗广告宣传和药品医疗器械促销。

十四、重症医学科主任职责

（1）在院长领导下承担临床科主任的全部职责，是 ICU 诊疗质量与安全管理和持续改进第一责任人。确保 ICU 为病人提供优质、安全及合理的治疗。

（2）ICU 科主任应是医院医疗质量管理组织的成员，参与医院医疗质量与病人安全管理工作。

（3）本岗位基本要求与能力。

①是具有相应危重病医学执业资格的副主任医师及以上人员。

②在 ICU 病房工作至少 5 年以上，具有相应 ICU 训练水准、熟练的专业技术、丰富的临床经验，了解危重病医学的进展情况。

③在病房从事 ICU 临床及管理工作，或是授权一名具有同样资格的副主任医师从事上述工作。

④具有与各临床与医技科室间协调的能力，能参与检查、评价医院内合理利用 ICU 医疗资源的情况。

（4）负责贯彻执行医院《行风建设目标管理责任制》，落实《医疗机构从业人员行为规范》，抓好本科室医德教育和医德考评，廉洁自律，杜绝收"红包"、拿回扣、乱开方、滥检查等行为。

十五、重症医学科主诊（管）医师职责

（1）在科主任领导下，负责本科相应的医疗、教学、科研等工作，并协助科主任做好行政管理工作。

（2）主管分管床位的一切医疗工作。安排每日工作（转入、转出等）。每日查房，随访转出病人，负责手术前、转科前病人的检查。检查每日医嘱及执行情况。做好家属的日常解释沟通工作。

（3）具体负责教学和指导下级医生进行诊断、治疗、特殊技术操作（如各种血管穿刺、插管术或心导管术）。检查、修改下级医生书写的病史、病程记录和医疗文件。复核、绘制图表及监测数据。审签出院及转科病历。考核住院医生的日常工作能力和水平。

（4）及时掌握病人的病情变化，病人发生病危、死亡、医疗事故或其他重要问题时，应当及时处理，并向科主任汇报。

（5）参加会诊、出诊，参加夜班和节假日值班工作。紧急呼叫，不论是夜间或休息日必须及时赶到病房或立即与病房取得电话联系。

（6）危重病人转入或者病情发生突变时（如心博骤停等），负责现场指挥、组织并保证各项急救工作有条不紊地进行。

（7）主持临床病历讨论、死亡病历讨论及重要会诊。

（8）认真执行各项规章制度、操作常规，经常检查医疗、护理质量。

（9）检查重要仪器的保管、使用和维修等情况。检查进口物资储备及消耗情况，制订年度的仪器设备的订购计划。

（10）检查特种药品的保管、使用情况，制订年度的特种药品订购计划。

（11）积极钻研业务，并指导住院医生的文献阅读，努力进行科研工作，做好资料积累、汇总、整理并保存各种监测资料，填写登记卡片，及时总结经验。指导进修医师工作。

（12）本岗位基本要求与能力。

①具有相应危重病医学执业资格的副主任医师（或至少直接从事 ICU 专业 5 年以上的高年主治医师）及以上人员。

②在 ICU 病房工作至少 5 年以上，具有相应 ICU 训练水准、熟练的专业技术、丰富的临床经验，了解危重病医学的进展情况。

③能够负责分管病人的医疗全过程，每天 24 小时、每周 7 天能够随时在病房从事 ICU 临床及管理工作。

④具有组织指导下级医师开展 ICU 病人诊疗活动的能力、与各临床与医技科室间的协调能力和相应教学与科研能力。

（13）依法执业，严谨求实，尊重患者，优质服务，团结协作。严格遵守《医疗机构从业人员行为规范》，廉洁自律，不向服务对象索取或收受"红包"等财物；不利用执业之便谋取不正当利益；不收受医疗器械、药品、试剂等生产、销售企业或人员以各种名义、形式给予的回扣、提成；不违规参与医疗广告宣传和药品医疗器械促销。

十六、重症医学科住院医师职责

（1）在科主任及病房主诊（管）医师的领导下工作，参加日常、夜班和节假日值班。紧急呼叫，不论是夜间或休息日，必须赶到病房或立即与病房取得电话联系。培养吃苦耐劳、勤奋好学的作风和对病人生命安全高度负责的精神。

（2）新毕业住院医师应当经过麻醉科、普通外科、心血管内科、呼吸内科、心电图、血液净化等有关科室轮转，能较全面系统地掌握危重病医学的基础及专业理论知识，并培养一定急救应变能力，为医治危重病人打好基础。

（3）病历书写（转科记录或住院记录）要求 24 小时内完成。要求条理清晰、重点突出、字迹清楚、语言通顺、完整准确。病程记录及时，准确反映病情变化、治疗效果及上级医师的查房意见，死亡、转科、病人会诊，交接班以及出院病人，都要有完整的病历手续。各项监测数据定期记录在规定表格上，字迹清楚，及时绘制各种图表。

（4）熟悉各项基本技术操作（如急救复苏术、心导管术、动静脉插管术等），熟悉各种重要仪器（呼吸机、除颤器、床边监测仪等）的使用操作常规。保管好仪器、爱护公物，损坏要赔偿。

（5）对所管病人应当全面负责。随时了解观察病人病情变化，及时向主任、主诊（管）医师汇报，提出初步的诊治意见。第一年参加工作的住院医师必须实行 24 小时住院医师负责制。因随访、出诊或去图书馆等要向值班医生报告去向。下班前应当向值班医生交好班，应当床头交班，不交班不能离去。在主治医师指导下开医嘱，并每日检查医嘱执行情况。特种药品（白蛋白、脂肪乳等）须在主治医师指导下开出医嘱和处方。严防差错事故。主任、主治医师查房时汇报病人病情。他科会诊时应陪同诊视。

（6）在接到手术室、急诊室或其他科室通知后，应当守候在病室内，做好接收病人的准备（如安装并检查呼吸机及必要的急救器械）。在病人到达后，接收有关科室转来的全部病历资料。手术后病人的转入，必须了解手术情况，麻醉方式、术中出血量、尿量、输液成分、输液量，并标记各种引流管和记录引流量，做好交接班。重点患者转出后 3～5 天内进行随访，必要时向主治医师汇报病情。

（7）家属探视时，主管病人的医师应当主动及时与家属沟通。

（8）自觉遵守医院各项工作制度，严格无菌操作，做好隔离消毒工作。

（9）不断学习国内外医学科学先进经验及进展，较好地掌握一门外语，阅读外文书籍。在主治医师指导下，每年完成一篇文献综述。参加病历资料整理和分析，不断总结临床经验。

（10）本岗位由经过 ICU 专业培训，并经技能考核合格的执业医师担任。

（11）依法执业，严谨求实，尊重患者，优质服务，团结协作。严格遵守《医疗机构从业人员行为规范》，廉洁自律，不向服务对象索取或收受"红包"等财物；不利用执业之便谋取不正当利益；不收受医疗器械、药品、试剂等生产、销售企业或人员以各种名义、形式给予的回扣、提成；不违规参与医疗广告宣传和药品医疗器械促销。

十七、麻醉科主任职责

（1）在院长和主管副院长的领导下，负责全科的医疗、教学、科研及行政管理工作。

（2）制订本科工作计划并组织实施、经常督促检查，按期总结汇报。

（3）根据本科任务和人员情况进行科学分工，统筹兼顾各方面工作。

（4）领导本科人员做好临床麻醉及门诊工作，提高医疗质量，努力改善工作条件，不断开拓临床麻醉工作的新领域，参加适量的门诊、麻醉司理和必要的会诊。指导疑难、死亡、术前、术后病例的讨论，及时总结经验教训。组织或直接参加对危重病人的抢救。

（5）组织本科人员的"三基""三严"学习和训练并严格考核，对科内人员的调、升、奖惩聘任提出意见。

（6）领导本科人员认真执行各项规章制度和技术操作规程，严防差错事故。

（7）组织本科的科学研究，并亲自担任一定的科研工作。

（8）组织本科所承担的各项教学任务，并亲自担任一定的教学工作。

（9）确定本科人员轮换、进修、值班、会诊、出诊等事宜。

（10）审签本科药品的领取和报销，设备的添置和报废，检查使用和保管情况。抓好经济收入的管理。

（11）经常与有关科室联系，听取意见，改进工作。

（12）负责贯彻执行医院《行风建设目标管理责任制》，落实《医疗机构从业人员行为规范》，抓好本科室医德教育和医德考评，廉洁自律，杜绝收"红包"、拿回扣、乱开方、滥检查等行为。副主任协助主任负责相应的工作。

十八、麻醉科主任医师职责

（1）在科主任领导下，指导麻醉科医疗、教学、科研、技术培养、理论提高工作。

（2）参加和指导急、危、重、疑难病例抢救处理工作。担负特殊病例和疑难病例的会诊工作。

（3）指导本科主治医师、医师和麻醉护师（士）做好麻醉工作，组织疑难病例术前讨论。对手术准备和麻醉选择提出意见，必要时亲自参加麻醉操作。

（4）指导本科人员的业务学习和基本功的训练。学习运用国内、外医学先进经验，吸取最新科研成就，根据本科情况应用于临床。

（5）担任教学、进修、实习人员的培训工作。

（6）依法执业，严谨求实，尊重患者，优质服务，团结协作。严格遵守《医疗机构从业人员行为规范》，廉洁自律，不向服务对象索取或收受"红包"等财物；不利用执业之便谋取不正当利益；不收受医疗器械、药品、试剂等生产、销售企业或人员以各种名义、形式给予的回扣、提成；不违规参与医疗广告宣传和药品医疗器械促销。副主任医师参照上述职责执行，负责科主任分配的相应工作。

十九、麻醉科主治医师职责

（1）在科主任领导和上级医师指导下，负责指导、督促、帮助本科住院医师、进修、实习人员施行麻醉工作。

（2）除担任一定的日常麻醉工作外，着重担任疑难病员的麻醉和教学、科研工作。

（3）负责组织例行的麻醉前、后讨论，检查每天麻醉工作完成情况及工作质量，及时向科主任和上级医师汇报。

（4）担任指定的临床教学，指导下级医师的业余学习，协助住院医师指导进修，实习人员的学习。

（5）严格执行岗位责任制、各项规章制度和操作规程，严防差错事故。

（6）努力学习国内外的先进麻醉技术，在上级医师指导下，不断开展新麻醉，认真做好资料积累和总结工作。

（7）参加有关科室举行的与本科有关的会诊或学术讨论，完成科主任和上级医师交给的院内、外的临时紧急任务。

（8）依法执业，严谨求实，尊重患者，优质服务，团结协作。严格遵守《医疗机构从业人员行为规范》，廉洁自律，不向服务对象索取或收受"红包"等财物；不利用执业之便谋取不正当利益；不收受医疗器械、药品、试剂等生产、销售企业或人员以各种名义、形式给予的回扣、提成；不违规参与医疗广告宣传和药品医疗器械促销。

二十、麻醉科总住院医师职责

（1）在科主任领导和主治医师领导下，协助科主任做好科内各项业务和日常医疗行政管理工作。

（2）负责安排日常麻醉业务，根据科主任的意见，制定每月的派班表，登记科室人员的出勤，以及安排轮休和补休。

（3）带头执行并检查督促岗位责任制、各项医疗规章制度和技术操作规程的贯彻执行，严防差错事故发生。

（4）负责组织和参加科内疑难危重病人的会诊，巡视各手术间的麻醉效果，主治医师不在时，代理主治医师工作。

（5）协助科主任和主治医师加强对住院、进修、实习医师的培训和日常管理工作。

（6）认真对麻醉药品和器械进行管理，发现情况及时处理、并报告科主任。

（7）依法执业，严谨求实，尊重患者，优质服务，团结协作。严格遵守《医疗机构从业人员行为规范》，廉洁自律，不向服务对象索取或收受"红包"等财物；不利用执业之便谋取不正当利益；不收受医疗器械、药品、试剂等生产、销售企业或人员以各种名义、形式给予的回扣、提成；不违规参与医疗广告宣传和药品医疗器械促销。

二十一、麻醉科医师职责

（1）在科主任领导和上级医师指导下，负责本科的日常麻醉教学、科研的具体工作。

（2）麻醉前，检查手术病员，必要时参加术前讨论，与手术医师共同研究确定麻醉方法和麻醉前用药，做好麻醉前的药品、器材准备。

（3）麻醉中，经常检查输血、输液及用药情况，密切观察病情，认真填写麻醉记录单。如出现异常变化，及时与术者联系，共同研究。妥善处理并报告上级医师。

（4）手术后，对危重和全麻病员亲自护送，并向病房护士交代病情及术后注意事项。

（5）手术后进行随访，将有关情况记入麻醉记录单，并做出麻醉小结。

（6）遇疑难病例不能单独处理时，应及时报告上级医师。

（7）严格执行岗位责任制。各项规章制度和技术操作规程，严防差错事故。

（8）积极开展麻醉学技术研究，参加科研及教学，做好进修，实习人员的培训。

（9）根据需要协助各科抢救危重病员。

（10）依法执业，严谨求实，尊重患者，优质服务，团结协作。严格遵守《医疗机构从业人员行为规范》，廉洁自律，不向服务对象索取或收受"红包"等财物；不利用执业之便谋取不正当利益；不收受医疗器械、药品、试剂等生产、销售企业或人员以各种名义、形式给予的回扣、提成；不违规参与医疗广告宣传和药品医疗器械促销。

二十二、麻醉科值班人员职责

（1）认真负责，坚持岗位，不许擅自离开工作岗位。

（2）提早10分钟上班，认真接班，查核交班记录，并检查常用急救器械、药品，如有异常情况，必须及时报告科主任，并认真追查。

（3）值班人员负责急诊手术的麻醉处理，临床抢救，应随请随到。

（4）遇有先一班值班人员未完成手术时，一般要求尽量接班（全麻病人或情况不稳定之手术病人例外）。

（5）当班人员有责任保持办公室及麻醉室的清洁卫生及当班时的安全保卫工作。

（6）负责处理需要消毒的麻醉器械。

（7）下班前，认真填写交班记录，必须向下一班同志当面交清楚，方可离开科室。

二十三、药学部主任职责

（1）在院长／分管院长领导下，负责领导、管理药学部的工作；部主任是本部药学服务质量与安全管理和持续改进第一责任人，应对院长负责；负责制订药学部门的工作计划，并组织实施和督促检查。

（2）制订药品经费预算和采购计划，按上级要求负责组织落实。

（3）依据国家、地方的相关法律法规，结合本部门的实际情况，组织制定药学部门的各类工作制度、技术操作规程和岗位责任制，并组织实施及监督检查。

（4）组织和指导药学部所属部门的工作，经常检查和督促各部门执行法律法规和工作情况，解决工作中出现的问题，特别是重大技术问题。

（5）负责药品质量与安全管理组织实施，定期组织相关人员督促和检查特殊管理药品、贵重药品及近效期药品的使用管理情况，并做好记录。

（6）在院长／分管院长领导下，积极实施临床药师制，组织、指导和协调临床药师的工作。

（7）组织领导全科人员进行业务学习、技术业务考核和开展科研工作；抓好人才培养和药师毕业后的继续教育。

（8）协助院长／分管院长做好医院药事管理与药物治疗学委员会的日常工作。

（9）负责对药学部门全体人员的考核、奖惩、调动和职务晋升等工作。

（10）检查监督本部门的经济管理工作和药品价格执行情况。

（11）负责贯彻执行医院《行风建设目标管理责任制》，落实《医疗机构从业人员行为规范》，抓好本科室医德教育和医德考评，廉洁自律，杜绝收"红包"、拿回扣、乱开方、滥检查等行为。

二十四、药学部副主任职责

（1）在药学部主任的领导下，积极协助主任做好部门的各项工作和任务。

（2）其他各项参照主任职责执行。

二十五、药学部各部门负责人职责

（1）在药学部主任的领导下，负责本部门的工作。

（2）依据规定和要求，结合本部门的任务，制订相关的工作计划，并组织实施和检查。

（3）督促检查本部门的人员认真执行各项规章制度及岗位责任制情况；安排人员认真完成岗位工作，处理本部门重要问题。

（4）掌握本部门药品供应、摆放、保管和质量等情况，及时制订药品采购或请领计划；经常深入临床，与医护人员沟通药品应用情况，保证临床安全合理用药。

（5）监督检查本部门特殊药品和贵重药品的管理；督促检查上报各类统计报表、账目等。

（6）负责本部门工作差错的记录和处理。对重大事故应及时向部领导汇报。

（7）负责组织本部门人员的业务学习和岗位练兵工作。考核及检查劳动纪律情况。

（8）具体组织安排、带教实习生和进修生。

（9）依法执业，严谨求实，尊重患者，优质服务，团结协作。严格遵守《医疗机构从业人员行为规范》，廉洁自律，不向服务对象索取或收受"红包"等财物；不利用执业之便谋取不正当利益；不收受医疗器械、药品、试剂等生产、销售企业或人员以各种名义、形式给予的回扣、提成；不违规参与医疗广告宣传和药品医疗器械促销。

二十六、主任（中、西）药师职责

（1）在部主任的领导下，负责指导本部门各项业务技术工作和制定各项技术操作规程。

（2）指导和参与复杂的调剂、制剂和药品质量控制方面的技术工作。

（3）指导和参与科研工作，组织解决技术上的重大疑难问题和相关实验。并负责审核相关的技术实验报告。

（4）积极参加临床用药讨论，做好临床合理用药的工作。

（5）负责收集整理国内外药学情报资料和了解掌握药学发展动态；承担业务教学工作，指导进修生、实习生的学习。

（6）负责指导和检查下级药师的工作。

（7）依法执业，严谨求实，尊重患者，优质服务，团结协作。严格遵守《医疗机构从业人员行为规范》，廉洁自律，不向服务对象索取或收受"红包"等财物；不利用执业之便谋取不正当利益；不收受医疗器械、药品、试剂等生产、销售企业或人员以各种名义、形式给予的回扣、提成；不违规参与医疗广告宣传和药品医疗器械促销。

二十七、副主任（中、西）药师职责

（1）在药学部主任的领导和主任（中、西）药师指导下进行各项工作。

（2）其他各项参照主任（中、西）药师职责执行。

二十八、主管（中、西）药师职责

（1）在药学部主任的领导和副主任药师指导下进行各项工作。

（2）负责指导本部门的下级技术人员，并参与药品调剂、制剂、中药材的加工炮制等工作。

（3）负责药品及制剂的质量检验、鉴定等工作，保证药品（材）和制剂的质量符合规定。

（4）检查和参与特殊药品、贵重药品及其他药品、制剂的使用、管理工作，发现问题及时处理并向主任或上级药师汇报。

（5）积极参加科研工作，负责收集整理药品不良反应报告，积极深入临床科室，了解用药情况，介绍新药。

（6）参加临床的查房、病历讨论、处方点评，参与临床合理用药工作。参加用药咨询服务工作。

（7）担任业务教学和进修生、实习生的带教等工作，组织下级技术人员的业务学习和考核。

（8）依法执业，严谨求实，尊重患者，优质服务，团结协作。严格遵守《医疗机构从业人员行为规范》，廉洁自律，不向服务对象索取或收受"红包"等财物；不利用执业之便谋取不正当利益；不收受医疗器械、药品、试剂等生产、销售企业或人员以各种名义、形式给予的回扣、提成；不违规参与医疗广告宣传和药品医疗器械促销。

二十九、药剂师（中药师）职责

（1）在药学部主任的领导和上级药师指导下进行各项工作。

（2）参加药品调剂、制剂、药品质量检验及药品采购供应等工作。认真执行各项规章制度和技术操作规程，严防差错事故发生。

（3）以病人为中心，面向临床，积极与临床医护人员沟通，了解用药情况，配合临床医疗，保障药品供应。

（4）积极参加科研工作，收集药品不良反应报告。

（5）负责本部门各种仪器设备的使用保养工作。

（6）担任进修生、实习生的带教工作；组织指导药剂士和其他人员的技术业务学习和工作。

（7）依法执业，严谨求实，尊重患者，优质服务，团结协作。严格遵守《医疗机构从业人员行为规范》，廉洁自律，不向服务对象索取或收受"红包"等财物；不利用执业之便谋取不正当利益；不收受医疗器械、药品、试剂等生产、销售企业或人员以各种名义、形式给予的回扣、提成；不违规参与医疗广告宣传和药品医疗器械促销。

三十、药剂士（中药药剂士）职责

（1）在药学部主任的领导和上级药师指导下进行各项工作。

（2）按照分工，负责药品的保管、请领、摆放、统计和处方调配，以及制剂配制、质量检测等具体工作。

（3）认真执行各项规章制度和技术操作规程，严防差错事故的发生。

（4）负责检查和保养各类仪器设备。

（5）指导辅助人员的工作和学习。

（6）依法执业，严谨求实，尊重患者，优质服务，团结协作。严格遵守《医疗机构从业人员行为规范》，廉洁自律，不向服务对象索取或收受"红包"等财物；不利用执业之便谋取不正当利益；不收受医疗器械、药品、试剂等生产、销售企业或人员以各种名义、形式给予的回扣、提成；不违规参与医疗广告宣传和药品医疗器械促销。

三十一、临床药师职责

（1）在药学部领导下，以病人为中心，遵循药物临床应用指导原则、临床治疗指南和循证医学原则，积极参与临床合理用药工作。

（2）参加临床查房、会诊和病历讨论，参与临床药物治疗方案的拟订与实施，对药物治疗提出建议。

（3）深入临床了解药物应用情况，进行治疗药物监测，设计个体化给药方案；重视临床用药的理论总结和用药实践经验的累积。

（4）认真做好药品不良反应监测工作和血药浓度监测工作，并有详细的工作记录和报告。

（5）为医生、护士和患者提供药物咨询服务。当前重点要为临床做好抗菌药物、抗肿瘤药物、肠外营养药物等的合理用药服务工作。

（6）及时有效地收集和评估医生、护士和患者对药学服务的效率、质量、意见的反馈，并组织持续改进。

（7）依法执业，严谨求实，尊重患者，优质服务，团结协作。严格遵守《医疗机构从业人员行为规范》，廉洁自律，不向服务对象索取或收受"红包"等财物；不利用执业之便谋取不正当利益；不收受医疗器械、药品、试剂等生产、销售企业或人员以各种名义、形式给予的回扣、提成；不违规参与医疗广告宣传和药品医疗器械促销。

三十二、调剂人员职责

（1）主要负责各药房的处方调配和病房医嘱用药的配发工作，积极参与药品质量与安全管理。

（2）必须严格遵守各项规章制度和操作规程，做到"四查十对"：查处方，对科别、姓名、年龄；查药品，对药名、剂型、规格、数量；查配伍禁忌，对药品性状、用法用量；查用药合理性，对临床诊断。

（3）药师经处方审核后，认为存在用药不适宜时，应当告知处方医师，请其确认或者重新开具处方。

（4）药师发现严重不合理用药或者用药错误，应当拒绝调配，及时告知处方医师更改，并应当记录，并按照有关规定报告。

（5）药品发出前应经过二人核对，调配人与核对人均须进行确认后方可发药。

（6）发药时应主动向病人或其家属交代药品用法及注意事项。

（7）依法执业，严谨求实，尊重患者，优质服务，团结协作。严格遵守《医疗机构从业人员行为规范》，廉洁自律，不向服务对象索取或收受"红包"等财物；不利用执业之便谋取不正当利益；不收受医疗器械、药品、试剂等生产、销售企业或人员以各种名义、形式给予的回扣、提成；不违规参与医疗广告宣传和药品医疗器械促销。

三十三、制剂人员职责

（1）主要负责院内临床和门急诊治疗所需要的各种制剂配制工作。

（2）必须严格遵守各项规章制度和操作规程。

（3）配制前，应认真阅读了解所配制剂的处方组成、配制方法和操作规程，掌握其中的注意事项，认真填写配制单和投料单，准确计算投料量。

（4）配制时，应认真核对原辅料名称和规格，按配制量准确称量。

（5）配制过程应经过二人核对，包括原辅料名称和称量等，并在配制单的相应项下签名。

（6）配制好的制剂中间品，必须进行质量检测，合格后方能进行分装入库。

（7）依法执业，严谨求实，尊重患者，优质服务，团结协作。严格遵守《医疗机构从业人员行为规范》，廉洁自律，不向服务对象索取或收受"红包"等财物；不利用执业之便谋取不正当利益；不收受医疗器械、药品、试剂等生产、销售企业或人员以各种名义、形式给予的回扣、提成；不违规参与医疗广告宣传和药品医疗器械促销。

三十四、药品采购人员职责

（1）在药学部主任的领导下，负责药品和医疗用消毒剂的采购工作。

（2）应自觉遵守相关的法律法规和财务管理制度，廉洁自律，严禁收受药品回扣。

（3）认真执行药品采购供应管理制度，做好药品计划，保障药品供应。

（4）建立短缺药品登记本，积极组织对抢救、急需和短缺药品的采购供应，以保证临床需要。

（5）应及时与药库保管员和各调剂室的负责人沟通，了解掌握药品供应、药品质量等情况。

（6）依法执业，严谨求实，尊重患者，优质服务，团结协作。严格遵守《医疗机构从业人员行为规范》，廉洁自律，不向服务对象索取或收受"红包"等财物；不利用执业之便谋取不正当利益；不收受医疗器械、药品、试剂等生产、销售企业或人员以各种名义、形式给予的回扣、提成；不违规参与医疗广告宣传和药品医疗器械促销。

三十五、药品验收保管人员职责

（1）在药学部主任的领导下，负责各级药品库药品的保管供应工作。

（2）严格遵守各项法律法规和操作规程，不断提高专业技术和管理水平。

（3）对药品实行按药品性质、剂型分类管理，定位存放保管，特别是加强对特殊药品的管理。保持库房内温湿度符合要求，防止药品变质失效。

（4）根据药品库存和使用情况，制订药品采购计划或请领计划。

（5）建立药品明细账，定期对库存药品盘点，并做详细登记。

（6）对入库药品应认真验收并确认。对不符合要求的药品应拒绝入库，发现差错及时查对。建立近效期药品登记本，药品缺药登记本，退药登记本，药品报废登记本等。

（7）危险药品应入危险品库，不得与其他药品同库存，危险品库应配备灭火器等消防器材。

（8）保持库内干净整洁，不得在库房内做与保管工作无关的事情，非库房人员不得擅自进入药库。

（9）依法执业，严谨求实，尊重患者，优质服务，团结协作。严格遵守《医疗机构从业人员行为规范》，廉洁自律，不向服务对象索取或收受"红包"等财物；不利用执业之便谋取不正当利益；不收受医疗器械、药品、试剂等生产、销售企业或人员以各种名义、形式给予的回扣、提成；不违规参与医疗广告宣传和药品医疗器械促销。

三十六、药学信息咨询服务人员职责

（1）应该认真负责，掌握国内外药学发展的动向，负责药学情报资料的收集、分类整理工作。

（2）及时收集药品说明书、新药介绍等相关药品信息资料，并分类保存。

（3）负责及时收集临床药物用药情况，收集整理药品不良反应报告。

（4）收订和保管药学及相关专业的报纸、杂志、会议论文和图书文献等资料，并登记建档。

（5）承担临床用药咨询服务，并做好记录。

（6）积极主动向药学部门和临床提供药品相关资料信息，为科研、教学和治疗用药等提供优质的服务。

（7）依法执业，严谨求实，尊重患者，优质服务，团结协作。严格遵守《医疗机构从业人员行为规范》，廉洁自律，不向服务对象索取或收受"红包"等财物；不利用执业之便谋取不正当利益；不收受医疗器械、药品、试剂等生产、销售企业或人员以各种名义、形式给予的回扣、提成；不违规参与医疗广告宣传和药品医疗器械促销。

三十七、检验科主任职责

（1）科主任是本科质量与安全管理和持续改进第一责任人。在院长／主管副院长领导下，负责并完成本科的临床检验、教学、科研、继续医学教育及行政管理工作。

（2）制订本科工作计划及发展规划，并组织实施，按期总结汇报，达到医院的目标和标准。

（3）在工作中贯彻以患者为中心的服务思想，负责本科人员的医德、医风教育和国家发布的有关民法、刑法及医疗卫生管理法律、行政法规教育。

（4）贯彻执行医院的各项规章制度，必要时可组织制定具有本科特点、符合本学科发展规律的规章制度。

（5）抓好科室质量管理工作，按照实验室质量保证体系，定期检查科内人员的工作质

量，努力开展各项实验室质量控制工作。

（6）抓好科室生物安全管理工作，按照实验室生物安全管理要求，定期检查科内生物安全工作，严防安全事故。

（7）审批药品器材的请领、报销，仪器请购。

（8）制订不同层次人员的再教育计划，领导本科人员的业务训练和技术考核，提出调动、任免、晋升、奖惩意见。

（9）组织本科人员学习、运用国内外先进经验，应用新技术，开展科学研究。积极督促本科人员申报各级各类基金课题，并协调医疗工作与科研工作之间的关系。

（10）确定本科人员的轮岗和值班。

（11）管理并合理使用医院指定部门保管和使用的各种设备和器械，避免造成不应发生的损失。

（12）检查安全措施，严防差错事故。

（13）定期与临床科室联系，征求意见，改进工作。

（14）负责贯彻执行医院《行风建设目标管理责任制》，落实《医疗机构从业人员行为规范》，抓好本科室医德教育和医德考评，廉洁自律，杜绝收"红包"、拿回扣、乱开方、滥检查等行为。

（15）科副主任协助主任工作。在科主任长期外出时，负责科室工作。

三十八、主任（副主任）技师职责

（1）在科主任领导下，指导本科的检验、教学、科研工作，并负责实验室人员的医德医风及医疗安全教育。

（2）参加部分检验工作，协助科主任检查、提高科内的检验质量及检验技术水平，重点解决检验技术上的复杂疑难问题。

（3）负责本专业科研项目立题、论证、组织实施并总结汇报；指导下级人员的科研工作，参加部分试验工作；发表相关论文及申报成果。

（4）随时掌握国内外本专业的新进展、新技术，指导下级工作人员改进检验技术。

（5）有计划地对青年检验人员开展"三基三严"训练，协助科主任组织安排科内的业务学习和技术考核，配合科主任培养提高下级工作人员的工作能力，建立合理的人才梯队，提高科室的学术地位及在本行业中的影响力。

（6）指导并督促下级工作人员，严格执行各项规章制度和技术操作规范。

（7）配合科主任完善科室行政管理，负责编写科室各岗位的标准化操作文件，逐步达到"标准化实验室管理"水平。

（8）经常向科主任提出工作建议、仪器添置、维护及其他意见，不断改进和完善科室工作。

（9）完成科主任交办的其他工作。

（10）副主任技师协助主任技师负责相应工作。

（11）依法执业，严谨求实，尊重患者，优质服务，团结协作。严格遵守《医疗机构从业人员行为规范》，廉洁自律，不向服务对象索取或收受"红包"等财物；不利用执业之便谋取不正当利益；不收受医疗器械、药品、试剂等生产、销售企业或人员以各种名义、形式给予的回扣、提成；不违规参与医疗广告宣传和药品医疗器械促销。

三十九、主管技师职责

（1）在科主任领导和主任技师的指导下，负责检验、科研、教学工作的落实及实施，指导下级人员工作，负责监管检验报告的质量。

（2）参加日常检验工作，负责检验结果的质量，保证结果的准确、及时；排除系统误差及偶然误差；解决日常工作中涉及的试剂、仪器等疑难技术问题，严防差错事故。

（3）负责学生的临床实习工作；指导进修、实习人员的学习，培养提高下级工作人员的技术水平。负责对技师的培训和考核。

（4）努力参加科研工作，协助科主任落实科研规划。

（5）了解国外本专业的新技术，对改进检验工作流程和技术手段提出建议。

（6）完成科主任交付的其他工作。

（7）依法执业，严谨求实，尊重患者，优质服务，团结协作。严格遵守《医疗机构从业人员行为规范》，廉洁自律，不向服务对象索取或收受"红包"等财物；不利用执业之便谋取不正当利益；不收受医疗器械、药品、试剂等生产、销售企业或人员以各种名义、形式给予的回扣、提成；不违规参与医疗广告宣传和药品医疗器械促销。

四十、技师职责

（1）在科主任领导和上级技师指导下进行日常检验工作，并指导检验士和检验员进行工作。

（2）承担标本处理、登记、技术操作、核对检验结果等检验工作；承担特殊试剂的手工配制；负责仪器的日常维护保养及定期检查校准，严防各种差错事故的发生。

（3）承担菌种、毒株、剧毒药品、贵重器材的管理和检验材料的申领、报销等工作。

（4）积极参加继续医学教育，参与科学研究和技术革新项目，提高检验技术水平。

（5）承担指导学生检验实习工作。

（6）参加本专业各种质量控制工作。

（7）完成上级技师交给的其他工作。

（8）依法执业，严谨求实，尊重患者，优质服务，团结协作。严格遵守《医疗机构从业人员行为规范》，廉洁自律，不向服务对象索取或收受"红包"等财物；不利用执业之便谋取不正当利益；不收受医疗器械、药品、试剂等生产、销售企业或人员以各种名义、形式给予的回扣、提成；不违规参与医疗广告宣传和药品医疗器械促销。

四十一、检验士职责

（1）在科主任领导和上级技师的指导下进行日常检验工作。

（2）协助技师工作，做好仪器设备的维护保养。

（3）协同技师做好物品、药品、器材的请领和保管以及各种登记、统计工作。

（4）学习专业技术，参与培养进修、实习人员工作。

（5）参加标本的采集、登记和常规检验工作。

（6）依法执业，严谨求实，尊重患者，优质服务，团结协作。严格遵守《医疗机构从业人员行为规范》，廉洁自律，不向服务对象索取或收受"红包"等财物；不利用执业之便谋取不正当利益；不收受医疗器械、药品、试剂等生产、销售企业或人员以各种名义、形式给予的回扣、提成；不违规参与医疗广告宣传和药品医疗器械促销。

四十二、检验员职责

（1）洗刷检验器材，做好消毒、灭菌工作，清理废弃污染物，打扫科室卫生。

（2）接收检验标本，传送检验报告。

（3）根据科室需要，安排非检验操作岗位的工作。

（4）依法执业，严谨求实，尊重患者，优质服务，团结协作。严格遵守《医疗机构从业人员行为规范》，廉洁自律，不向服务对象索取或收受"红包"等财物；不利用执业之便谋取不正当利益；不收受医疗器械、药品、试剂等生产、销售企业或人员以各种名义、形式给予的回扣、提成；不违规参与医疗广告宣传和药品医疗器械促销。

四十三、临床检验医师职责

（1）根据临床信息，对检验项目的选择、检验申请、患者准备以及样品的采集、运送、保存、处理、检测和结果给予指导、培训、答疑和咨询。

（2）参与临床查房和疑难、危重病例的会诊，对检验结果做出解释，并依据实验室结果对临床诊断和治疗提出建议。

（3）负责签发具有诊断性的临床检验报告。

（4）掌握检验项目的临床意义及临床医师的需要和要求，用循证医学的方法评价检验项目，制定疾病诊断指标的合理组合，规划和开展临床检验的新项目，并推动其临床应用。

（5）高效率地收集和评估临床医护人员对检验工作效率和质量的反馈意见，组织持续改进。

（6）指导和培训临床医护人员和实验室技术人员，提高教育质量，推动教学改革。

（7）承担与实验室诊断相关的实验科研任务。

（8）依法执业，严谨求实，尊重患者，优质服务，团结协作。严格遵守《医疗机构从业人员行为规范》，廉洁自律，不向服务对象索取或收受"红包"等财物；不利用执业之便谋

取不正当利益；不收受医疗器械、药品、试剂等生产、销售企业或人员以各种名义、形式给予的回扣、提成；不违规参与医疗广告宣传和药品医疗器械促销。

四十四、检验科质量主管职责

（1）质量主管由实验室最高管理者任命、授权，并对其进行年度考核。

（2）负责组织质量管理小组，实施质量控制工作。

（3）负责质量体系的建立与运行工作，参加实验室管理层对质量方针和实验室资源的决策活动，负责实验室质量管理和监督工作，保证质量体系有效运行。

（4）负责计算机和自动化设备内的程序文件与数据修改的批准。

（5）负责对《质量手册》《程序文件》《规章制度》《SOP 文件》和各种质量文件的编制、审核、发放，以及换页更改的申请和换版更改的组织实施。

（6）负责安排和组织内部审核，编制《年度内审计划》并报主任审批。负责审批《内审实施计划》和《内部质量审核报告》；任命内审组长并规定其职责；编制《全年质量体系运行报告》。

（7）负责对不符合项进行整改，分析体系运行中潜在的不合格因素；负责纠正、预防措施的审查、批准；监督纠正、预防措施的实施。

（8）协助实验室主任做好管理评审前的组织工作和准备工作，包括编制《管理评审计划》，汇报前一阶段质量体系运行和检测／或校准工作情况，编写《管理评审报告》。

（9）负责有关质量问题的抱怨和投诉的处理。

（10）审核实验室发出的检测信息内容。

（11）依法执业，严谨求实，尊重患者，优质服务，团结协作。严格遵守《医疗机构从业人员行为规范》，廉洁自律，不向服务对象索取或收受"红包"等财物；不利用执业之便谋取不正当利益；不收受医疗器械、药品、试剂等生产、销售企业或人员以各种名义、形式给予的回扣、提成；不违规参与医疗广告宣传和药品医疗器械促销。

四十五、检验科技术主管职责

（1）技术主管由实验室最高管理者任命并授权。

（2）负责任命技术管理小组成员，组织技术管理小组的工作。

（3）负责批准恢复检验工作。

（4）负责对发生不符合项的责任组和责任人进行考核并提出处理意见。

（5）负责数据控制程序的实施，负责计算机和自动化设备内的程序文件与数据修改的批准，负责检验报告修改的批准。

（6）负责每年进行一次检验程序的评审工作，组织编制《检验程序评审报告》，负责评审报告实施情况的跟踪。

（7）负责每年进行一次各检测项目生物参考值范围的审核、评审工作。

（8）负责组织技术管理小组每年进行一次检验方法的评价、确认、评审和批准。

（9）负责组织技术管理小组编制《检验项目指南》，供患者和临床医生查阅。

（10）负责质控物更换和室内质控靶值修订的批准。

（11）负责仪器设备校准程序的审批。

（12）负责所有仪器设备的统一管理，配合医院设备科对仪器进行验收及安装。

（13）负责不同仪器或检测系统之间的项目比对和结果评价。

（14）依法执业，严谨求实，尊重患者，优质服务，团结协作。严格遵守《医疗机构从业人员行为规范》，廉洁自律，不向服务对象索取或收受"红包"等财物；不利用执业之便谋取不正当利益；不收受医疗器械、药品、试剂等生产、销售企业或人员以各种名义、形式给予的回扣、提成；不违规参与医疗广告宣传和药品医疗器械促销。

四十六、输血科主任职责

（1）在院长和主管副院长的领导下，负责血库行政管理、教学、科研工作，履行科室质量管理第一责任人的管理职责。向上级及人事部门提出本科人员的升、调、奖惩聘任意见。

（2）制订本科工作计划，组织实施，经常督促检查，指导临床科室合理用血，按期总结汇报。

（3）督促本科各级人员认真执行岗位责任制、各项临床用血与血液安全制度和技术操作规程，严防差错事故，及时审核上报不良反应事件。

（4）负责本科人员的"三基""三严"训练，搞好进修、实习人员的培训及临床教学。

（5）制定本科的科研计划、检查进度，总结经验，学习使用国内外新技术，不断改进各种检验方法。

（6）定期与临床科室联系，征求意见，改进工作。

（7）负责本科人员业务培训、外出进修和科内值班安排。

（8）负责贯彻执行医院《行风建设目标管理责任制》，落实《医疗机构从业人员行为规范》，抓好本科室医德教育和医德考评，廉洁自律，杜绝收"红包"、拿回扣、乱开方、滥检查等行为。

（9）副主任协助主任负责相应的工作。

四十七、输血科主任技师（医师）职责

（1）在科主任的领导下进行工作。

（2）参加供血的各种工作，特别是承担复杂的技术操作，并帮助指导下级技师（医师）工作。

（3）完成本科室所有专业仪器设备安装、调试、检查、维修、保养和管理，督促本科人员严格遵守规章制度、技术操作规程和安全规则。

（4）开展技术革新和科学研究，指导进修实习人员的技术操作，并担任一定的教学工作。

（5）参加对本科室主管技师（医师）、技师（医师）、技士的技术考核及评定。

（6）完成领导交办的其他有关任务。

（7）依法执业，严谨求实，尊重患者，优质服务，团结协作。严格遵守《医疗机构从业人员行为规范》，廉洁自律，不向服务对象索取或收受"红包"等财物；不利用执业之便谋取不正当利益；不收受医疗器械、药品、试剂等生产、销售企业或人员以各种名义、形式给予的回扣、提成；不违规参与医疗广告宣传和药品医疗器械促销。

四十八、输血科副主任技师（医师）职责

（1）在科主任的领导下进行工作。

（2）参加供血的各种工作，配合主任技师（医师）承担复杂的技术操作，并帮助指导下级技师（医师）工作。

（3）配合主任技师（医师）完成本科室所有专业仪器设备安装、调试、检查、维修、保养和管理，督促本科人员严格遵守规章制度、技术操作规程和安全规则。

（4）配合主任技师（医师）开展技术革新和科学研究，指导进修实习人员的技术操作，并担任一定的教学工作。

（5）配合主任技师（医师）参加对本科室主管技师（医师）、技师（医师）、技士的技术考核及评定。

（6）完成领导交办的其他有关任务。

（7）依法执业，严谨求实，尊重患者，优质服务，团结协作。严格遵守《医疗机构从业人员行为规范》，廉洁自律，不向服务对象索取或收受"红包"等财物；不利用执业之便谋取不正当利益；不收受医疗器械、药品、试剂等生产、销售企业或人员以各种名义、形式给予的回扣、提成；不违规参与医疗广告宣传和药品医疗器械促销。

四十九、输血科主管技师（主治医师）职责

（1）在科主任的领导下，督促检查各项规章制度和技术操作规程的执行，严防差错事故。

（2）指导或参加采血、血浆制备和输血器具的清洗、消毒工作，研究和改进输血方法。

（3）指导或参加血型的鉴定，交叉配血试验和发血工作。

（4）经常检查血液质量，做好血液的储存工作。检查血库各项登记、统计。

（5）负责各项试剂的配制。

（6）解决疑难血型及配血。

（7）主动深入科室了解输血情况，密切配合临床需要，开展科学研究工作。

（8）指导输血科人员的业务学习，搞好进修、实习人员的培训。

（9）依法执业，严谨求实，尊重患者，优质服务，团结协作。严格遵守《医疗机构从业人员行为规范》，廉洁自律，不向服务对象索取或收受"红包"等财物；不利用执业之便谋

取不正当利益；不收受医疗器械、药品、试剂等生产、销售企业或人员以各种名义、形式给予的回扣、提成；不违规参与医疗广告宣传和药品医疗器械促销。

五十、输血科初级技师（住院医师）职责

（1）在科主任的领导下，督促检查各项规章制度和技术操作规程的执行，严防差错事故。

（2）参加采血、血浆制备和输血器具的清洗、消毒工作，研究和改进输血方法。

（3）参加血型的鉴定，交叉配血试验和发血工作。

（4）经常检查血液质量，做好血液的储存工作。检查或填写血库各项登记、统计。

（5）负责各项试剂的配制。

（6）主动深入科室了解输血情况，密切配合临床需要，开展科学研究工作。

（7）指导输血科人员的业务学习，搞好进修、实习人员的培训。

（8）依法执业，严谨求实，尊重患者，优质服务，团结协作。严格遵守《医疗机构从业人员行为规范》，廉洁自律，不向服务对象索取或收受"红包"等财物；不利用执业之便谋取不正当利益；不收受医疗器械、药品、试剂等生产、销售企业或人员以各种名义、形式给予的回扣、提成；不违规参与医疗广告宣传和药品医疗器械促销。

五十一、输血科初级技士职责

（1）在技师的指导下，负责血型的鉴定、交叉配血试验和发血工作，严格遵守查对制度。

（2）负责冰箱的管理，血液的储备和供血工作。

（3）负责输血物品、器材的保管工作。

（4）负责室内的消毒工作，并定期监测室内的消毒情况。

（5）依法执业，严谨求实，尊重患者，优质服务，团结协作。严格遵守《医疗机构从业人员行为规范》，廉洁自律，不向服务对象索取或收受"红包"等财物；不利用执业之便谋取不正当利益；不收受医疗器械、药品、试剂等生产、销售企业或人员以各种名义、形式给予的回扣、提成；不违规参与医疗广告宣传和药品医疗器械促销。

五十二、实验室技术人员职责

（1）在科（室）主任领导和有关医师指导下，进行工作。

（2）管理所在实验室、研究室的仪器、器材、用品、试剂等物资，做好使用、维护及安全保卫工作。

（3）在有关医师指导下进行本室的日常医疗、教学、科研工作。有经验的实验技术员必要时配合有关医师指导进修医师、实习医师、研究生的实验和实习。经科主任认可，在上级医师指导下可签发有关实验报告单。

（4）负责本室的清洁卫生和实验动物饲养及科（室）主任或有关医师分配的其他行政事务。

（5）严格执行岗位责任制、各项规章制度及操作规程，严防差错事故。

（6）依法执业，严谨求实，尊重患者，优质服务，团结协作。严格遵守《医疗机构从业人员行为规范》，廉洁自律，不向服务对象索取或收受"红包"等财物；不利用执业之便谋取不正当利益；不收受医疗器械、药品、试剂等生产、销售企业或人员以各种名义、形式给予的回扣、提成；不违规参与医疗广告宣传和药品医疗器械促销。

五十三、医学影像／放射科主任职责

（1）在院长／分管院长领导下，负责本科的医疗、教学、科研、预防、行政管理工作；科主任是本科诊疗质量与病人安全管理和持续改进第一责任人，应当对院长负责。

（2）定期讨论本科在贯彻医院（医学影像方面）的质量方针和落实质量目标、执行质量指标过程中存在的问题，提出改进意见与措施，并有反馈记录文件。

（3）制订本科工作计划，组织实施，经常督促检查，持续改进服务品质，按期总结汇报。

（4）根据本科任务和人员情况进行科学分工和管理，保证对病员进行及时的诊断和治疗。

（5）定期主持集体阅片，审签重要的诊断报告单，亲自参加临床会诊和对疑难病例的诊断治疗，定期检查放射诊断、治疗和投照质量。

（6）参加医院工作会议，主持科务会，定期与临床科室取得联系，征求意见，改进工作。

（7）组织本科人员的业务训练和技术考核，提出升、调、奖、惩的意见。学习、使用国内外的先进医学技术，开展科学研究。督促科内人员做好资料积累与登记、统计工作。

（8）承担教学工作，搞好进修、实习人员的培训。

（9）组织领导本科人员认真执行各项规章制度和技术操作规程，检查工作人员防护情况，严防差错事故的发生。

（10）确定本科人员轮换、值班和休假。

（11）审签本科药品器材的请领与报销，经常检查机器的使用与保管情况。

（12）负责贯彻执行医院《行风建设目标管理责任制》，落实《医疗机构从业人员行为规范》，抓好本科室医德教育和医德考评，廉洁自律，杜绝收"红包"、拿回扣、乱开方、滥检查等行为。

（13）副主任协助主任负责相应的工作。

五十四、医学影像／放射科主任医师职责

（1）在科主任领导下，指导全科医疗、教学、科研、技术培养与理论提高工作。

（2）主持急、重、疑、难病例的读片会和放射病例的讨论会诊，参加院外会诊和病理讨论会。

（3）指导本科主治医师和住院医师做好各项医疗工作，有计划地开展基本功训练。

（4）承担学工作，搞好进修、实习人员的培训。

（5）深入临床科室，参加临床急、重、疑、难病例的讨论会诊。

（6）运用国内、外先进经验指导临床实践，不断开展新技术，提高医疗质量。

（7）督促下级医师认真贯彻执行各项规章制度和医疗操作规程。

（8）指导全科结合临床开展科学研究工作。

（9）副主任医师参照主任医师职责执行。

（10）依法执业，严谨求实，尊重患者，优质服务，团结协作。严格遵守《医疗机构从业人员行为规范》，廉洁自律，不向服务对象索取或收受"红包"等财物；不利用执业之便谋取不正当利益；不收受医疗器械、药品、试剂等生产、销售企业或人员以各种名义、形式给予的回扣、提成；不违规参与医疗广告宣传和药品医疗器械促销。

五十五、医学影像／放射科主治医师职责

（1）在科主任领导下及主任、副主任医师的指导下进行工作。

（2）重点承担疑难病例的诊断、治疗工作，参加会诊和教学科研工作。

（3）主持每天的集体阅片，审签诊断报告单。

（4）其他职责与放射科医师同。

（5）依法执业，严谨求实，尊重患者，优质服务，团结协作。严格遵守《医疗机构从业人员行为规范》，廉洁自律，不向服务对象索取或收受"红包"等财物；不利用执业之便谋取不正当利益；不收受医疗器械、药品、试剂等生产、销售企业或人员以各种名义、形式给予的回扣、提成；不违规参与医疗广告宣传和药品医疗器械促销。

五十六、医学影像／放射科医师职责

（1）在科主任领导和主治医师指导下进行工作。

（2）负责 X 线诊断和放射线治疗工作，按时完成诊断报告，遇有疑难问题，及时请示上级医师。

（3）随同上级医师参加会诊和临床病历讨论会。

（4）承担一定的科研和教学任务，做好进修、实习人员的培训。

（5）掌握 X 线机的一般原理、性能、使用及投照技术，遵守操作规程，做好防护工作，严防差错事故。

（6）加强与临床科室密切联系，不断提高诊断符合率。

（7）依法执业，严谨求实，尊重患者，优质服务，团结协作。严格遵守《医疗机构从业人员行为规范》，廉洁自律，不向服务对象索取或收受"红包"等财物；不利用执业之便谋

取不正当利益；不收受医疗器械、药品、试剂等生产、销售企业或人员以各种名义、形式给予的回扣、提成；不违规参与医疗广告宣传和药品医疗器械促销。

五十七、医学影像/放射科技师职责

（1）在科主任领导和主治医师指导下进行工作。

（2）负责投照工作，参加较复杂的技术操作，并帮助和指导技士、技术员工作。

（3）负责本科机器的安装、修配、检查、保养和管理，督促本科人员遵守技术操作规程和安全规则。

（4）开展技术革新和科学研究。指导进修、实习人员的技术操作，并担任一定的教学工作。

（5）参加集体阅片，讲评投照质量。

（6）依法执业，严谨求实，尊重患者，优质服务，团结协作。严格遵守《医疗机构从业人员行为规范》，廉洁自律，不向服务对象索取或收受"红包"等财物；不利用执业之便谋取不正当利益；不收受医疗器械、药品、试剂等生产、销售企业或人员以各种名义、形式给予的回扣、提成；不违规参与医疗广告宣传和药品医疗器械促销。

五十八、医学影像/放射科技士、技术员职责

（1）在技师、医师指导下，承担所分配的各项技术工作。

（2）按照医师的要求，负责X线投照、图像处理、归档、治疗工作。

（3）配合技师进行本科机器的安装、检修、保养、整理和清拭工作。

（4）负责机器附件、药品、胶片等物品的请领、保管及登记统计工作。

（5）积极参加技术改进工作。

（6）技术员的职责主要是协助放射科技士进行以上工作。

（7）依法执业，严谨求实，尊重患者，优质服务，团结协作。严格遵守《医疗机构从业人员行为规范》，廉洁自律，不向服务对象索取或收受"红包"等财物；不利用执业之便谋取不正当利益；不收受医疗器械、药品、试剂等生产、销售企业或人员以各种名义、形式给予的回扣、提成；不违规参与医疗广告宣传和药品医疗器械促销。

五十九、医学影像/放射科总住院医师职责

（1）在科主任领导下，在主治医师的指导下，协助主治医师搞好医疗、教学、科研工作、任期一年。

（2）协助主治医师，检查、指导住院医师、进修、实习医师的诊断报告的书写、特殊检查操作以及各项记录，了解住院医师、进修医师的技术情况，定期向上级医师汇报。

（3）负责科外会议及科内大会诊的准备工作，如有疑难应请示上级医师或科主任解决。

（4）负责处理人民来信。

（5）负责安排全科的派班。

（6）总住院医师实行24小时工作负责制。

（7）做好本科各种统计表格上报工作。

（8）总住院医师任职期间兼任医疗质量检查员工作，每月向科主任汇报医疗质量情况。

（9）依法执业，严谨求实，尊重患者，优质服务，团结协作。严格遵守《医疗机构从业人员行为规范》，廉洁自律，不向服务对象索取或收受"红包"等财物；不利用执业之便谋取不正当利益；不收受医疗器械、药品、试剂等生产、销售企业或人员以各种名义、形式给予的回扣、提成；不违规参与医疗广告宣传和药品医疗器械促销。

六十、放射科主管技师（或技术组长）职责

（1）在科主任领导下，负责管理本科的技师、技士、技工。协助科主任对上述人员进行科学分工，安排他们的轮换、值班、业务学习和技术考核。

（2）检查、指导上述技术人员的各项技术操作，负责组织安排人员对本科机器的保养、维修。

（3）负责胶片、显、定影剂、片夹、暗盒等的请领与报废。

（4）负责组织安排每日的评片、审片工作，把住质量关。

（5）负责检查技术岗位责任制落实的情况。

（6）在人员紧张的情况下，参加一定的投照工作。

（7）负责检查病人的X线防护情况。

（8）负责检查技术组各项规章制度和操作规程执行情况，并将检查结果进行登记总结，严防医疗差错事故。

（9）协助科主任做好贵重仪器和物质的请购及规章制度和操作规程的制定工作。

（10）带领技术人员开展新技术、新检查，参加一定的科研和教学工作。

（11）依法执业，严谨求实，尊重患者，优质服务，团结协作。严格遵守《医疗机构从业人员行为规范》，廉洁自律，不向服务对象索取或收受"红包"等财物；不利用执业之便谋取不正当利益；不收受医疗器械、药品、试剂等生产、销售企业或人员以各种名义、形式给予的回扣、提成；不违规参与医疗广告宣传和药品医疗器械促销。

六十一、CT室工作人员职责

（1）CT室各类工作人员在放射科主任领导下，坚持各自的工作岗位，开展日常的CT检查工作。

（2）CT室由科主任指定一名医师、技师分别担任医、技组组长负责业务上的指导行政事务等工作。

（3）CT室各类医师、技术人员的工作职责，均相同于放射科的各级和各类人员职责。

（4）CT室维修技术人员应经常检查机器设备的申请、安装、使用、维修、保管情况发

发现问题及时报告科主任。审查本室机器材料配件的请领与报销。余同仪器设备维修人员职责。

（5）CT 室的护士（师、主管护师）负责接待病员预约登记、报告发出、资料的存放，整理编目等工作。负责造影剂的静脉注射及特殊病人的肌肉注射工作。

（6）依法执业，严谨求实，尊重患者，优质服务，团结协作。严格遵守《医疗机构从业人员行为规范》，廉洁自律，不向服务对象索取或收受"红包"等财物；不利用执业之便谋取不正当利益；不收受医疗器械、药品、试剂等生产、销售企业或人员以各种名义、形式给予的回扣、提成；不违规参与医疗广告宣传和药品医疗器械促销。

六十二、MRI 室工作人员职责

（1）MRI 室各类工作人员在放射科主任领导下，坚持各自的工作岗位，开展日常的 MRI 检查工作。

（2）MRI 室由科主任指定一名医师、技师分别担任医、技组组长负责业务上的指导行政事务等工作。

（4）MRI 室各类医师、技术人员的工作职责，均相同于放射科的各级和各类人员职责。

（5）MRI 室维修技术人员应经常检查机器设备的申请、安装、使用、维修、保管情况，发现问题及时报告科主任。审查本室机器材料配件的请领与报销。余同仪器设备维修人员职责。

（5）MRI 室管理人员负责接待病员预约登记、报告发出、资料的存放，整理编目等工作。CT 室的护士（师、主管护师）同时负责 MRI 室的静脉注射及特殊病人的肌肉注射工作。

（6）依法执业，严谨求实，尊重患者，优质服务，团结协作。严格遵守《医疗机构从业人员行为规范》，廉洁自律，不向服务对象索取或收受"红包"等财物；不利用执业之便谋取不正当利益；不收受医疗器械、药品、试剂等生产、销售企业或人员以各种名义、形式给予的回扣、提成；不违规参与医疗广告宣传和药品医疗器械促销。

六十三、核医学科主任职责

（1）在院长和主管副院长领导下，负责领导本科的医疗、科研、教学及行政管理工作，履行科室质量管理第一责任人的管理职责。科主任是本科诊疗质量、病人安全管理和持续改进第一责任人。

（2）制订本科工作计划，组织实施，经常督促检查，按期总结汇报。定期讨论执行工作计划过程中存在的问题，提出改进意见和措施，做好记录与反馈。

（3）领导和组织科内医务人员进行诊断、治疗工作，研究分析疑难病例，抢救危重病员，提高医疗质量。

（4）组织全科人员开展核医学新技术、新项目和科学研究，及时总结经验。

（5）负责组织领导本科医务人员的业务学习和技术考核，培养与提高本科人员的技术水平。负责向上级提出本科人员的升、调、奖、惩及聘任意见。

（6）组织领导本科有关人员对仪器设备的使用和保养工作，负责请购、审签、报销等工作。

（7）审定放射性同位素的订货计划，督促检查同位素的贮存安全工作，组织本科医务人员做好同位素的开瓶、分装、送服、注射等工作。

（8）经常检查督促本科人员执行岗位责任制、各项规章制度和放射性同位素操作规程，做好放射防护，严防差错事故。

（9）组织并承担临床教学工作，安排进修、实习人员的培训。

（10）确定本科人员轮换、值班和休假。

（11）负责贯彻执行医院《行风建设目标管理责任制》，落实《医疗机构从业人员行为规范》，抓好本科室医德教育和医德考评，廉洁自律，杜绝收"红包"、拿回扣、乱开方、滥检查等行为。科副主任协助科主任负责相应的工作。

六十四、核医学科主任医师职责

（1）在科主任领导下，指导全科医疗、教学、科研、技术培养与理论提高工作。

（2）主持急、重、疑、难病例的读片会和核医学病例的讨论会诊，参加院外会诊和核医学讨论会。

（3）指导本科主治医师和住院医师做好各项医疗工作，有计划地开展基本功训练。

（4）承担教学工作，搞好进修、实习人员的培训。

（5）深入临床科室，参加临床急、重、疑、难病例的讨论会诊。

（6）运用国内、外先进经验指导临床实践，不断开展新技术，提高医疗质量。

（7）督促下级医师认真贯彻执行各项规章制度和医疗操作规程。

（8）指导全科结合临床开展科学研究工作。副主任医师参照主任医师职责执行。

（9）依法执业，严谨求实，尊重患者，优质服务，团结协作。严格遵守《医疗机构从业人员行为规范》，廉洁自律，不向服务对象索取或收受"红包"等财物；不利用执业之便谋取不正当利益；不收受医疗器械、药品、试剂等生产、销售企业或人员以各种名义、形式给予的回扣、提成；不违规参与医疗广告宣传和药品医疗器械促销。

六十五、核医学科主治医师职责

（1）在科主任领导和主任医师指导下进行工作。

（2）指导本科医师和技术人员进行诊断、治疗和各种技术操作，并亲自参加，提出诊断和治疗意见。

（3）负责抢救本科危重病员，参加门诊、会诊和出诊。

（4）检查并带头执行规章制度和技术操作规程，做好防护，严防差错、事故发生。

（5）承担教学工作，搞好进修和实习人员的培训。

（6）参加开展新技术和科学研究。

（7）依法执业，严谨求实，尊重患者，优质服务，团结协作。严格遵守《医疗机构从业人员行为规范》，廉洁自律，不向服务对象索取或收受"红包"等财物；不利用执业之便谋取不正当利益；不收受医疗器械、药品、试剂等生产、销售企业或人员以各种名义、形式给予的回扣、提成；不违规参与医疗广告宣传和药品医疗器械促销。

六十六、核医学科医师职责

（1）在科主任领导和主治医师指导下进行工作。

（2）对病员进行仔细检查、诊治、开医嘱、书写病历及经常了解病员的思想、生活情况，做好思想工作。

（3）参加门诊，担任或指导见习员进行技术操作，及时准确发出同位素检查报告单。

（4）遵守各项规章制度和同位素操作规程，做好防护工作，严防差错、事故发生。

（5）参加技术改进和科学研究工作。

（6）参加教学和进修人员的培训工作。

（7）依法执业，严谨求实，尊重患者，优质服务，团结协作。严格遵守《医疗机构从业人员行为规范》，廉洁自律，不向服务对象索取或收受"红包"等财物；不利用执业之便谋取不正当利益；不收受医疗器械、药品、试剂等生产、销售企业或人员以各种名义、形式给予的回扣、提成；不违规参与医疗广告宣传和药品医疗器械促销。

六十七、核医学科主管技师或技术组长职责

（1）在科主任领导下，负责管理本科的技师、技士、技工。协助科主任对上述技术人员进行科学分工，安排他们的轮换、值班、业务学习、技术考核。

（2）检查、指导上述技术人员的各项技术操作、资料保管、仪器设备的管理维护等工作。

（3）参加部分核医学技术工作，着重抓新技术、新项目、科研及复杂疑难问题。

（4）定期检查技术质量，进行质量控制，把住质量关。

（5）协助科主任搞好实验室建设，做好贵重仪器设备和物资的请购、保养、报废及规章制度和操作规程制定等工作。

（6）带头并督促检查技术人员执行岗位责任制、各项规章制度和操作规程，严防差错事故。

（7）担任一定的科研、临床教学、进修、见习、实习人员的培养工作。

（8）负责领导防护工作，认真做好防护。

（9）依法执业，严谨求实，尊重患者，优质服务，团结协作。严格遵守《医疗机构从业人员行为规范》，廉洁自律，不向服务对象索取或收受"红包"等财物；不利用执业之便谋

取不正当利益；不收受医疗器械、药品、试剂等生产、销售企业或人员以各种名义、形式给予的回扣、提成；不违规参与医疗广告宣传和药品医疗器械促销。

六十八、医学科技师职责

（1）在科主任领导和主治医师指导下，负责同位素技术工作。

（2）负责仪器的使用、检查和保养工作，协助相关工程技术人员做好维修工作。

（3）负责同位素实验室的管理，督促各级人员遵守操作规程并定期检查实验室使用情况。

（4）建立机器使用档案，随时记录发生的故障及修理经过。

（5）负责同位素的贮存、保管和放射线的监护工作，搞好安全防护。

（6）指导技士、见习员、进修人员的技术操作，解决技术上的疑难问题，必要时亲自参加。

（7）开展技术改进和研究，不断提高技术水平。

（8）依法执业，严谨求实，尊重患者，优质服务，团结协作。严格遵守《医疗机构从业人员行为规范》，廉洁自律，不向服务对象索取或收受"红包"等财物；不利用执业之便谋取不正当利益；不收受医疗器械、药品、试剂等生产、销售企业或人员以各种名义、形式给予的回扣、提成；不违规参与医疗广告宣传和药品医疗器械促销。

六十九、核医学科技士、见习员职责

（1）在技师、医师指导下，承担所分配的各项诊疗技术操作。

（2）承担各种同位素技术操作，遵守操作规程，做好防护工作，并负责注射器玻璃器皿的清洁与消毒工作。

（3）负责做好同位素使用登记和安全管理工作。

（4）负责退寄铅罐及指导卫生员清除同位素废物、污物等。

（5）负责药剂、器材的请领与保管，床单、枕套、毛巾的更换。

（6）在技师的指导下，参加仪器设备的维护和检修工作。

（7）做好机器的保护、整理、清拭工作，机器发生故障或遇特殊情况及时报告技师。见习员的职责主要是协助技士工作。

（8）依法执业，严谨求实，尊重患者，优质服务，团结协作。严格遵守《医疗机构从业人员行为规范》，廉洁自律，不向服务对象索取或收受"红包"等财物；不利用执业之便谋取不正当利益；不收受医疗器械、药品、试剂等生产、销售企业或人员以各种名义、形式给予的回扣、提成；不违规参与医疗广告宣传和药品医疗器械促销。

七十、超声诊断科主任职责

（1）在院长及主管副院长领导下，负责本科的医疗、教学、科研、预防及行政管理工

作；科主任是本科诊疗质量与病人安全管理和持续改进第一责任人。

（2）定期讨论本科在贯彻医院（超声诊断方面）的质量方针和落实质量目标、执行质量指标过程中存在的问题，提出改进意见与措施，并有反馈记录文件。

（3）制订本科工作计划，组织实施，经常督促检查，持续改进服务品质，按期总结汇报。

（4）根据本科任务和人员情况进行科学分工和管理，保证对患者进行及时的诊断和治疗。

（5）定期主持集体讨论会，对经二次超声检查未确诊的疑难病例进行讨论和分析，审签重要的诊断报告单，亲自参加临床会诊，经常检查超声诊断质量。

（6）参加医院工作会议，主持科务会，经常与临床科室取得联系，征求意见，改进工作。

（7）组织本科人员的"三基""三严"学习、业务训练和技术考核，向上级及人事部门提出升、调、奖、惩及聘任的意见。

（8）学习、使用国内、外的先进医学技术，开展科学研究。督促科内人员做好资料积累与登记、统计工作。

（9）担任教学，搞好进修、实习人员的培训。

（10）组织领导本科人员，认真执行岗位责任制、各项规章制度和技术操作规程，检查工作人员防护情况，严防差错事故。

（11）确定本科人员轮换和休假。

（12）审签本科各种物品、器材的请领和报销，经常检查机器的使用与保养情况。

（13）负责贯彻执行医院《行风建设目标管理责任制》，落实《医疗机构从业人员行为规范》，抓好本科室医德教育和医德考评，廉洁自律，杜绝收"红包"、拿回扣、乱开方、滥检查等行为。

（14）科副主任协助主任负责相应的工作。

七十一、超声诊断科主任、副主任医师职责

（1）在科主任领导下，指导全科医疗、教学、科研、技术培养与理论学习，提高工作服务水平。

（2）主持急、重、疑难病例的超声讨论会；参加院外会诊，担任本专业的业务咨询工作。

（3）指导本科主治医师和住院医师做好各项医疗工作，有计划地开展基本功训练。

（4）担任教学和进修、实习人员的培训工作。

（5）深入临床科室，参加临床急、重、疑难病例的讨论会诊。

（6）了解本学科国内外发展动态，运用国内、外先进经验指导临床实践，不断开展新技术，并应用于临床，不断地提高诊疗质量。

（7）督促下级医师认真贯彻执行各项规章制度和医疗操作规程。

（8）指导全科结合临床开展科学研究，配合临床开展诊疗新技术。

（9）副主任医师参照主任医师职责执行。

（10）依法执业，严谨求实，尊重患者，优质服务，团结协作。严格遵守《医疗机构从业人员行为规范》，廉洁自律，不向服务对象索取或收受"红包"等财物；不利用执业之便谋取不正当利益；不收受医疗器械、药品、试剂等生产、销售企业或人员以各种名义、形式给予的回扣、提成；不违规参与医疗广告宣传和药品医疗器械促销。

七十二、超声诊断科主治医师职责

（1）在科主任领导和上级医师指导下，负责患者的检诊，并参加值班、门诊、急诊、会诊、出诊等诊疗工作。

（2）着重担负疑难病例的诊断、治疗，参加会诊和教学科研工作。

（3）检查、修改进修生、实习生的诊断报告。

（4）认真执行各项规章制度和技术操作规程，经常检查本诊断室的医疗质量，严防差错事故。

（5）主治医师应协助科主任做好科内的派班及行政管理工作。

（6）参加部分教学和科研工作。

（7）认真学习、运用国内外先进医学科学技术，积极开展新技术、新方法，及时总结经验，做好资料积累工作。

（8）其他职责与超声住院医师相同。

（9）依法执业，严谨求实，尊重患者，优质服务，团结协作。严格遵守《医疗机构从业人员行为规范》，廉洁自律，不向服务对象索取或收受"红包"等财物；不利用执业之便谋取不正当利益；不收受医疗器械、药品、试剂等生产、销售企业或人员以各种名义、形式给予的回扣、提成；不违规参与医疗广告宣传和药品医疗器械促销。

七十三、超声诊断科住院医师职责

（1）在科主任领导和主治医师指导下进行工作。

（2）负责一线的超声诊疗工作，按时完成诊断报告，遇有疑难问题，及时请示上级医师。

（3）随同上级医师参加会诊和临床病历讨论会。

（4）担负一定的科学研究和教学任务，做好进修、实习人员的培训。

（5）掌握各种超声诊断仪的一般原理、性能及使用方法、遵守操作规程，严防差错事故。

（6）加强与临床科室密切联系，不断提高诊断符合率。

（7）依法执业，严谨求实，尊重患者，优质服务，团结协作。严格遵守《医疗机构从业

人员行为规范》，廉洁自律，不向服务对象索取或收受"红包"等财物；不利用执业之便谋取不正当利益；不收受医疗器械、药品、试剂等生产、销售企业或人员以各种名义、形式给予的回扣、提成；不违规参与医疗广告宣传和药品医疗器械促销。

七十四、高压氧治疗科主任职责

（1）在院长和主管副院长的领导下，负责领导本科的医疗、科研、教学行政管理工作，履行科室质量管理第一责任人的管理职责。

（2）制订本科工作计划并组织实施，经常督促检查，按时总结汇报。

（3）领导和组织科内医护人员进行诊断、治疗工作，研究分析疑难病例，抢救危重病人，提高医疗质量。

（4）组织全科人员开展高压氧治疗工作的新项目和科学研究，及时总结。

（5）负责组织领导本科医务人员的业务学习和技术考核。提出升、调、奖、惩及聘任的意见，培养提高本科人员的技术水平。

（6）组织领导本科有关人员进行仪器设备的安装，检修及保养工作。

（7）负责检查，了解供氧室与机房的工作，以保证高压氧治疗的安全、顺利进行。

（8）经常督促检查本科室各项制度的落实与各项操作规程执行情况；严防差错事故。

（9）组织并担任临床教学，安排进修、实习人员的培训。

（10）确定本科人员轮换、值班和休假。

（11）负责贯彻执行医院《行风建设目标管理责任制》，落实《医疗机构从业人员行为规范》，抓好本科室医德教育和医德考评，廉洁自律，杜绝收"红包"、拿回扣、乱开方、滥检查等行为。

七十五、高压氧科医师职责

（1）在科主任领导下负责本科的门诊及院内外会诊工作，掌握高压氧治疗的病例选择，治疗前要进行全面检查和必要的辅助检查，认真书写病历，制订治疗方案，及书写观察记录。

（2）严格遵守安全操作规程及各项规章制度，严防差错事故。

（3）每次治疗前后均应巡视病人，掌握病情变化及时做出适当处理，根据病情决定是否需要医护人员陪舱治疗，每疗程治疗完后做出病情及疗效小结。

（4）坚守工作岗位，在病人治疗时间内不得离开氧舱。

（5）负责组织科内业务学习和科研工作。

（6）负责教学和实习任务以及高压氧进修班的业务培训工作。

（7）依法执业，严谨求实，尊重患者，优质服务，团结协作。严格遵守《医疗机构从业人员行为规范》，廉洁自律，不向服务对象索取或收受"红包"等财物；不利用执业之便谋取不正当利益；不收受医疗器械、药品、试剂等生产、销售企业或人员以各种名义、形式给

予的回扣、提成；不违规参与医疗广告宣传和药品医疗器械促销。

七十六、高压氧其他工作人员职责

（1）在科主任的领导下工作，严守操作规程，爱护控制台及舱内各种设备，保持控制台的工作性能经常处于良好状态，以保证随时能开舱抢救和治疗病人。

（2）开舱时要坚守工作岗位，不得擅离职守，并做好工作记录。

（3）密切观察控制台仪表及舱内病人变化，如有异常情况，应及时报告医生及有关领导，并积极、妥善处理，确保舱内人员安全。

（4）对病人态度热情，服务周到。每次进舱前要做好防火，防爆宣传与安全检查，严防发生燃、爆事故。坚决制止任何人在供氧室吸烟。

（5）注意搞好并经常保持舱内及控制台整洁，对于有碍卫生的不良现象，要及时制止。

（6）每次治疗前应根据人数备足氧气，做好一切供氧准备工作。压力表、阀门，管道如有失灵等故障要及时排除，以保证治疗工作顺利进行。

（7）治疗结束后，及时关阀门，更换空瓶，关好供氧室门窗，做好安全防范工作。

（8）机房设备与各种管道应定期维修，如发生故障要认真分析原因并积极抢修，以保证病人安全治疗。

（9）经常进行安全检查，做好三防（防火、防盗、防工伤事故）。

（10）依法执业，严谨求实，尊重患者，优质服务，团结协作。严格遵守《医疗机构从业人员行为规范》，廉洁自律，不向服务对象索取或收受"红包"等财物；不利用执业之便谋取不正当利益；不收受医疗器械、药品、试剂等生产、销售企业或人员以各种名义、形式给予的回扣、提成；不违规参与医疗广告宣传和药品医疗器械促销。

七十七、康复医学科主任职责

（1）在院长和主管副院长领导下，负责领导本科的医疗、教学、科研、行政管理工作。

（2）制订本科工作计划，组织实施，经常督促检查，按期总结汇报。

（3）根据本科任务和人员情况进行科学分工，保证对病员进行及时检诊和治疗。

（4）领导本科人员认真执行各项规章制度和技术操作规程，严防差错事故。

（5）参加诊疗工作，解决诊疗上的疑难问题。

（6）深入临床科室，观察康复治疗效果，与临床科室交流治疗经验。

（7）组织本科人员的业务训练和技术考核，提出升、调、奖、惩、聘任的意见。学习、运用国内外先进经验，开展新技术、新疗法，制定科研规划，做好资料积累与登记、统计工作，完成科研任务。

（8）担任教学，搞好进修、实习人员的培训。

（9）确定本科人员的轮换、值班、出诊、会诊。

（10）审签本科器材的请领和报销，并检查使用与保管情况。

（11）负责贯彻执行医院《行风建设目标管理责任制》，落实《医疗机构从业人员行为规范》，抓好本科室医德教育和医德考评，廉洁自律，杜绝收"红包"、拿回扣、乱开方、滥检查等行为。副主任协助主任负责相应的工作。

七十八、康复医学科主任（副主任）医师职责

（1）在科主任领导下，指导全科医疗、教学、科研技术培训与理论提高工作。

（2）定期查房，并亲自参加指导急、重、疑、难病例的抢救，组织特殊疑难和死亡病例的讨论会诊，参加院内外会诊和病例讨论会。

（3）指导本科主治医师和住院医师做好各项医疗工作，有计划地开展基本功训练。

（4）担任教学和进修、实习人员的培训工作。

（5）运用国内外先进经验指导临床实践，不断开创新技术，提高医疗质量。

（6）督促下级医师认真贯彻执行各项规章制度，诊疗常规和操作规程。

（7）指导全科进行临床经验总结，结合临床开展科学研究工作。

（8）副主任医师在主任医师指导下，参照主任医师职责执行。

（9）依法执业，严谨求实，尊重患者，优质服务，团结协作。严格遵守《医疗机构从业人员行为规范》，廉洁自律，不向服务对象索取或收受"红包"等财物；不利用执业之便谋取不正当利益；不收受医疗器械、药品、试剂等生产、销售企业或人员以各种名义、形式给予的回扣、提成；不违规参与医疗广告宣传和药品医疗器械促销。

七十九、康复医学科主治医师职责

（1）在科主任领导下，在上级医师的指导下负责本科一定范围的医疗、预防、教学、科研工作。

（2）按时查房，具体帮助和指导住院医师进行诊断、治疗及特殊诊疗操作。

（3）掌握病员的病情变化，病员发生病危、死亡，医疗事故或其他重要问题时应及时处理，并向科主任汇报。

（4）参加值班、门诊、会诊、出诊工作。

（5）参加病房的临床病例讨论及会诊、检查、修改、下级医师书写的医疗文件，决定病员出（转）院、出（转）科、审签出（转）院病历。

（6）认真执行各项规章制度，诊疗常规和技术操作常规，经常检查本病房的医疗和护理质量，严防差错事故。

（7）组织本组医师学习与运用国内外先进医疗技术，开展新技术、新疗法，进行科研工作，做好资料积累，及时总结经验。

（8）担任临床教学、指导进修，实习医师工作。

（9）依法执业，严谨求实，尊重患者，优质服务，团结协作。严格遵守《医疗机构从业人员行为规范》，廉洁自律，不向服务对象索取或收受"红包"等财物；不利用执业之便谋

取不正当利益；不收受医疗器械、药品、试剂等生产、销售企业或人员以各种名义、形式给予的回扣、提成；不违规参与医疗广告宣传和药品医疗器械促销。

八十、康复医学科总住院医师职责

（1）在科主任及主治医师指导下，协助科主任做好科内各项业务和日常医疗行政管理工作。

（2）带头执行并检查督促各项医疗规章制度和技术操作规程的贯彻执行，严防差错事故发生。

（3）负责组织和参加科内疑难、危害病人的会诊，抢救和治疗工作。带领下级医师做好查房和巡视工作。

（4）协助科主任和主治医师加强对住院、进修实习医师的培训和日常管理工作。

（5）组织病房出院及死亡病例的总结讨论，作为死亡率，治愈率、院内感染率，病床周转率，临床利用率及医疗事故，差错的登记、统计、报告工作。

（6）负责节假日排班及书写、登记科室各种文件。

（7）依法执业，严谨求实，尊重患者，优质服务，团结协作。严格遵守《医疗机构从业人员行为规范》，廉洁自律，不向服务对象索取或收受"红包"等财物；不利用执业之便谋取不正当利益；不收受医疗器械、药品、试剂等生产、销售企业或人员以各种名义、形式给予的回扣、提成；不违规参与医疗广告宣传和药品医疗器械促销。

八十一、康复医学科医师职责

（1）在科主任领导下，在上级医师指导下分管病床、担任值班、出诊、抢救等床前工作，新毕业的医师实行3年24小时住院医生负责制。

（2）按时完成检诊、查房、开医嘱、医疗文件的书写和治疗工作，对危重病应加强监护，积极抢救，并及时向上级医生汇报。

（3）随同上级医生查房，做好查房前准备，并记录上级医师的指示。经上级医生同意，做好出（转）院工作。

（4）认真执行各项规章制度，诊疗常规和技术操作常规，亲自操作或在上级医师的指导下进行各种检查和治疗，严防差错事故。

（5）经常巡视病房，按时、准确记录病情，并做好交接班工作。

（6）认真学习，运用国内外先进医学技术，积极开展新技术、新疗法，参加科研工作，并进行经验总结。

（7）参加临床教学，根据情况指导进修，实习医生工作，修改其书写的文件。

（8）随时了解病员的思想、生活情况，征求病员对医疗护理工作的意见，做好病员的思想工作。

（9）依法执业，严谨求实，尊重患者，优质服务，团结协作。严格遵守《医疗机构从业

人员行为规范》，廉洁自律，不向服务对象索取或收受"红包"等财物；不利用执业之便谋取不正当利益；不收受医疗器械、药品、试剂等生产、销售企业或人员以各种名义、形式给予的回扣、提成；不违规参与医疗广告宣传和药品医疗器械促销。

八十二、康复医学科技师（治疗师）职责

（1）在科主任领导和上级医师指导下负责完成康复治疗等技术操作。

（2）注意观察病情及治疗反应，如有反应及时处理，并与有关医师联系。

（3）负责对病员进行康复治疗常识的宣传工作，介绍康复治疗注意事项。

（4）切实遵守康复治疗工作中的安全规则和操作规程。

（5）注意各种治疗量，保证治疗效果，严防差错事故。

（6）负责康复治疗登记、统计工作。

（7）负责药剂、器材的请领与保管、床单、枕套、毛巾的更换。

（8）依法执业，严谨求实，尊重患者，优质服务，团结协作。严格遵守《医疗机构从业人员行为规范》，廉洁自律，不向服务对象索取或收受"红包"等财物；不利用执业之便谋取不正当利益；不收受医疗器械、药品、试剂等生产、销售企业或人员以各种名义、形式给予的回扣、提成；不违规参与医疗广告宣传和药品医疗器械促销。

八十三、病理科主任职责

（1）科主任是本科质量与安全管理和持续改进第一责任人。在院长／主管院长领导下，负责并完成本科的医疗、教学、科研、培干及行政管理工作。

（2）制订本科工作计划及发展规划，组织实施，按期总结汇报，使之达到医院的目标和标准。

（3）在工作中贯彻"以患者为中心"的服务思想，负责本科人员的医德、医风教育和国家发布的有关民法、刑法及医疗卫生管理法律、行政法规教育。

（4）保证医院的各项规章制度和技术操作常规在本科贯彻、执行，经院长批准可制定具有本科特点、符合本学科发展规律的规章制度。严防并及时处理医疗差错事故。

（5）确定本科医、技人员的岗位轮换、值班、会诊、外出培训等事宜。制订实习和进修人员的带教计划。

（6）制订不同层次人员的培养计划，领导本科人员的业务训练及技术考核，提出调动、任免、晋升、奖惩的具体意见。

（7）按规定完成教学计划。管理进修生、研究生和实习生的日常工作，协调各研究生导师的工作，配合校、院完成高层次人员的培养工作。

（8）管理并合理使用医院指定本科保管使用的各种设备和器械，避免造成不应发生的损失。督促有关人员做好病理资料的保管工作。

（9）参加科内快速冷冻切片，科内、外及院内、外疑难病例的诊断和会诊工作。决定是否需要院外会诊。

（10）审签病理尸检报告及医疗纠纷鉴定书。

（11）组织本科人员学习、运用国内外医学先进经验，应用新技术开展科研工作。积极督促本科人员申报各级各类基金课题，并协调医疗工作与科研人员间的关系。

（12）组织和参加本科室内外、大型病理和临床病理讨论会，经常与临床各科取得联系，征求意见、相互配合、改进工作。

（13）负责贯彻执行医院《行风建设目标管理责任制》，落实《医疗机构从业人员行为规范》，抓好本科室医德教育和医德考评，廉洁自律，杜绝收"红包"、拿回扣、乱开方、滥检查等行为。

（14）科副主任协助主任负责相应的工作。

八十四、病理科主任（副主任）医师职责

（1）在科主任领导下，具体参加并协助科主任抓好科室的全面病理工作和教学、科研业务工作，并负责下级人员的医德医风及医疗安全教育。

（2）有计划地对下级医生开展"三基""三严"训练，提高下级医师的操作技能，避免医疗差错及事故。

（3）重点承担重要的病理检查，参加本科室快速冷冻切片及疑难少见病例的诊断及会诊工作。

（4）经科主任授权，主持或参加院内外疑难病例的会诊、审签病理尸检报告和医疗纠纷鉴定书。殊疑难或复杂的病例交科主任或经科室讨论后做出诊断。

（5）掌握本科所有的常规业务工作，掌握病理特殊检查技术的应用及诊断意义，并能在日常工作中正确使用。

（6）带头执行并督促下级医师，严格执行各项规章制度和技术操作常规，保证检查结果符合规范要求。

（7）协助科主任对下级医师、研究生及进修生进行业务培训和技术考核。

（8）参加继续医学教育，指导医、技师结合临床开展科研工作。积极申报并承担科研课题，吸收、应用国内外医学新技术，努力开发新项目，扩大和更新工作内容，并不定期开展学术交流。

（9）在科主任授权下，主持或参加主持大型病理和临床病理讨论会。

（10）协调本组和科内各组与院内各科室的工作联系。

（11）副主任医师协助主任医师做好本组工作。

（12）依法执业，严谨求实，尊重患者，优质服务，团结协作。严格遵守《医疗机构从业人员行为规范》，廉洁自律，不向服务对象索取或收受"红包"等财物；不利用执业之便谋取不正当利益；不收受医疗器械、药品、试剂等生产、销售企业或人员以各种名义、形式

给予的回扣、提成；不违规参与医疗广告宣传和药品医疗器械促销。

八十五、病理科主治医师职责

（1）在科主任领导和主任医师指导下进行工作，协助主任医师搞好病检、教学、科研工作及科室成员的医德、医风教育。

（2）主管本科室一定范围的病理诊断工作，包括病理尸检和活体组织检查工作。

（3）负责快速冷冻切片初诊；签发常规检报告，对疑难、少见病例提出初步诊断意见，并提请主任医师或科主任会诊。

（4）熟悉病理特殊技术的应用及诊断意义，并能做出相应特殊检查的决定。

（5）承担科主任或主任医师分配的教学和科研工作，指导研究生、进修医师的日常工作。

（6）负责科内医师、进修医师的考勤及日常和节假日排班工作。

（7）认真执行各项医疗规章制度和技术操作规程，经常检查相应职责内的病理检查质量，严防差错事故发生。

（8）参加病理及临床病理讨论会，并完成分配的相关工作。

（9）积极参加继续医学教育，掌握必需的专科技术，学习和运用国内外先进病理科学技术；开展新技术，参与科研工作，做好资料积累和总结工作。

（10）确定自己的科研方向，并选出题目，申报各级各类课题。

（11）在本组主任医师外出时，经科主任同意后可行使主任医师的工作职责。

（12）依法执业，严谨求实，尊重患者，优质服务，团结协作。严格遵守《医疗机构从业人员行为规范》，廉洁自律，不向服务对象索取或收受"红包"等财物；不利用执业之便谋取不正当利益；不收受医疗器械、药品、试剂等生产、销售企业或人员以各种名义、形式给予的回扣、提成；不违规参与医疗广告宣传和药品医疗器械促销。

八十六、病理科住院医师职责

（1）在科主任领导和上级医师指导下进行学习和工作。

（2）在完成医院和科室规定的基本培训后，在上级医师指导下，参加尸体解剖、活检取材和常规病理切片的初检等工作。经过一段培养后，可适当签发较典型的常规病理诊断，无快速冷冻切片报告权。对较复杂、较疑难和少见病例，可提出初步诊断意见，交上级医师会诊。

（3）负责书写病理检查报告和诊断，参加计算机采图发报告。

（4）积极参加科内外病理和临床病理讨论会，结合实际学习有关专著和文献，提高业务水平。

（5）了解病理切片制作过程及病理常用特殊技术的应用及诊断意义。

（6）遵守各项规章制度和技术操作规程，保证相应职责内的检查结果符合规范要求。

（7）依法执业，严谨求实，尊重患者，优质服务，团结协作。严格遵守《医疗机构从业

人员行为规范》，廉洁自律，不向服务对象索取或收受"红包"等财物；不利用执业之便谋取不正当利益；不收受医疗器械、药品、试剂等生产、销售企业或人员以各种名义、形式给予的回扣、提成；不违规参与医疗广告宣传和药品医疗器械促销。

八十七、病理科细胞学医师职责

（1）在科主任领导和主任医师指导下进行工作。

（2）负责接收细胞学标本，并进行核对登记。

（3）负责细胞学涂片制作、染色、观察和诊断工作，并保证合乎规范要求。

（4）积极开展细针穿刺细胞学、液基细胞学诊断技术以及相关的研究工作。

（5）负责细胞学诊断的教学和培养青年医生及进修生工作。

（6）做好细胞学诊断阳性涂片及相关原始资料的归档和保存工作。

（7）遵守各项规章制度和技术操作规范。

（8）依法执业，严谨求实，尊重患者，优质服务，团结协作。严格遵守《医疗机构从业人员行为规范》，廉洁自律，不向服务对象索取或收受"红包"等财物；不利用执业之便谋取不正当利益；不收受医疗器械、药品、试剂等生产、销售企业或人员以各种名义、形式给予的回扣、提成；不违规参与医疗广告宣传和药品医疗器械促销。

八十八、病理科主任（副主任）技师职责

在主任领导下，协助主任：

（1）负责制订病理技术室的建设及发展规划。

（2）负责病理新技术的开发及应用。

（3）精通各项技术操作并能指导各项技术工作及解决操作中出现的问题。

（4）制订各级技术人员的培训计划，组织技术室人员学习，提高业务能力。

（5）负责制订进修技术人员的培训计划，落实具体安排及指导。

（6）组织技术室开展科研工作及参加科内外科研工作。

（7）副主任技师按分工履行主任技师岗位职责的相应部分职责。

（8）依法执业，严谨求实，尊重患者，优质服务，团结协作。严格遵守《医疗机构从业人员行为规范》，廉洁自律，不向服务对象索取或收受"红包"等财物；不利用执业之便谋取不正当利益；不收受医疗器械、药品、试剂等生产、销售企业或人员以各种名义、形式给予的回扣、提成；不违规参与医疗广告宣传和药品医疗器械促销。

八十九、病理科主管技师职责

（1）在科主任领导和上级技师的指导下进行工作。

（2）完成分配给的某一部分技术工作，如冷冻和石蜡制片、染色、特殊染色、免疫组化等技术工作，并保证合乎技术操作规范要求。

（3）参加蜡块、切片及其他原始病理资料的归档、保存和借还工作，做到及时、不乱、不缺。

（4）参加分配给的教学、科研等技术活动的配合准备工作和进修生培养工作。

（5）积极参加新技术、新项目的学习和使用。

（6）遵守各项规章制度和技术操作规范。

（7）依法执业，严谨求实，尊重患者，优质服务，团结协作。严格遵守《医疗机构从业人员行为规范》，廉洁自律，不向服务对象索取或收受"红包"等财物；不利用执业之便谋取不正当利益；不收受医疗器械、药品、试剂等生产、销售企业或人员以各种名义、形式给予的回扣、提成；不违规参与医疗广告宣传和药品医疗器械促销。

九十、病理科技师职责

（1）在科主任领导和技师长指导下进行工作。

（2）负责并参加门诊、病房或技术室的常规病理、快速冷冻、特殊染色及免疫组化等技术工作，并保证合乎技术操作规范。

（3）负责和参加收取送检材料、登记收费和管理病理报告取送等工作。

（4）负责蜡块、切片、登记、病理报告等原始资料的及时归档和借还管理工作。

（5）负责科主任安排的教学、科研及学术活动的配合准备工作和进修生（包括技术员）的培养工作。

（6）密切关注技术新动向，积极开展新项目、新技术、满足医疗需求。

（7）负责与诊断系列各级医师的工作配合与协调，遵守各项规章制度和技术操作规范。

（8）依法执业，严谨求实，尊重患者，优质服务，团结协作。严格遵守《医疗机构从业人员行为规范》，廉洁自律，不向服务对象索取或收受"红包"等财物；不利用执业之便谋取不正当利益；不收受医疗器械、药品、试剂等生产、销售企业或人员以各种名义、形式给予的回扣、提成；不违规参与医疗广告宣传和药品医疗器械促销。

九十一、病理科技士职责

（1）在科主任领导、主管技师和技师的指导下进行工作。

（2）按常规进行病理切片及染色；保证制片质量。

（3）协助医师进行尸检和科研工作，负责临床病理讨论会前的准备工作。

（4）负责病理标本、资料的保管和积累，做好登记、统计与卡片工作。

（5）负责药品、器材、染料的请领和保管。

（6）严格遵守和执行岗位责任制、各项规章制度及操作规程，严防差错事故。

（7）依法执业，严谨求实，尊重患者，优质服务，团结协作。严格遵守《医疗机构从业人员行为规范》，廉洁自律，不向服务对象索取或收受"红包"等财物；不利用执业之便谋取不正当利益；不收受医疗器械、药品、试剂等生产、销售企业或人员以各种名义、形式给

予的回扣、提成；不违规参与医疗广告宣传和药品医疗器械促销。

九十二、病理科技工职责

（1）在科主任领导、主管技师和技士的指导下进行工作。

（2）负责科内公共场所的卫生、标本室的料理、清洁及废玻璃片、脏手套的处理工作，协助进行废标本、标本瓶的处理，负责保管清洁用具。

（3）搞好解剖室工作（包括尸体接送、器械准备、消毒），参加部分解剖工作，以及解剖室的料理与清洁工作。

（4）负责外勤，包括领物、取包裹、小件采购，有关科内维修，发送报告单等。

（5）协助搞好资料工作，包括收标本，登记，资料整理。

（6）负责供应医疗用水，接送换洗工作服。

（7）密切配合医疗，教学和科研工作，积极进行修旧利废。

（8）严格遵守和执行岗位责任制、各项规章制度和操作规程，严防差错事故。

（9）依法执业，严谨求实，尊重患者，优质服务，团结协作。严格遵守《医疗机构从业人员行为规范》，廉洁自律，不向服务对象索取或收受"红包"等财物；不利用执业之便谋取不正当利益；不收受医疗器械、药品、试剂等生产、销售企业或人员以各种名义、形式给予的回扣、提成；不违规参与医疗广告宣传和药品医疗器械促销。

九十三、临床营养科主任职责

（1）在院长或主管院长领导下，全面负责本科的业务与行政管理工作，是质量与安全管理的第一责任者；定期讨论在贯彻医院（营养部分）的质量方针和落实质量目标、执行质量指标过程中存在的问题，提出改进意见与措施，并有反馈记录文件。

（2）负责制定各种规章制度，包括各类人员职责、营养工作制度、质量检查制度。

（3）督促落实财经管理制度、成本核算、物资保管、食品卫生安全等制度。

（4）指导、检查营养医技人员的工作。

（5）组织和参加营养治疗工作和营养咨询，参与疑难病例的营养会诊，参加营养查房。

（6）要积极开展临床营养科学研究，带领全科学习和应用新知识、新技术，提高业务水平。

（7）承担教学、指导实习和进修带教，组织在职人员业务培训与技术考核。

（8）负责贯彻执行医院《行风建设目标管理责任制》，落实《医疗机构从业人员行为规范》，做好本科室医德教育和医德考评，廉洁自律，杜绝收"红包"、拿回扣、乱开方、滥检查等行为。

（9）副主任在主任领导下协助工作。

九十四、临床营养科主任医师、副主任医师职责

（1）在科主任领导下，协助进行业务、技术行政管理及科研教学等工作。

（2）根据治疗原则和病人饮食习惯、计划制订各类膳食常规，规划数量，计算营养价值。

（3）向临床医师建议适合病人的营养治疗原则，营养配方及方法。

（4）参加特殊病人的医疗查房、会诊，与临床医师密切协作，制订最佳营养治疗方案。

（5）指导下级营养医师和技术人员的业务及培训，向病人进行营养宣教工作等。

（6）依法执业，严谨求实，尊重患者，优质服务，团结协作。严格遵守《医疗机构从业人员行为规范》，廉洁自律，不向服务对象索取或收受"红包"等财物；不利用执业之便谋取不正当利益；不收受医疗器械、药品、试剂等生产、销售企业或人员以各种名义、形式给予的回扣、提成；不违规参与医疗广告宣传和药品医疗器械促销。

九十五、临床营养科主治医师、住院医师职责

（1）在科主任的领导和上级营养医师的指导下，负责营养治疗工作。

（2）参加营养会诊与营养查房，对病人进行营养评价，拟订营养治疗计划，观察营养治疗效果，并有相关资料和记录。要为糖尿病、高血压、高血脂、心脑血管疾病、特殊/疑难/危重及大手术患者等提供适合其病情治疗需要的营养与健康宣传教育服务。

（3）督促检查营养治疗膳食的执行情况。

（4）向患者进行营养教育，参加营养咨询门诊工作。

（5）在科主任领导下，参加部分教学及科研工作。

（6）依法执业，严谨求实，尊重患者，优质服务，团结协作。严格遵守《医疗机构从业人员行为规范》，廉洁自律，不向服务对象索取或收受"红包"等财物；不利用执业之便谋取不正当利益；不收受医疗器械、药品、试剂等生产、销售企业或人员以各种名义、形式给予的回扣、提成；不违规参与医疗广告宣传和药品医疗器械促销。

九十六、临床营养技师职责

（1）在科主任领导和营养医师的指导下，协助营养诊疗及教学工作。

（2）负责根据营养治疗医嘱配制肠内营养制剂、营养计算、编制治疗膳食食谱等。

（3）根据营养治疗核对制度，负责对配制好的治疗膳食和肠内营养制剂的质量、发放对象审核确认。

（4）负责至各病区监督住院患者使用治疗膳食和肠内营养制剂的情况，确保营养治疗医嘱的有效执行。

（5）负责对本科室内各种仪器设备进行日常维护保养和消毒，建立使用、维修档案，定期进行质量控制。

（6）负责对本科室内采购、领用的营养治疗产品根据药品、食品等管理规范进行管理和储存。

（7）负责营养治疗制备部门的食品安全及卫生等相关制度的管理。

（8）参与科研工作，完成继续教育和专业培训要求。

（9）依法执业，严谨求实，尊重患者，优质服务，团结协作。严格遵守《医疗机构从业人员行为规范》，廉洁自律，不向服务对象索取或收受"红包"等财物；不利用职业之便谋取不正当利益；不收受医疗器械、药品、试剂等生产、销售企业或人员以各种名义、形式给予的回扣、提成；不违规参与医疗广告宣传和药品医疗器械促销。

九十七、临床营养厨房人员职责

（1）管理员职责。

①在科主任领导下负责营养厨房的行政管理和营养科的安全工作。

②监督检查各项规章制度的执行情况。

（2）库房保管员职责负责主、副食品、炊具的验收和保管工作。

（3）采购员职责。

①负责主副食品及炊具的采购供应工作。

②尽量计划采购，注意采购质量，注意节约成本。

③严格执行财经制度，履行验收入库手续，做到物、钱、凭证三对口，一次借款，一次清账。

④对科室急需的原料及设备等，必须全力以赴，积极采购。

（4）营养厨师职责。

①负责制备各种膳食，保质保量，按时应，努力学习营养知识及烹调技术和食品卫生制度，能根据食谱和治疗的需要制备各类治疗膳食。

②严格遵守食品卫生制度，养成良好的卫生习惯。

③严格遵守劳动纪律和操作常规。

（5）配膳员职责。

①熟悉医院各类饮食的基本要求，按时、准确发给病人。

②严格遵守食品卫生制度，养成良好的卫生习惯。

③接受营养专业人员的检查和监督。

（6）依法执业，严谨求实，尊重患，优质服务，团结协作。严格遵守《医疗机构从业人员行为规范》，廉洁自律，不向服务对象索取或收受"红包"等财物；不利用执业之便谋取不正当利益；不收受医疗器械、药品、试剂等生产、销售企业或人员以各种名义、形式给予的回扣、提成；不违规参与医疗广告宣传和药品医疗器械促销。

九十八、放疗科技术人员职责

（1）在科主任领导下，上级医师指导下担负所分配的技术工作，按时完成治疗任务。

（2）负责本科机器的检查、保养、清拭和管理，遵守技术操作规程和安全规则。

（3）参加较复杂的技术操作，开展技术革新和科学研究。

（4）加强学习、密切与本科及其他临床科室的联系，不断提高医疗质量。

（5）定期检查放射元素的突变情况，参与放射元素的防护工作。严防差错事故的发生。

（6）中级以上的技术人员，参与部分教学工作，指导进修实习人员的技术工作。

（7）依法执业，严谨求实，尊重患者，优质服务，团结协作。严格遵守《医疗机构从业人员行为规范》，廉洁自律，不向服务对象索取或收受"红包"等财物；不利用执业之便谋取不正当利益；不收受医疗器械、药品、试剂等生产、销售企业或人员以各种名义、形式给予的回扣、提成；不违规参与医疗广告宣传和药品医疗器械促销。

九十九、医技科室工人职责

（1）在科主任领导下负责本科室的清洁卫生工作。

（2）负责本科公共场所的清洁工作（包括环境卫生、走廊、楼梯、厕所等门窗、墙壁、地板的清洁）。

（3）负责被服送洗，木炭、冰块的领取，报告、通知、器材、药物的领送、报废以及保管指定范围内的物资。

（4）供应饮用开水、负责冬季取暖用火的工作。

（5）负责本科室有关器械、实验用品的洗涤消毒工作。

（6）负责本科室有关检查，治疗申请报告单的接送收发工作。

（7）做好科领导临时交办的其他工作。

（8）依法执业，严谨求实，尊重患者，优质服务，团结协作。严格遵守《医疗机构从业人员行为规范》，廉洁自律，不向服务对象索取或收受"红包"等财物；不利用执业之便谋取不正当利益；不收受医疗器械、药品、试剂等生产、销售企业或人员以各种名义、形式给予的回扣、提成；不违规参与医疗广告宣传和药品医疗器械促销。

第三十三章　教学部门工作职责

一、教务部职责范围

（1）在院长、教学副院长的领导下，负责全院学历教育、毕业后教育、继续医学教育的教育教学管理工作。

（2）根据学校下达的教学任务，制订我院教学工作计划并组织实施，定期检查教学质量、督促反馈，确保教学任务的完成。

（3）负责全院教职工的规范化培训工作。组织制定我院规范化培训实施细则，轮转培训安排，组织进行住院医师规范化培训第一、第二阶段考核并进行质量监控。

（4）负责全院继续医学教育组织管理工作。组织省级、国家级继续医学教育项目的申报和举办院内学习班；有计划地安排和审批本职工外出参加继续医学教育活动。负责组织进行年度继续医学教育学分验证。

（5）负责毕业实习生的安排及管理，组织进行阶段考试、成绩汇总及上报工作。

（6）负责进修生的全面管理工作。负责招生条件的审核，办理进修生入、离院及请假审批手续，协调做好学习、生活安排，组织进行结业考核。

（7）本院教职工学历教育（读书）、出国进修学习手续办理工作。

（8）各类研究生教学的管理。

（9）负责制订教学仪器设备选购计划，协调做好教学设备、教学经费的分配及管理。

（10）负责全院多媒体教学工作的开展。

（11）负责本院的教室、示教室、教学实验室的管理和使用调配。

（12）负责督促临床学院教学工作档案管理工作。完善教学档案的资料收集、立卷归档与使用管理。

（13）负责各种培训基地的管理和培训安排。

二、教务部部长职责

（1）在院长、教学副院长的领导下，贯彻执行党的教育路线、方针、政策，贯彻执行学校和本院教学规章制度和规定，负责全院研究生和本科生的临床教学管理工作。

（2）在教学副院长的领导下，负责全院职工的规范化培训和继续医学教育组织管理工作，负责在院进修生的全面管理工作。

（3）根据学校及临床医学院下达的教学计划及任务，组织制订本部门的工作计划及实施方案，全盘安排；向全院各教研室、科室布置教学任务并组织具体实施；定期质量检查，督促反馈，确保教学任务的完成。

（4）负责主持教务部工作，做好本部工作人员的思想政治工作，组织政治、业务学习，提高管理干部素质。

（5）负责各种培训基地的工作安排和管理。

（6）负责制订教学仪器设备计划，协调做好教学设备、教学经费的分配及管理。

（7）负责督促临床医学院教学工作档案的收集、整理立卷归档与使用管理。

（8）检查多媒体教学工作的开展管理与完成情况。

（9）负责来我院毕业实习生的学习安排及教学工作管理。

（10）完成校、院领导交办的其他工作。

（11）负责贯彻执行医院《行风建设目标管理责任制》，落实《医疗机构从业人员行为规范》，抓好本科室医德教育和医德考评，廉洁自律，杜绝收"红包"、拿回扣、乱开方、滥检查等行为。

（12）副部长配合部长做好上述工作。部长不在院时，代理部长主持日常工作。

三、教务部研究生教学管理干部职责

（1）在部长领导下，负责第一临床医学院各学位点的研究生教学管理工作。

（2）根据学校及研究生院的计划，组织各学位点做好招生的命题、评卷、复试、录取等项工作。

（3）按学校相关文件精神做好研究生导师遴选、培训及招生计划申报工作，计算并及时发放研究生导师津贴。

（4）按学校及研究生院研究生教育的各项规章制度，做好进入临床阶段研究生的岗前培训、日常管理工作及研究生生活津贴的计算发放。

（5）根据研究生培养方案要求，负责督促及检查各学位点研究生中期考核、开题报告、临床轮转、毕业考试、学位论文审查和答辩工作的执行情况。

（6）完成领导交给的其他各项任务。

（7）依法执业，严谨求实，尊重患者，优质服务，团结协作。严格遵守《医疗机构从业人员行为规范》，廉洁自律，不向服务对象索取或收受"红包"等财物；不利用执业之便谋取不正当利益；不收受医疗器械、药品、试剂等生产、销售企业或人员以各种名义、形式给予的回扣、提成；不违规参与医疗广告宣传和药品医疗器械促销。

四、教务部本科教学管理干部职责

（1）在部长领导下，负责各教研室临床课的教学管理工作。

（2）于开学前一个月将各专业、各班课程表发至各教研室，并负责收集脱产任课教师名单交教学副院长审批。开课前一周收齐各科教学周历表，负责见习教室的安排。

（3）负责安排、组织脱产教师和专家督导组的评教工作及观摩教学。

（4）每月2～3次深入教研室、教室，了解和检查各教研室教学安排、教师带教及学生学习情况，发现问题及时上传下达并协助解决。

（5）协助学校做好期末考试、综合考试的布置和组织工作，协调安排监考人员。

（6）及时收集（期末考试一周内）考试成绩、教师鉴定、教学总结及其他资料。

（7）组织安排新学期教学工作会及期末总结会，做好期末评比工作，学年结束两个月后将该学年的有关资料整理归档。

（8）完成领导交给的其他各种任务。

（9）依法执业，严谨求实，尊重患者，优质服务，团结协作。严格遵守《医疗机构从业人员行为规范》，廉洁自律，不向服务对象索取或收受"红包"等财物；不利用执业之便谋取不正当利益；不收受医疗器械、药品、试剂等生产、销售企业或人员以各种名义、形式给予的回扣、提成；不违规参与医疗广告宣传和药品医疗器械促销。

五、临床毕业实习管理工作职责

根据学校及上级部门下达的临床毕业实习教学任务，在主管院长的领导下，由专人分工负责校内外毕业实习生在本院实习期间的思想、学习、生活、纪律等全面的管理工作。具体职责如下：

（1）负责组织制订毕业实习计划，提前做好每届毕业实习的组织与在各科的轮转实习安排工作。

（2）负责校内外毕业实习生在院内实习的岗前培训、医德医风、组织纪律的教育及请销假的审批。

（3）负责毕业实习生在本院的住宿安排及日常生活管理。

（4）协助学校学工部、年级主任做好毕业实习生在实习期间的思想政治教育、毕业分配政策的教育宣传工作。

（5）负责临床毕业实习教学工作的检查、督促和落实，定期征求带教老师和毕业实习生的意见，不断改进毕业实习带教工作。

（6）负责毕业实习生在院内实习期间出科理论考试、操作技能考核、鉴定的组织安排，以及出科成绩的统计工作。

（7）负责毕业实习生实习结束时的全面综合考核、鉴定，成绩评定、统计及上报工作。

（8）完成领导交给的其他工作。

六、教务部继续教育管理干部职责

（1）在部长领导下，负责规范化培训及继续医学教育的管理工作。

（2）协助制订全院教职工规范化培训及继续医学教育工作计划，经领导批准后组织实施。

（3）协助制订全院教职工外出进修学习计划，经主管院长审批后组织落实。

（4）协助制订外院各级医务人员来我院进修学习的培养计划，经领导批准后组织落实。具体负责进修生的接待及岗前培训的安排，做好进修生住宿等日常生活的安排。深入科室了解进修生医德医风、学习、生活、组织纪律方面的问题并及时处理。

（5）负责职工规范化培训及继续医学教育、进修学习等有关文件、资料的归档工作。

（6）完成上级交给的其他工作任务。

（7）依法执业，严谨求实，尊重患者，优质服务，团结协作。严格遵守《医疗机构从业人员行为规范》，廉洁自律，不向服务对象索取或收受"红包"等财物；不利用执业之便谋取不正当利益；不收受医疗器械、药品、试剂等生产、销售企业或人员以各种名义、形式给予的回扣、提成；不违规参与医疗广告宣传和药品医疗器械促销。

七、教研室主任、副主任职责

（1）在主管院长领导和教务部协助下，负责本教研室临床教学的全面管理和质量控制。领导和组织执行学校和临床医学院的教学计划，选编教材，拟定教学大纲和编写见习（实习）指导及教案，编制教学日历（进度表），开展教学法研究等教学工作。负责二级学科研究室招生、期中考核、毕业考试、答辩、临床轮转及学位论文审查工作的执行情况。

（2）领导和组织制订教学研究计划，开展教学研究工作，并经常检查研究课题的进展情况。组织开展学术活动和撰写科研论文，提高学术水平。

（3）领导制订本教研室的发展规划，制订教师培养和继续再教育计划以及研究生、进修生、实习生的培养计划并组织实施。

（4）领导所属实验室、研究室、资料室的建设与管理工作。指导教学秘书、教学实验技术人员（教辅）做好教学文件资料的收集、整理及归档保管工作。

（5）领导和组织制订本教研室的基本建设规划，做好教学设备的请购、教学经费的管理。

（6）主持教研室教学会议、集体备课、预讲及其他教学活动，教学工作中的重大问题、应提交教研室会议讨论，每月参加1～2次教学听课或跟踪见习带教，及时解决教学中的困难，确保教学质量，及时向教务部或学校有关部门反映教学的有关问题。

（7）领导和组织期中、期末考试的命题、监考、改卷、评分及试题综合分析。

（8）组织期末或年度教学总结，对教研室成员进行考核，提出奖惩及晋级、晋职的建议。

（9）领导和组织完成本教研室其他有关工作。

（10）副主任协助主任做好上述工作。主管教学的主任或副主任有特殊需要外出参加会议或学术活动，应提前做好教学及其他工作安排，报教务部批准及备案后方可外出。

（11）负责贯彻执行医院《行风建设目标管理责任制》，落实《医疗机构从业人员行为规范》，抓好本科室医德教育和医德考评，廉洁自律，杜绝收"红包"、拿回扣、乱开方、滥检查等行为。

八、教学秘书职责

（1）在主任和副主任领导下，负责本教研室教学工作的组织、安排、具体实施。

（2）根据下达的任务，协助制订教学计划，做好脱产及兼课教师的安排，制订本科教学日历，经主任审查，报教务部批准后实施。

（3）协助主任或副主任组织教师备课、预讲、评议及各种教学活动，认真做好各项教学活动的记录。

（4）进行经常性教学检查，深入课堂、病室收集教与学的意见，注意总结交流经验，发现问题及时帮助解决。经常与教务部联系，及时反映教学中存在的问题和意见。

（5）协助主任或副主任负责学生的考勤、考查、考试，严格执行考场纪律；安排课外辅导和教学答疑，组织阅卷、评分、试题分析，并将学生成绩单在考试结束后一周内上交学校学籍管理科及考试中心。

（6）办理每年教学仪器设备申报，协助主任管理教学经费开支。

（7）协助制订教学人员培养、人才梯队建设计划；制订教学基本建设年度计划；指导教学实验技术人员（原教辅）做好教学档案及教学器材管理。

（8）负责每学期或每学年教学总结及上报。

（9）协助主任组织好教学方法的改革和研究。

（10）协助主任完成其他教学工作。

（11）依法执业，严谨求实，尊重患者，优质服务，团结协作。严格遵守《医疗机构从业人员行为规范》，廉洁自律，不向服务对象索取或收受"红包"等财物；不利用执业之便谋取不正当利益；不收受医疗器械、药品、试剂等生产、销售企业或人员以各种名义、形式给予的回扣、提成；不违规参与医疗广告宣传和药品医疗器械促销。

九、教师职责

（1）在教研室主任领导下，完成所担任的教学任务。

（2）教师应把主要精力放在教学、提高教学质量上，要经常学习和研究教学方法，大胆革新，敢于实践。

（3）注意教书育人，主动关心学生的学习、思想、生活情况，结合课堂及见习进行医德医风、爱国主义教育、理想教育。

（4）对所分配的教学任务，要根据教学大纲要求，精心备课，写好教案及做好预讲及见习准备，做到堂堂有教案。

（5）要求每月参加大课听课1～2次，并填写课评表，结合课堂教学，带好临床见习。

（6）根据课表、日历表按时完成讲课和带教任务，不迟到、不旷教。未经教务部同意，不得更改课表日历内容，不得合并见习组带教，不得以小讲课代替见习。

（7）脱产教师参加教学期间，不担任院外医疗、科研任务，不参加与教学无关的会议。

如特殊情况者，须经教务部同意，并经教研室调整课程后才能外出。

（8）见习教室是教师的教学场地，教师应注意保持教室的干净整洁，维护电教设施及其他财产的安全。

（9）连续任教一个学期以上的教师，应结合教学实践、心得体会写出教学论文或教改意见。

（10）依法执业，严谨求实，尊重患者，优质服务，团结协作。严格遵守《医疗机构从业人员行为规范》，廉洁自律，不向服务对象索取或收受"红包"等财物；不利用执业之便谋取不正当利益；不收受医疗器械、药品、试剂等生产、销售企业或人员以各种名义、形式给予的回扣、提成；不违规参与医疗广告宣传和药品医疗器械促销。

十、教学实验技术人员（教辅）职责

（1）在教研室正副主任领导下，在教学秘书指导下，密切配合教师搞好教学工作及教研室日常管理工作。具体负责临床实验（习）课的准备工作，负责教学课件、图表、仪器及有关材料的准备和教学档案的保管。

（2）管理教研室各种教学仪器设备，负责定期保养、维修。

（3）协助教学秘书保管教学经费，根据教学需要领取并分配教学用品。

（4）负责教研室教学中所需资料打印、复写（包括周历表、任课教师名单、考卷等），协助教师制作多媒体课件及收集教学资料。

（5）通知任课教师按时任课（要做到三通知，即排课后、任课前一周、任课前一天分别通知任课教师）。

（6）上课前5分钟必须到上课教室协助教师做好授课准备及课后整理工作。

（7）负责教学文件、教学通知、资料的收发及教学、科研、医疗等档案资料的收集、立卷归档和保管。教学档案及文件包括教学计划任务书、教学大纲、教案、校历表、任课教师名单、考卷、学生名单及成绩，教学各项活动记录等。

（8）担负教研室正副主任或教学秘书临时交给的有关其他方面的事务工作。

（9）负责协助教研室主任审校研究生在网络学位系统中填写的材料。

（10）负责二级学科研究生导师资格审核、招生材料归档、答辩及论文审核的材料整理及归档，毕业考试的命题及阅卷、登分记录工作。

（11）负责收集、整理研究生交到教研室的材料。

（12）依法执业，严谨求实，尊重患者，优质服务，团结协作。严格遵守《医疗机构从业人员行为规范》，廉洁自律，不向服务对象索取或收受"红包"等财物；不利用执业之便谋取不正当利益；不收受医疗器械、药品、试剂等生产、销售企业或人员以各种名义、形式给予的回扣、提成；不违规参与医疗广告宣传和药品医疗器械促销。

十一、兼职班主任工作职责

（1）每名班主任联系一个班或一个实习组。主要职责是利用工余时间、通过各种方式，为学生提供思想政治引领、学业督导、生活向导、心理疏导、生涯规划指导、考研指导、就业辅导即"七导"服务。

（2）每月定期与学生交流，通过电话、互联网（QQ、BBS 等）等途径接受学生的问询，为其提供所需的帮助和服务。

（3）每月深入学生宿舍至少两次，了解和掌握学生思想动态并及时向辅导员报告新、异情况。与同学交流谈心，了解学生生活、学习情况，指导毕业班学生制作简历、面试技巧；每月至少组织一次疑难病例讨论（参与活动或点评）。

（4）每学期要主持策划和组织一次以上有益、有效的班级或实习组活动。

（5）协助带班辅导员、班级导师做好学生党支部、班级或实习组建设和学生骨干的培养与指导工作。

（6）积极开展对特殊学生（如后进生、心理异常生、纪律散漫生等）的教育、帮扶、管理。

（7）协助辅导员完成学生就业工作。

（8）完成学院学生工作部交办的其他相关工作。

（9）每学期撰写并向学院提交一份所带班级或实习点的期末评价分析总结报告，为带班辅导员有针对性地开展工作提供信息支持和工作建议。

（10）任满一年，要撰写述职报告（一式四份）上交到学院学工部办公室。

（11）参加本学院或学校指定的班主任必须参与的培训、会议及其他活动。

（12）班主任工作每季度点评一次，每学年末总结考核一次，由学生、学院两级考核，考核结果记入个人档案。

（13）依法执业，严谨求实，尊重患者，优质服务，团结协作。严格遵守《医疗机构从业人员行为规范》，廉洁自律，不向服务对象索取或收受"红包"等财物；不利用执业之便谋取不正当利益；不收受医疗器械、药品、试剂等生产、销售企业或人员以各种名义、形式给予的回扣、提成；不违规参与医疗广告宣传和药品医疗器械促销。

十二、辅导员工作职责

根据教育部公布的《普通高等学校辅导员队伍建设规定》，结合学生工作的实际，特制定辅导员工作职责如下：

（1）坚持做好大学生思想政治引领和教育工作，抓好经常性的思想政治工作，在大学生中间开展形式多样的教育活动；了解和掌握大学生思想政治状况，针对大学生关心的热点、焦点问题，及时进行教育和引导，化解矛盾冲突，参与处理有关突发事件，维护好校园安全和稳定。

（2）帮助大学生养成良好的道德品质，经常性地开展谈心活动，引导大学生养成良好的心理品质和自尊、自爱、自律、自强的优良品格，增强大学生克服困难、经受考验、承受挫折的能力，有针对性地帮助大学生处理好学习成才、择业交友、健康生活等方面的具体问题，提高思想认识和精神境界。

（3）以党建工作为龙头，全面推进学生党建工作。工作中以党建带团建，以党建促思想政治教育，以党建促学风建设，进一步提升学生党员和广大学生的理论水平和思想素质，做好党员的发展、教育和管理工作。

（4）致力于促进学生的学业成长，通过开展各类学业、专业教育，形成优良学风，提高学生的专业素质和能力，对学生的学业进行有效的监督和干预，配合学校教学部门对学生的学业进行教育和管理。

（5）重视和关注学生心灵的成长，坚持以心理健康主题教育、教学和培训为平台，积极培养学生优良的心理品质。

（6）积极开展就业教育、指导和服务工作，帮助大学生树立正确的就业观念，提高就业竞争力，为大学生提供高效优质的就业指导和服务。

（7）建立、健全学生资助工作体系，落实各项资助经济困难学生工作，组织好大学生勤工助学，积极帮助经济困难大学生完成学业。公平、公正、公开地完成每年的各类评奖、评优工作。

（8）组织、协调和落实学生的各项文体、科技、志愿者及社会实践活动，负责学生参与校内外大型活动的组织工作。

（9）指导学生党支部、团支部和班委会建设，负责推荐优秀团员、优秀团干入党等工作，加强学生干部队伍建设，做好学生骨干培养工作，激发学生的积极性、主动性。

（10）积极参加各类学生工作会议，按时完成各项工作任务，做到每年的计划、总结按时完成并上交。

（11）结合学生思想、心理和学习等实际参加各级各类思想政治教育课题的申报和研究工作。

（12）每学年对辅导员的工作进行考核，考核结果记入个人档案。

（13）依法执业，严谨求实，尊重患者，优质服务，团结协作。严格遵守《医疗机构从业人员行为规范》，廉洁自律，不向服务对象索取或收受"红包"等财物；不利用执业之便谋取不正当利益；不收受医疗器械、药品、试剂等生产、销售企业或人员以各种名义、形式给予的回扣、提成；不违规参与医疗广告宣传和药品医疗器械促销。

第三十四章　护理部门工作职责

一、专职护理质控人员职责

（1）在护理部的直接领导下，协助护理部组织、实施医院的护理质量管理工作。

（2）做好全院护理质量定期检查安排。深入科室进行护理质量考查，督促护理人员各项护理规章和常规的执行情况，做好日常监控。

（3）随机抽查、考核和评价工作，判定指标完成情况，促进护理质量的提高，持续改进质量。

（4）每月完成全院护理质量评析和护理质量考核统计呈报信息科。

（5）每月出版《护理信息简报》一期。

（6）每季度进行护理质量小结，汇总存在问题，进行原因分析，提出改进的对策，并在全院护士长例会上进行反馈。

（7）每季度协助组长召开一次QC小组会议，听取组员们的护理质量改进意见，将会议精神及有待解决的问题向护理部汇报。

（8）根据护理发展需要，参与建立和修改护理质量标准体系。

（9）加强防范压疮管理，与护理部一起对全院不可避免的压疮进行评估，并提出预防措施。

（10）经常向护理部汇报工作，与护理部一起共同商讨质量改进对策。

（11）参加护理部组织的护理质量管理委员会会议。

（12）协助护理部收集和整理护理质量监控资料。

（13）依法执业，严格遵守《医疗机构从业人员行为规范》，廉洁自律，不向服务对象索取或收受"红包"等财物；不利用执业之便谋取不正当利益；不收受医疗器械、药品、试剂等生产、销售企业或人员以各种名义、形式给予的回扣、提成；不违规参与医疗广告宣传和药品医疗器械促销。

二、主任（副主任）护师职责

（1）在护士长的领导下，协助制订病区护理工作计划，参与护理管理。

（2）参加护理部组织的专科护理管理委员会，主管相应专科护理工作小组的工作，并履行相应的职责。

（3）落实责任制整体护理，保证分管患者的护理质量，为患者提供全程、全面、专业、人性化的护理服务，指导和管理危重病人。

（4）掌握本专科发展的前沿动态，组织、指导本专科领域的业务及技术工作。

（5）组织制定本专科各项护理工作标准，护理质量持续改进等。

（6）参加危重症病例讨论，分析病人的护理问题，针对护理问题制订护理计划。

（7）组织院内会诊，实施循证护理实践，解决疑难问题。

（8）指导下级护士提高专业和技术水平。

（9）协助护士长病房管理及护理质量持续改进。

（10）承担护理教学及护理科研，每年撰写护理论文1篇以上，在省级以上级别刊物发表。

（11）提供健康教育和咨询，有条件的开设专科护理门诊。

（12）依法执业，严谨求实，尊重患者，优质护理，团结协作。严格遵守《医疗机构从业人员行为规范》，廉洁自律，不向服务对象索取或收受"红包"等财物；不利用执业之便谋取不正当利益；不收受医疗器械、药品、试剂等生产、销售企业或人员以各种名义、形式给予的回扣、提成；不违规参与医疗广告宣传和药品医疗器械促销。

三、主管护师职责

（1）在护士长的领导下，协助制订病区护理工作计划，参与护理管理。

（2）落实责任制整体护理，负责分管病人的各项护理工作，为患者提供全程、全面、专业、人性化的护理服务，运用护理程序，对病人进行评估、制订计划、组织实施，并评估实施效果，保证分管患者护理质量，管理危重病人。

（3）参与相应专科护理工作小组或委员会的工作，并履行相应的职责。

（4）指导下级护士完成相应的护理工作。

（5）具有扎实的专业理论知识及熟练的专科技能、急救技术；能协调组织危重病人抢救。

（6）协助护士长做好科室护理质量持续改进，改进护理工作流程。

（7）组织或主持护理业务查房、护理教学查房、重危病人护理会诊和护理个案讨论。

（8）承担实习或进修护士临床教学任务。

（9）参与护理科研，每年撰写护理论文1篇以上，在省级以上级别刊物上发表或参加护理学术交流。

（10）完成继续教育与院内在职培训，自觉接受"三基三严"培训。

（11）依法执业，严谨求实，尊重患者，优质护理，团结协作。严格遵守《医疗机构从业人员行为规范》，廉洁自律，不向服务对象索取或收受"红包"等财物；不利用执业之便谋取不正当利益；不收受医疗器械、药品、试剂等生产、销售企业或人员以各种名义、形式给予的回扣、提成；不违规参与医疗广告宣传和药品医疗器械促销。

四、护师职责

（1）在护士长的领导下，协助制订病区护理工作计划，参与护理管理。

（2）落实责任制整体护理，在上级护士指导下实施所分管病人的各项护理工作，提供全程、全面、专业、人性化的护理服务。

（3）按照护理工作流程、标准、技术规范完成各项基础护理和部分专科护理工作。

（4）熟悉专科护理理论、技能及防治疾病的知识，做好病情观察及记录，参与危重病人抢救配合。

（5）熟练使用各种抢救器材和药品。

（6）参与病区管理。

（7）参与教学及护理科研。

（8）按时完成护士规范化培训、继续教育培训及"三基三严"培训。

（9）依法执业，严谨求实，尊重患者，优质护理，团结协作。严格遵守《医疗机构从业人员行为规范》，廉洁自律，不向服务对象索取或收受"红包"等财物；不利用执业之便谋取不正当利益；不收受医疗器械、药品、试剂等生产、销售企业或人员以各种名义、形式给予的回扣、提成；不违规参与医疗广告宣传和药品医疗器械促销。

五、护士职责

（1）在护士长领导下进行工作。

（2）落实责任制整体护理，对分管病人全面履行护理职责。

（3）掌握护理基本理论、基本技能，按分级护理要求，完成基础护理工作及非技术性护理工作。

（4）未取得护士执业证者，应在上级护士指导下进行创伤性或侵入性及无菌性护理技术操作，不得单独立进行。

（5）了解专科护理常规和操作规程、常用急救技术，逐步适应临床护理责任包干模式，在上级护士指导下为患者提供全程、全面、人性化的护理服务。

（6）按时完成层级阶段规范化培训及"三基三严"培训。

（7）依法执业，严谨求实，尊重患者，优质护理，团结协作。严格遵守《医疗机构从业人员行为规范》，廉洁自律，不向服务对象索取或收受"红包"等财物；不利用执业之便谋取不正当利益；不收受医疗器械、药品、试剂等生产、销售企业或人员以各种名义、形式给予的回扣、提成；不违规参与医疗广告宣传和药品医疗器械促销。

六、教学护士职责

（1）在科护士长及护士长指导下工作，负责科室临床护理教学、科研、继续教育培训工作的管理和实施，并且协助护士长做好病房管理工作。

（2）落实护理部和科室制订的各层次护士、护生、进修生培训计划，检查教学计划的落实情况，按照不同层次人员的计划要求，认真完成临床教学任务。

（3）组织安排科内各层级责任护士、护生、进修生的培训和考核、临床实践教学及各种教学活动，使责任护士全面履行护理职责，并及时给予评价和反馈。

（4）组织并参与病房小讲课、教学查房、病例讨论、阶段考核及教学质量监控等，每年讲课3～4次。

（5）负责在职护士继续教育工作，定期检查培训效果，对存在问题认真分析，持续改进，审核各类继续教育学分情况，配合科室和护理部完成每年的学分审核工作。

（6）带领或指导护士积极申报课题，开展护理科研工作，撰写并发表护理论文。

（7）密切与带教老师联系，加强沟通、协调和配合。

（8）协助病房护士长及大科教学组长的工作。

（9）依法执业，严谨求实，尊重患者，优质护理，团结协作。严格遵守《医疗机构从业人员行为规范》，廉洁自律，不向服务对象索取或收受"红包"等财物；不利用执业之便谋取不正当利益；不收受医疗器械、药品、试剂等生产、销售企业或人员以各种名义、形式给予的回扣、提成；不违规参与医疗广告宣传和药品医疗器械促销。

七、科护士长职责

（1）根据护理部目标管理计划，结合本片区具体情况制订工作计划，组织实施并做好总结、记录、统计，按要求上报各类报表

（2）组织召开片区护士长例会，做好上传下达，完成医院和护理部布置的各项工作任务。

（3）督促、指导护士长实施科学管理，并完成每月护士长绩效考核。

（4）根据工作需要合理配置和调配片区护理人力资源。

（5）组织片区内护理质控，督查护理质量、各项规章制度与护理技术操作规程的执行情况。

（6）解决分管片区的护理业务疑难问题，检查并指导危重、疑难患者护理。

（7）参加科主任查房，了解护理工作中存在的问题，并加强医护联系。

（8）指导并协助护士长处理护理投诉及不良事件。

（9）了解护理人员思想、工作、学习动态，抓好政治思想工作和职业道德教育，并协同有关部门解决护理人员工作、生活中的困难。

（10）制订分管片区各层级护理人员的培训及考核计划，并组织实施。

（11）负责片区临床教学计划的制订、实施及评价反馈。

（12）组织开展护理科研、新技术、新业务，指导撰写论文。

（13）组织编写护理常规、操作规程、健康教育等资料。

（14）依法执业，严谨求实，尊重患者，优质护理，团结协作。严格遵守《医疗机构从

业人员行为规范》，廉洁自律，不向服务对象索取或收受"红包"等财物；不利用执业之便谋取不正当利益；不收受医疗器械、药品、试剂等生产、销售企业或人员以各种名义、形式给予的回扣、提成；不违规参与医疗广告宣传和药品医疗器械促销。

八、门诊护士长职责

（1）根据护理部及片区工作计划、目标管理任务，结合科室工作实际制订工作计划，组织实施并做好总结、记录、统计，按要求上报各类报表。

（2）组织召开护理例会，做好上传下达，完成医院和护理部布置的各项工作。

（3）负责本科室护理人力资源管理，科学分工和排班，完成每月绩效考核与薪酬分配。

（4）督促、检查护理人员落实岗位职责、各项规章制度与操作规程，保障患者安全。

（5）改善门诊就诊环境，优化就诊流程，缩短就诊时间，为患者提供便捷、优质的护理服务。

（6）负责本科室护理质量管理，落实患者安全目标，组织每月护理质控并做好讲评。

（7）督查传染病疫情报告情况，按照医院感染管理要求做好医院感染的预防与控制工作。

（8）检查、指导门诊护理工作，帮助护理人员提高服务水平和能力，充分调动主观能动性。

（9）负责调解医患、护患矛盾，有问题及时向相关处室报告。

（10）做好与门诊医生的沟通、协调和配合，保障门诊工作顺利进行。

（11）组织实施就诊患者的健康教育。征求患者意见并做统计分析，及时改进服务质量。

（12）负责本科室收支管理，做好医疗物资和办公用品的请领与保管等工作。

（13）制定本科室各层级护理人员培训及考核计划并组织实施。

（14）组织开展护理科研、新业务、新技术，总结经验，撰写护理论文。

（15）组织编写护理常规、操作规程、健康教育等资料。

（16）制定本科室护理教学计划，组织实施，定期检查。

（17）监督保洁员及运送人员的工作质量，及时与相关部门沟通。

（18）了解护理人员思想、工作、学习动态，抓好政治思想工作和职业道德教育，并协同有关部门解决护理人员工作、生活中的困难。

（19）做好科室之间的工作协调，接待参观交流、上级检查等事宜。

（20）协助做好安全保卫和消防管理。

（21）依法执业，严谨求实，尊重患者，优质护理，团结协作。严格遵守《医疗机构从业人员行为规范》，廉洁自律，不向服务对象索取或收受"红包"等财物；不利用执业之便谋取不正当利益；不收受医疗器械、药品、试剂等生产、销售企业或人员以各种名义、形式给予的回扣、提成；不违规参与医疗广告宣传和药品医疗器械促销。其他门诊特殊科室护士长按照相应岗位要求履行职责。

九、门诊护士职责

（1）维持门诊医疗秩序，做好患者就诊管理，为患者提供方便、快捷的服务。

（2）指导患者就诊，解答患者疑问，进行健康教育。

（3）负责有关资料信息的收集、汇总和整理，做好工作量统计。

（4）负责收集患者对医院各项工作的有关意见，并及时报告相关部门。

（5）做好开诊前的准备工作及患者就诊过程中的安全管理工作。负责门诊分管区域用品的管理及诊断是消毒清理工作。

（6）按照医院感染管理要求做好医院感染的预防与控制工作。

（7）协助护士长做好门诊管理工作。

（8）督促保洁员做好分管区域的保洁工作。

（9）参与护理科研、新技术、新业务，撰写护理论文。

（10）按要求完成岗位培训与考核。

（11）依法执业，严谨求实，尊重患者，优质护理，团结协作。严格遵守《医疗机构从业人员行为规范》，廉洁自律，不向服务对象索取或收受"红包"等财物；不利用执业之便谋取不正当利益；不收受医疗器械、药品、试剂等生产、销售企业或人员以各种名义、形式给予的回扣、提成；不违规参与医疗广告宣传和药品医疗器械促销。

十、急诊科护士长职责

（1）根据护理部及片区工作计划、目标管理任务，结合科室工作实际制订工作计划，组织实施并做好总结、记录、统计，按要求上报各类报表。

（2）组织召开护理例会，做好上传下达，完成医院和护理部布置的各项工作。

（3）负责本科室护理人力资源管理，科学分工和排班，完成每月绩效考核与薪酬分配。

（4）督查护理人员落实岗位职责、各项规章制度和操作规程，确保各项护理质量达标。

（5）做好患者院前急救、接诊、分诊、抢救、检查、入院等组织协调工作，参与并指导危重患者的护理及抢救。

（6）做好各类急救器材、仪器及药品管理。

（7）协助做好医院应急队日常演练及大型突发事件的各项应急工作。

（8）负责本科室护理质量管理，落实患者安全目标，组织每月护理质控并做好讲评。

（9）检查、指导急诊护理工作，帮助护理人员提高护理质量及服务水平，充分调动主观能动性。

（10）听取患者、家属及医生意见，及时改进护理工作。负责处理本科室护理投诉及不良事件。

（11）加强窗口科学管理，改善急诊环境，简化工作流程，方便患者就诊，提高急诊服务质量。

（12）按照医院感染管理要求做好医院感染的预防与控制。

（13）制订本科室各层级护理人员培训及考核计划并组织实施。

（14）组织开展护理科研、新业务、新技术，总结经验，撰写论文。

（15）组织编写护理常规、操作规程、健康教育等资料。

（16）制订本科室护理教学计划，组织实施，定期检查。

（17）监督保洁员及运送人员的工作质量，及时与相关部门沟通。

（18）负责本科室成本管理，做好仪器设备、药品、医疗物资和办公用品等物品的管理，合理利用医疗资源。

（19）了解护理人员思想、工作、学习动态，抓好政治思想工作和职业道德教育，并协同有关部门解决护理人员工作、生活中的困难。

（20）做好科室之间的工作协调，接待参观交流、上级检查等事宜。

（21）协助做好安全保卫和消防管理。

（22）依法执业，严谨求实，尊重患者，优质护理，团结协作。严格遵守《医疗机构从业人员行为规范》，廉洁自律，不向服务对象索取或收受"红包"等财物；不利用执业之便谋取不正当利益；不收受医疗器械、药品、试剂等生产、销售企业或人员以各种名义、形式给予的回扣、提成；不违规参与医疗广告宣传和药品医疗器械促销。副护士长参照护士长岗位职责执行，协助护士长负责相应工作。

十一、急诊科护士职责

（1）在护士长的领导下进行工作。

（2）严格执行各项规章制度及技术操作规程。

（3）正确运用护理程序，及时完成各项护理工作。

（4）参加危重病人的抢救及护理。

（5）做好急诊病人的分诊工作。

（6）急症病人来诊，应立即通知值班医师，在医师到来之前，遇特殊危急病人可行必要的急救处置，随即向医师报告。

（7）全面了解病人情况，参加主治医师、住院医师查房以及疑难病例、死亡病例的讨论。

（8）参加护理查房、护理会诊、护理病案讨论以及业务学习和技术训练。

（9）参与护理教学和科研。

（10）参加本科护理差错、事故的讨论，提出鉴定意见及预防措施。

（11）根据病人需要，提供必要的便民服务。

（12）病人及家属提供护理咨询和进行健康教育。

（13）依法执业，严谨求实，尊重患者，优质服务，团结协作。严格遵守《医疗机构从业人员行为规范》，廉洁自律，不向服务对象索取或收受"红包"等财物；不利用执业之便谋取不正当利益；不收受医疗器械、药品、试剂等生产、销售企业或人员以各种名义、形式给予的回扣、提成；不违规参与医疗广告宣传和药品医疗器械促销。

十二、病房护士长职责

（1）根据护理部及片区工作计划、目标管理任务，结合科室护理工作实际制订工作计划，组织实施并做好总结、记录、统计，按要求上报各类报表。

（2）组织召开护理例会，做好上传下达，完成医院和护理部布置的各项工作。

（3）负责本科室护理人力资源管理，科学分工和排班，完成每月绩效考核与薪酬分配。

（4）督促、检查护理人员严格执行岗位职责、各项规章制度与操作规程，落实责任制整体护理。

（5）检查、指导病房护理工作，帮助护理人员提高护理质量及服务水平，充分调动主观能动性。

（6）负责处理本科室护理投诉及不良事件。

（7）负责本科室护理质量管理，落实患者安全目标，组织每月护理质控并做好讲评。

（8）按照医院感染管理要求做好医院感染的预防与控制工作。

（9）参加科主任查房、科内会诊及大手术或新手术前、疑难病例、死亡病例讨论。参与并指导危重、大手术患者护理及抢救工作。

（10）组织召开每月护患沟通会，听取患者及家属意见，及时改进护理工作。

（11）制订本科室各层级护理人员培训及考核计划并组织实施。

（12）组织开展护理科研、新业务、新技术，总结经验，撰写护理论文。

（13）组织编写护理常规、操作规程、健康教育等资料。

（14）制订本科室护理教学计划，组织实施，定期检查。

（15）监督配膳员、保洁员及运送人员的工作质量，及时与相关部门沟通。

（16）负责本科室成本管理，做好仪器设备、药品、医疗物资和办公用品等物品的管理，合理利用医疗资源。

（17）了解护理人员思想、工作、学习动态，抓好政治思想工作和职业道德教育，并协同有关部门解决护理人员工作、生活中的困难。

（18）做好科室之间的工作协调，接待参观交流、上级检查等事宜。

（19）协助做好安全保卫和消防管理。

（20）严谨求实，尊重患者，优质护理，团结协作。严格遵守《医疗机构从业人员行为规范》，廉洁自律，不向服务对象索取或收受"红包"等财物；不利用执业之便谋取不正当利益；不收受医疗器械、药品、试剂等生产、销售企业或人员以各种名义、形式给予的回扣、提成；不违规参与医疗广告宣传和药品医疗器械促销。

十三、手术室护士长职责

（1）根据护理部及片区工作计划、目标管理任务，结合科室工作实际制订工作计划，组织实施并做好总结、记录、统计，按要求上报各类报表。

（2）组织召开护理例会，做好上传下达，完成医院和护理部布置的各项工作。

（3）负责本科室护理人力资源管理，科学分工和排班，完成每月绩效考核与薪酬分配。

（4）督促、检查护理人员执行岗位职责、各项规章制度与操作规程，落实责任制整体护理。

（5）负责本科室护理质量管理，落实患者安全目标，组织每月护理质控并做好讲评。

（6）按照医院感染管理要求做好医院感染的预防与控制工作，督导医务人员落实医院感染相关制度。

（7）参加特殊手术、疑难病例和死亡病例讨论，组织疑难、危重手术患者抢救工作。

（8）与临床科室保持良好沟通，落实术前访视、术后回访。

（9）检查、指导手术护理配合工作，提高护理质量及服务水平，充分调动主观能动性。

（10）征求患者及家属意见，做好与医生的沟通协调。负责处理护理投诉及不良事件。

（11）制订本科室各层级护理人员培训及考核计划并组织实施。

（12）组织开展护理科研、新业务、新技术，总结经验，撰写论文。

（13）组织编写护理常规、操作规程、健康教育等资料。

（14）制订本科室护理教学计划，组织实施，定期检查。

（15）监督保洁员及运送人员的工作质量。

（16）负责本科室成本管理，做好仪器设备、药品、医疗物资和办公用品等物品的管理，合理利用医疗资源。

（17）了解护理人员思想、工作、学习动态，抓好政治思想工作和职业道德教育，并协同有关部门解决护理人员工作、生活中的困难。

（18）做好科室之间的工作协调，接待参观交流、上级检查等事宜。

（19）协助做好安全保卫和消防管理。

（20）依法执业，严谨求实，尊重患者，优质护理，团结协作。严格遵守《医疗机构从业人员行为规范》，廉洁自律，不向服务对象索取或收受"红包"等财物；不利用执业之便谋取不正当利益；不收受医疗器械、药品、试剂等生产、销售企业或人员以各种名义、形式给予的回扣、提成；不违规参与医疗广告宣传和药品医疗器械促销。副护士长参照护士长岗位职责执行，协助护士长负责相应工作。

十四、手术室护士职责

（1）完成器械、敷料、巡回、洗手等工作，并负责手术间内手术前、后物品的准备和整理。

（2）做好手术患者的术前访视工作。

（3）监督手术人员的无菌技术操作。

（4）负责手术中器械传递及物品清点工作。

（5）做好手术仪器设备的使用、管理和保养工作。

（6）按照医院感染管理要求落实医院感染的预防与控制工作。

（7）做好手术标本的留取、保管与送检。

（8）做好手术间的环境管理。

（9）督促、指导保洁员及运送人员工作。

（10）协助护士长做好手术室管理。

（11）积极参与护理科研、新技术、新业务，撰写护理论文。

（12）按要求完成岗位培训与考核。

（13）承担实习护生、进修护士及专科护士的临床带教工作。

（14）依法执业，严谨求实，尊重患者，优质护理，团结协作。严格遵守《医疗机构从业人员行为规范》，廉洁自律，不向服务对象索取或收受"红包"等财物；不利用执业之便谋取不正当利益；不收受医疗器械、药品、试剂等生产、销售企业或人员以各种名义、形式给予的回扣、提成；不违规参与医疗广告宣传和药品医疗器械促销。

十五、产房护士长职责

（1）在护理部、科护士长的领导和科主任的业务指导下，根据护理部及科内工作计划，制订本病房具体计划，并组织实施。

（2）负责本病房护理人员及环境、物品、药品的管理。

（3）加强护理质量管理，按照护理质量标准督促、检查和评估护理工作。

（4）负责对本科室护理人员的执业指导，教育护理人员加强责任心、改善服务态度，遵守劳动纪律，密切医护配合。

（5）合理安排工作，及时组织、指导参与危重孕产妇及新生儿的抢救和护理工作。

（6）经常督促、检查产房各项规章制度、护理常规的执行情况，指导助产士严格执行接产技术的操作规程，及时完善各种接产表格填写。发现问题及时讨论分析，提出整改意见，避免事故隐患及失误，确保母婴安全。

（7）检查、指导助产士正确观察产程，开展母婴保健知识指导，根据产妇需要提供必要的便民服务。

（8）组织产房护理人员学习新业务、新知识、新技术及新仪器的使用，定期对助产士进行考试、考核，完成护理人员培训计划。

（9）根据教学计划，管理和指导带教人员及实习、进修护理人员，完成临床教学任务。

（10）组织拟订本病房护理科研计划，积极开展新业务、新技术及护理科研工作。

（11）督促检查卫生员做好卫生和消毒隔离，做好传染病产妇的隔离及物品处理工作，防止交叉感染。

（12）密切与各科室、各部门的联系，加强沟通、协调和配合。

（13）依法执业，严谨求实，尊重患者，优质服务，团结协作。严格遵守《医疗机构从业人员行为规范》，廉洁自律，不向服务对象索取或收受"红包"等财物；不利用执业之便谋取不正当利益；不收受医疗器械、药品、试剂等生产、销售企业或人员以各种名义、形式给予的回扣、提成；不违规参与医疗广告宣传和药品医疗器械促销。

十六、产房助产士职责

（1）在护士长的领导下进行工作。

（2）负责正常产妇接产工作，协助医师进行难产的接产工作，做好接产准备，严密观察产程进展和变化，遇产妇发生并发症或婴儿窒息时，应立即采取紧急措施，并报告医师。

（3）了解分娩前后的情况，严格执行各项规章制度和技术操作常规，注意保护会阴及妇婴安全，严防差错事故。

（4）经常保持产房的整洁，定期进行消毒。

（5）做好计划生育、围产期保健和妇婴卫生的宣教工作，并进行技术指导。

（6）负责管理产房的药品、器械。

（7）根据需要，负责孕期检查、外出接产和产后随访工作。

（8）参加危重病人的抢救及护理。

（9）参加护理教学和科研工作。

（10）指导进修、实习人员的接产工作。

（11）依法执业，严谨求实，尊重患者，优质服务，团结协作。严格遵守《医疗机构从业人员行为规范》，廉洁自律，不向服务对象索取或收受"红包"等财物；不利用执业之便谋取不正当利益；不收受医疗器械、药品、试剂等生产、销售企业或人员以各种名义、形式给予的回扣、提成；不违规参与医疗广告宣传和药品医疗器械促销。

十七、重症监护室（ICU）护士长职责

（1）在护理部、科护士长的领导和科主任的业务指导下，根据护理部及科内工作计划，制订本病房具体计划，并组织实施，并定期总结汇报。

（2）负责本病区护理人员、患者、探视人员的组织管理及环境、物品、药品管理等工作。

（3）根据病房的情况和护士的能力及要求，合理安排班次，在满足护理工作需要的同时尽量满足护士的需求。

（4）督促护理人员严格执行各项规章制度和技术操作规程，确保护理安全。

（5）每日主持晨会交班和床边交接班，组织、指导并参加危重、大手术后抢救患者的护理。

（6）参加科主任查房、科内会诊、大手术或新开展手术、疑难病例、死亡病例的讨论，了解所有患者病情。

（7）加强对护理人员的业务技术培训，有计划地进行"三基"、专科理论和专科技能的培训，提高重症监护专业水平。

（8）加强护理质量管理和风险管理，按照护理质量标准督促、检查和评估护理工作，重点评价对患者的护理效果，及时帮助解决护理工作中的疑难问题。

（9）组织本病房护理查房和护理会诊，积极开展新技术新业务及护理科研工作。

（10）根据教学计划，管理和指导带教人员及实习、进修护理人员，完成临床教学工作。

（11）督促做好消毒隔离工作，防止交叉感染。

（12）定期召开工作人员、患者及陪人座谈会，听取意见，不断改进护理工作。

（13）密切与各科室、各部门的联系，加强沟通、协调和配合。

（14）依法执业，严谨求实，尊重患者，优质服务，团结协作。严格遵守《医疗机构从业人员行为规范》，廉洁自律，不向服务对象索取或收受"红包"等财物；不利用执业之便谋取不正当利益；不收受医疗器械、药品、试剂等生产、销售企业或人员以各种名义、形式给予的回扣、提成；不违规参与医疗广告宣传和药品医疗器械促销。

十八、重症监护室（ICU）护士职责

（1）在护士长的领导下进行工作。

（2）严格执行各项规章制度、岗位职责和护理技术操作规程，严防护理差错事故的发生。

（3）对患者的病情要熟悉了解，密切观察病情，及时、正确记录危重症患者的护理记录。随时做好抢救准备，发现异常及时报告医生并参加抢救工作。

（4）正确实施各种监护方法，如心电监护、血压监测、中心静脉压检测、机械通气的监护等。

（5）认真执行交接班制度，做到医疗仪器运转情况、药品器械使用情况、患者病情、各种登记、护理文书交接清楚。

（6）负责患者的基础护理和生活护理，防止护理并发症发生。

（7）完成护校学生的临床实习的教学任务，参与护理科研。

（8）为患者及家属提供护理咨询和健康教育。

（9）依法执业，严谨求实，尊重患者，优质服务，团结协作。严格遵守《医疗机构从业人员行为规范》，廉洁自律，不向服务对象索取或收受"红包"等财物；不利用执业之便谋取不正当利益；不收受医疗器械、药品、试剂等生产、销售企业或人员以各种名义、形式给予的回扣、提成；不违规参与医疗广告宣传和药品医疗器械促销。

十九、血液净化中心护士长职责

（1）根据护理部及片区工作计划、目标管理任务，结合科室工作实际制订工作计划，组

织实施并做好总结、记录、统计，按要求上报各类报表。

（2）组织召开护理例会，做好上传下达，完成医院和护理部布置的各项工作。

（3）负责本科室护理人力资源管理，科学分工和排班，完成每月绩效考核与薪酬分配。

（4）督促、检查护理人员执行岗位职责、各项规章制度与操作规程，落实责任制整体护理。

（5）负责本科室护理质量管理，落实患者安全目标，组织每月护理质控并做好讲评。

（6）负责各类血液净化机、器材及药品的管理工作。

（7）按照医院感染管理要求做好医院感染的预防与控制工作。

（8）参加科主任查房、科内会诊及疑难病例、死亡病例讨论。参与并指导危重患者护理及抢救工作。

（9）检查、指导危重症护理工作，帮助护理人员提高护理质量及服务水平，充分调动主观能动性。

（10）征求患者及家属意见，做好与医生的沟通协调。负责处理护理投诉及不良事件。

（11）负责血液净化患者的随访管理。

（12）制订本科室各层级护理人员培训及考核计划并组织实施。

（13）组织开展护理科研、新业务、新技术，总结经验，撰写论文。

（14）组织编写护理常规、操作规程、健康教育等资料。

（15）制订本科室护理教学计划，组织实施，定期检查。

（16）监督保洁员及运送人员的工作质量。

（17）负责本科室成本管理，做好仪器设备、药品、医疗物资和办公用品等物品的管理，合理利用医疗资源。

（18）了解护理人员思想、工作、学习动态，抓好政治思想工作和职业道德教育，并协同有关部门解决护理人员工作、生活中的困难。

（19）做好科室之间的工作协调，接待参观交流、上级检查等事宜。

（20）协助做好安全保卫和消防管理。

（21）依法执业，严谨求实，尊重患者，优质护理，团结协作。严格遵守《医疗机构从业人员行为规范》，廉洁自律，不向服务对象索取或收受"红包"等财物；不利用执业之便谋取不正当利益；不收受医疗器械、药品、试剂等生产、销售企业或人员以各种名义、形式给予的回扣、提成；不违规参与医疗广告宣传和药品医疗器械促销。

二十、血液净化中心护士职责

（1）在护士长的领导下，负责血液净化中心患者日常透析工作及患者的管理。

（2）严格执行各项规章制度及操作规程，按质量要求及时完成各项护理工作。

（3）参加危重患者的抢救及护理。

（4）全面掌握透析患者情况，参加新技术项目的学习机相关科室疑难病例、死亡病例讨论。

（5）参加业务学习和技术培训。

（6）参加护理教学和科研。

（7）参加血液净化中心护理差错、事故的讨论，提出鉴定意见及预防措施。

（8）根据患者需要，提供必要的便民措施。

（9）为患者及家属提供护理咨询和进行健康教育。

（10）依法执业，严谨求实，尊重患者，优质服务，团结协作。严格遵守《医疗机构从业人员行为规范》，廉洁自律，不向服务对象索取或收受"红包"等财物；不利用执业之便谋取不正当利益；不收受医疗器械、药品、试剂等生产、销售企业或人员以各种名义、形式给予的回扣、提成；不违规参与医疗广告宣传和药品医疗器械促销。

二十一、消毒供应中心护士长职责

（1）根据护理部及片区工作计划、目标管理任务，结合科室工作实际制订工作计划，组织实施并做好总结、记录、统计，按要求上报各类报表。

（2）组织召开护理例会，做好上传下达，完成医院和护理部布置的各项工作。

（3）负责本科室护理人力资源管理，科学分工和排班，完成每月绩效考核与薪酬分配。

（4）负责管理医疗器材的回收、清洗、消毒、灭菌、保管、发放等工作。

（5）督促、检查工作人员执行岗位职责、各项规章制度和操作规程。负责处理护理投诉及不良事件。

（6）按照"两规一标"管理规范做好管理工作，完成每月护理质控并做好讲评。

（7）定期督促检查各项医疗物品领取、供应、清点及消耗情况。

（8）定期检查、监测高压蒸汽灭菌器、环氧乙烷灭菌器及各类清洗机的效能，对消毒灭菌效果进行监测和记录。

（9）对工作人员进行职业安全教育，指导正确使用医疗设备，确保生产安全及无菌物品的安全。

（10）定期深入临床科室，检查所提供及使用情况，征求意见，改进工作。

（11）制订本科室各层级护理人员培训及考核计划并组织实施。

（12）组织开展护理科研、新业务、新技术，总结经验，撰写论文。

（13）组织编写护理常规、操作规程、健康教育等资料。

（14）制订本科室护理教学计划，组织实施，定期检查。

（15）监督保洁员、运送人员、消毒员的工作质量。

（16）负责本科室成本管理，做好仪器设备、药品、医疗物资和办公用品等物品的管理，合理利用医疗资源。

（17）了解护理人员思想、工作、学习动态，抓好政治思想工作和职业道德教育，并协同有关部门解决护理人员工作、生活中的困难。

（18）做好科室之间的工作协调，接待参观交流、上级检查等事宜。

（19）协助做好安全保卫和消防管理，做好重大设备、水、电、气检修与管理工作。

（20）依法执业，严谨求实，团结协作。严格遵守《医疗机构从业人员行为规范》，廉洁自律，不利用执业之便谋取不正当利益；不收受医疗器械、药品、试剂等生产、销售企业或人员以各种名义、形式给予的回扣、提成；不违规参与医疗广告宣传和药品医疗器械促销。

二十二、消毒供应中心护士职责

（1）负责医疗器材的接收、清洗、检查、保养、包装、灭菌、储存、登记、分发工作。

（2）协助护士长做好无菌物品质量控制及监测工作。

（3）严格执行无菌操作原则和技术操作规程，做好医院感染监控工作并记录。

（4）协助护士长管理各类医疗物资。

（5）经常了解临床科室意见及建议，不断改进工作。

（6）做好各组、各工作区之间的协调与联系。

（7）参与护理科研、新业务、新技术，总结经验，撰写论文。

（8）按要求完成岗位培训与考核。

（9）承担实习护生、进修护士的临床带教工作。

（10）依法执业，严谨求实，团结协作。严格遵守《医疗机构从业人员行为规范》，廉洁自律，不利用执业之便谋取不正当利益；不收受医疗器械、药品、试剂等生产、销售企业或人员以各种名义、形式给予的回扣、提成；不违规参与医疗广告宣传和药品医疗器械促销。

参考文献

[1] 翁开源，王浩.医院管理学 [M].北京：人民军医出版社，2015.

[2] 张潇总主编.医院管理手册：医疗核心制度管理路径 [M].郑州：郑州大学出版社，2018.

[3] 丁强，王晓东，张正堂，等.医院人力资源管理实践创新 [M].北京：社会科学文献出版社，2018.

[4] 邵雨秋.医院行政人员绩效管理研究 [J].经济师，2014（4）：233-234.

[5] 秦环龙，范理宏.现代医院管理实用操作指南 [M].上海：上海三联书店，2017.

[6] 李彩华.基于岗位设置管理构建医院行政管理人员激励机制 [J].医院管理论坛，2014，31（8）：55-56.

[7] 韦铁民.医院精细化管理实践 [M].2 版.北京：中国医药科技出版社，2017.

[8] 冯雪娜，詹建湘.医院行政管理人员配置路径的思考 [J].现代医院，2017，17（10）：1452-1455.

[9] 马洪瑶，申俊龙，王洪忠.新医改背景下医院行政管理人员素质要求与提升策略 [J].中国卫生产业，2017，14（11）：119-120,123.

[10] 凌燕，葛锋.医院行政管理存在的问题与对策探讨 [J].医院管理论坛，2017，34（4）：58-59,24.

[11] 高欣欣.当前医院行政管理人员现状浅析 [J].江苏卫生事业管理，2012，23（1）：62-63.

[12] 汉业旭，王晓燕，张建，等.医院管理人员与医护人员对医患关系评价的差异性分析 [J].中国医院管理，2012，32（1）：59-61.

[13] 周雪玲.浅谈新形势下如何做好医院行政管理 [J].中医药管理杂志，2012，20（10）：1010-1011.

[14] 吴小沪，朱雅卿，黄国英.加强医院行政管理队伍建设的实践和思考 [J].中国医院管理，2012，32（11）：43-44.

[15] 梁时荣，王玮，李毓霞.浅议医院行政管理效率 [J].解放军医院管理杂志，2012，19（12）：1114-1115.

[16] 周德宽.论公立医院行政管理人员的绩效考评 [J].现代医院，2012，12（12）：117-119.

[17] 石俊艾.加强医院行政管理队伍建设的实践和思考 [J].中国继续医学教育，2017，9（1）：44-46.

[18] 王庆琴.新形势下医院行政管理探讨 [J].企业改革与管理，2015（23）：198-199.

[19] 马丽卿.医院行政管理工作中常见的问题及对策 [J].办公室业务，2016（2）：19.

[20] 陈亚玲. 医院行政管理的发展趋势探讨 [J]. 中国医药指南，2013，11（7）：376-377.

[21] 吴晓燕. 医院行政管理现状及改进途径 [J]. 航空航天医学杂志，2016，27（5）：626-628.

[22] 章爱芬. 加强医院行政人员培训，提升管理人员素质 [J]. 医疗装备，2016，29（13）：60-62.

[23] 周瑾. 关于当前医院行政管理体制面临的问题及创新策略 [J]. 东方企业文化，2013（2）：98.

[24] 王高亭. 简述医院行政管理中行政沟通的作用 [J]. 中国卫生标准管理，2016，7（15）：30-32.

[25] 张景茂. 刍议行政沟通在医院行政管理中的作用 [J]. 中国卫生产业，2015，12（4）：120-121.

[26] 赵桂云，李桂春. 我国医院行政管理工作研究 [J]. 科技信息，2009（13）：785-787.

[27] 陈少波，崔森，余静. 关于医院行政管理人员的科研工作和创新能力探析 [J]. 经济师，2015（7）：204-205.

[28] 马丽卿. 现阶段医院行政管理人员现状分析及存在的问题探究 [J]. 管理观察，2015（27）：171-172，175.

[29] 荆玉芬. 浅谈医院行政管理人员综合素质的培养 [J]. 中国肿瘤，2009，18（6）：453-454.

[30] 邓永高. 医院管理创新的理论与实践 [M]. 广州：广东人民出版社，2012.

索引